运动伤病中医辨治

刘克忠　主审

陈洪波　彭　锐　主编

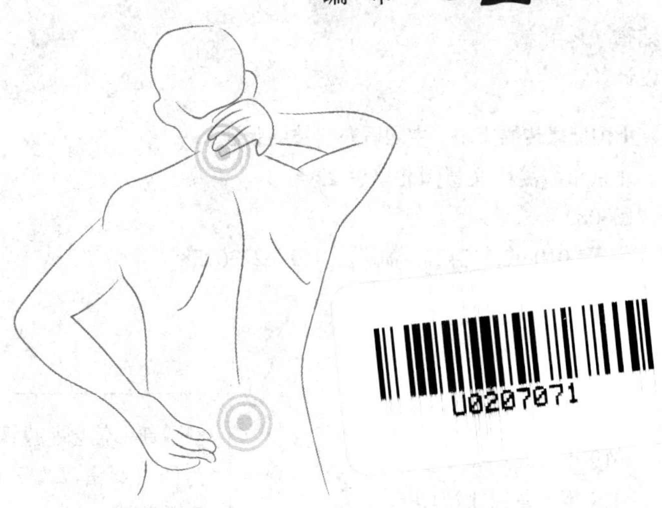

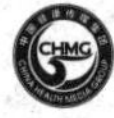

中国健康传媒集团
中国医药科技出版社

内容提要

本书将现代的运动学与传统的中医药文化相结合，尝试将浩瀚的中医药典籍中与运动相关的理论系统地提取出来，真正运用中医药的思维来辨治运动引发的伤病。本书分为七章，第一章至第四章精炼地阐述了运动伤病的中医病因病机、诊法与治法；第五章至第七章细致地探讨了各种运动致伤的 筋伤病、骨伤病、内伤病的中医药诊断与治疗，结构合理，内容详实，主次分明。适合作为广大基层、骨伤科、急诊中医医师和运动康复医师作为重要参考书。

图书在版编目（CIP）数据

运动伤病中医辨治 / 陈洪波，彭锐主编 . — 北京 : 中国医药科技出版社，2019.8

ISBN 978-7-5214-1298-7

Ⅰ . ①运… Ⅱ . ①陈… ②彭… Ⅲ . ①运动性疾病 – 辨证论治 Ⅳ . ① R274

中国版本图书馆 CIP 数据核字（2019）第 177255 号

美术编辑 陈君杞
版式设计 也 在

出版 **中国健康传媒集团** | 中国医药科技出版社
地址 北京市海淀区文慧园北路甲 22 号
邮编 100082
电话 发行：010-62227427 邮购：010-62236938
网址 www.cmstp.com
规格 880 × 1230 mm 1/32
印张 9 7/8
字数 226 千字
版次 2019 年 8 月第 1 版
印次 2019 年 8 月第 1 次印刷
印刷 三河市百盛印装有限公司
经销 全国各地新华书店
书号 ISBN 978-7-5214-1298-7
定价 32.00 元

获取新书信息、投稿、为图书纠错，请扫码联系我们。

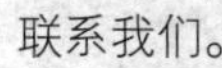

编 委 会

主　审　刘克忠

主　编　陈洪波　彭　锐

副主编　郑剑南　李彦锦　丰瑞兵　毛和荣

编　委　（按姓氏笔画排序）

王　峰　邓晨心　齐映峡　陈涵露

陈祥林　张　涛　余德民　周亦玮

罗　威　梁剑辉　董　辽

绘　图　梁剑辉　陈洪波

序

随着《全民健身计划纲要》《“健康中国2030”规划纲要》《国务院关于实施健康中国行动的意见》等重大战略的实施，运动医学的重要性越来越受到我国政府及广大体育爱好者的重视。在一些发达国家，运动医学已经获得了长足的发展。在我国，运动医学也有着较悠久的发展历史。中医药在运动损伤防治方面有着独特的疗效和优势，但一直缺乏系统的概括与总结。《运动伤病中医辨治》一书将现代的运动学与传统的中医药文化相结合，弥补了当前该领域的不足。

本书尝试将浩瀚的中医药典籍中与运动相关的理论系统地提取出来，真正运用中医药的思维来辨治运动引发的伤病，在学术界确属首创。本书实际上分为总论、各论两大部分，总论部分精炼地阐述了运动伤病的中医病因病机、诊法与治法，各论部分细致地探讨了各种运动致伤的筋伤病、骨伤病、内伤病的中医药诊断与治疗，结构合理，内容详实，主次分明。各章各节无不彰显了中医药的传统思维方式和在诊疗方面的优势所在，古老的中医药学与现代运动学实现了完美的融合。更为难能可贵的是，本书使用了大量的手绘插图，画面精美，图文并茂，形象生动，既有很强的学术价值，又具较高的欣赏价值，可读性强。

本书对参与各类体育赛事的运动员、队医、基层医疗机构和广大的运动爱好者都有较强的指导作用，对中医药院校和体育院校的学生、对中医药文化的爱好者等而言亦不失为一本好的读物。

是为序。

湖北中医药大学校长

二〇一九年七月

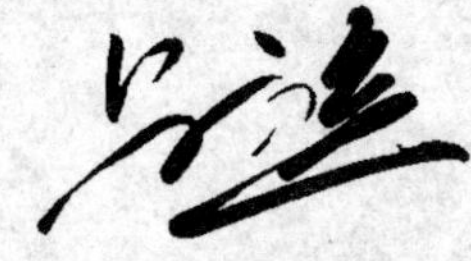

目录

第一章　运动伤病概论

一、运动伤病的概念

运动伤病即运动性损伤疾病，是指人们在体育运动过程中所发生的各种内外伤和病证，它包括组织或器官在解剖结构上的破坏或生理功能上的紊乱。运动伤的发生与运动训练安排、运动项目与技术动作、运动训练水平、运动环境及其他因素有关。

随着我国国民经济整体水平的不断提高和《全民健身计划纲要》《“健康中国 2030”规划纲要》等重大战略的实施，我国体育产业的蓬勃兴起，各种群众性的体育活动得以迅速普及、发展，社会对体育人才的素质提出更高的要求。

“生命在于运动”这是古今中外的医学家和哲学家的共识。早在战国时期,《吕氏春秋·古乐》就说道：“筋骨瑟缩不达，故作舞以宣导之。”“人既郁于内，腠理滞著而多重腿，得所以利其关节者，乃制为之舞，教人行舞以利导之。”这说明我们祖先很早以前就已经认识到做一些舞蹈运动可以滑利关节，放松肌肉。又如在《庄子·刻意篇》中载有：“吹响呼吸，吐故纳新，熊经鸟伸，为寿而已矣。”之后，华佗在“熊经鸟伸”的基础上创编了“五禽戏”（图 1–1），据《后汉书·方术列传·华佗传》记载：“吾有一术，名五禽之戏：一曰虎，二曰鹿，三曰熊，四曰猿，五曰鸟。亦以除疾，兼利蹄足，以当导引。体有不快，起作一禽之戏，怡而汗出，因以着粉，身体轻便而欲食。普施行之，年九十余，耳目聪明，齿牙完坚。”

因此可以认为，运动医学和医学历史同样悠久。古代中国已用医疗体操、气功、按摩等健身和防治疾病；古代印度有各种体位练习和运动方法；古希腊医学专家对运动维持健康、增强体力、治疗伤病给予很高评价，认为体操、按摩、散步、跑步、骑马、摔跤等对保健和医疗有效。此时已用不同方法治疗拳击、摔跤、射箭和其他项目引起的运动伤。我国是世界上最早用运动防治疾病的国家之一。从马王堆汉墓出土的导引图中，可见当时已有运动医疗的雏形，传统的方法有气功、按摩、五禽戏、太极拳、八段锦等，有些方法经过发展完善而延续至今，并向世界各地推广。

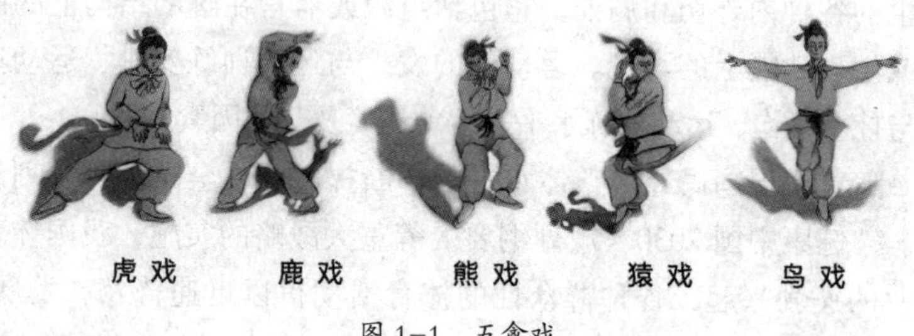

图 1-1　五禽戏

中医学不仅承载着中华民族先祖们同疾病斗争的历史，是生产活动中积累下来的丰富理论知识和优秀实践经验的总结，而且是朴素唯物论体系之下结合自然的辩证观，以及在长期的医疗实践中持续发展而来的医学理论体系。其有关运动伤的描述由来已久，《黄帝内经》就指出“坠堕”“击仆”“举重用力”“五劳所伤”；《伤科汇纂》所述“如登高堕下，其人必惊，惊则气陷；争斗相打，其人必怒，怒则气逆；戏耍跌扑，其气必散；极刑鞭扑，其气必结；拳手之伤，肌损血滞而轻；金石之伤，骨折筋断而重。”由于生产力水平仅仅只能满足人们衣食温饱的基本需求，跑步、行走、骑马、摔跤、狩猎、劳作就是当时的运动。此外当时的交通工具只有舟船马车，在这些运动过程中发生的如“坠车落马”（图 1-2）等生活伤就是运动伤，又如“金刃伤”“坠堕伤”“跌磕伤”“挫闪伤”“压迮伤”“骨折伤”“筋断伤”，包括武术伤（图 1-3）。《伤科汇纂》又述“拳手伤，骨肉相击也。多在上三面及脊膂、胸前或上肋，即或伤及下肋，亦少也。其伤痕轻者红赤色，重者青黯色，淤聚不甚焮肿者是。”说明武术的格斗，必致人体损伤。因此，武术伤科就这样从武术中派生而出。

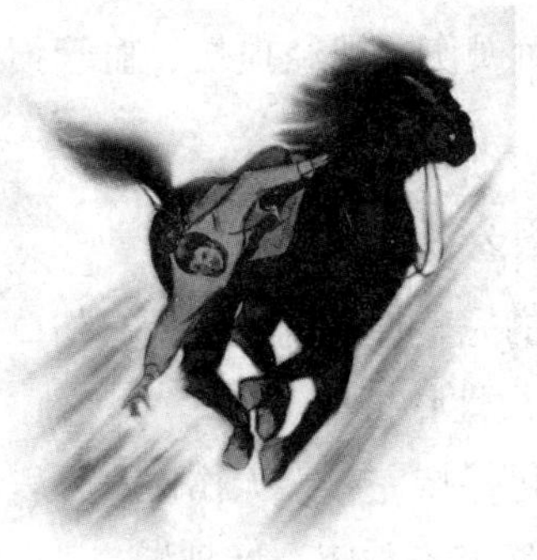

图 1-2　落马伤

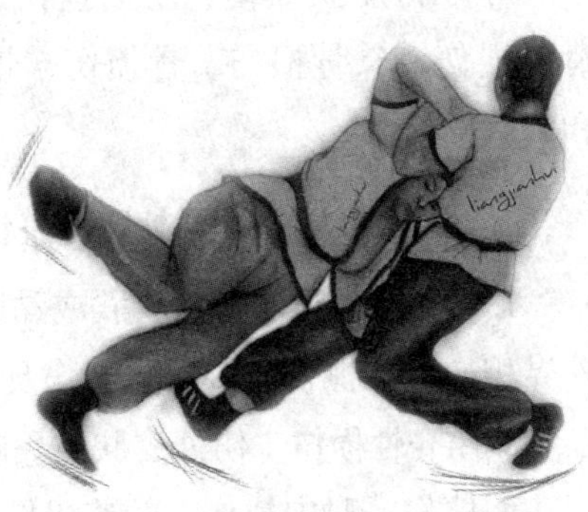

图 1-3　武术伤

随着社会的发展进步，体育运动在世界范围内广泛开展，奥林匹克精神已融入人们生活的各个方面，运动伤病防治、健康保持、体力增进等医学问题越来越受到重视。运动伤所造成的影响是严重的，它使运动员不能参加正常的训练和比赛，妨碍运动成绩的提高，缩短运动寿命，严重者还可引起残障，甚至死亡。对一般体育爱好者来说，运动伤将影响其健康生活和工作，给广大群众造成不良的心理影响，妨碍体育运动的正常开展。

至此，现代运动医学作为一门独立和较为完整的学科逐渐建立和发展起来，而中医运动医学始终没有发展成为一门独特而完整的独立学科，且与运动伤病相关的中医辨证论治的专门研究也相当薄弱。鉴于以上原因，为了能更好地提炼总结、继承发扬和推广交流中医药治疗运动伤病的宝贵经验，本书提出“运动伤辨治”，意在中医理论体系指导下将其归集到伤科分支中进行专篇论述。

二、运动伤病的分类

常用的运动伤病分类方法有以下几种：

（一）按受伤的组织结构划分

可分为皮肤损伤、肌肉损伤、肌腱和韧带损伤、关节损伤、滑囊损伤、软骨损伤、骨损伤、骨骺损伤、神经损伤、血管损伤和内脏损伤等。

（二）按伤后皮肤或黏膜完整性划分

1. **开放性损伤**　伤处皮肤或黏膜的完整性遭到破坏，有伤口与外界相通。如擦伤、刺伤、裂伤及开放性骨折等。

2. **闭合性损伤**　伤处皮肤与黏膜仍保持完整，无伤口与外界相通。如挫伤、肌肉拉伤、关节扭伤、肌腱炎与闭合性骨折等。

（三）按伤情轻重划分

1. **轻伤**　伤后仍能按原计划进行训练。

2. **中等伤**　伤后不能按原计划训练，需停止患部练习或减少患部的活动。

3. **重伤**　伤后完全不能训练。

（四）按损伤病程划分

1. **急性损伤**　指瞬间遭受直接暴力或间接暴力造成的损伤。其特征是发病急，病程短，症状骤起。

2. **慢性损伤**　指局部过度负荷、多次微细损伤积累而成的劳损，或由于急性损伤处理不当转化而来的陈旧性损伤。其特征为发病缓慢，症状渐起，病程较长。

（五）按运动技术与运动项目关系划分

1. **运动技术伤**　此类损伤与运动技术特点密切相关。如体操运动员受伤部位多是腕、肩及腰部，与体操动作中的支撑、转肩、跳跃、翻腾等技术有关。羽毛球运动导致的腰部和肩部劳损、网球运动导致的肘部劳损、排球与篮球运动导致的膝关节慢性劳损、足球运动导致的踝部劳损等。

2. **非运动技术伤**　此类损伤多为意外伤，有的也与运动项目有关，如挫伤、骨折、擦伤、韧带扭伤等，多与一些客观因素有关，如场地的条件运动器械的质量等。

（六）按传统中医伤科类型划分

一般大体分为：外伤与内伤。

外伤是指皮、肉、筋、骨、脉损伤，可根据受伤的具体部位分为骨折、脱位与筋伤。

内伤是指脏腑损伤及暴力所引起的气血、脏腑、经络功能紊乱而出现的各种损伤。

古代医籍文献里记载有多种损伤，如扭伤、挫伤、拉伤、擦伤、骨折、脱臼、撕裂伤、断裂伤、挤压伤、劳倦伤等。如《素问·举痛论》曰："劳则喘息汗出，外内皆越，故气耗矣。"清代吴谦等著《医宗金鉴·正骨心法要旨》分为："骨断、骨碎、骨歪、骨整、骨软、骨硬、筋强、筋柔、筋歪、筋正、筋断、筋走、筋粗、筋翻、筋寒、筋热。"清代胡廷光著《伤科汇纂》损伤总论分为："金刃伤，坠堕伤，跌磕伤，挫闪伤，压迮伤，铁器伤，砖石伤，木器伤，足踢伤，拳手伤，践踏伤，骨折伤，筋断伤……"等。

三、运动伤病与伤科病因病机的论述

运动伤属于中医"伤科"范畴。中医认为人体是由皮肉、筋骨、脏腑、经络、气血、与津液等共同组成的一个有机体。外伤疾患多由皮、肉、筋、骨、脉（五体）损伤而引起气血瘀滞、经络阻塞、津液亏损，或瘀血邪毒由表入里，而导致脏腑不和。正如《正体类要·序》中所述："肢体损于外，则气血伤于内，营卫有所不贯，脏腑由之不和。"这种局部与整体的统一观，是中医辨证治疗各种损伤的原则之一。如疲劳性骨膜炎，乃中医所说"劳倦"之证，为脾亏、气虚所致。运动训练或体育比赛极易劳倦，元·李东垣曰："形体劳役则脾病"，脾主四肢，故"脾病则四肢不用"。中医认为，脾病则肌肉无力，因为四肢得不到水谷精微之气的滋养。

在中医文献中对运动伤病因论述很早就有，《黄帝内经》就指出"坠堕""击仆""举重用力""五劳所伤"等是损伤的致病因素。明代朱橚《普济方》描述坠车落马"夫或因乘车马，或登涉危险，误为倒仆，轻则蹉筋脉，蹴损不得屈，甚者乃趾踒折筋骨。"清代沈金鳌著《杂病源流犀烛·跌仆闪挫源流》记述："跌仆闪挫，卒然身受，由外及内，气血俱伤病也。"书中又指出"故跌仆闪挫，方书谓之伤科，俗谓之内伤，其言内而不言外者，明乎伤在外而病必及内。其治之之法，亦必于经络脏腑间求之。而为之行气，为之行血，不得徒从外涂抹之已也……"《伤科汇纂》所述："坠堕伤，从高而下也，或登楼上树，临岩履险，偶一踏空而堕者，或遇马逸车复而坠者……跌磕者，骤然跌倒，磕擦而成伤也……挫闪者，非跌非打之伤，乃举重劳力所致也……压迮伤，意外所迫致也……骨折伤，伤之至重也……筋断伤，筋之至重伤也。"总而言之，中医对损伤是按照整体观念来阐明其内外关系，然后进行辨证论治的。

历代医家认为运动损伤的致病原因包括外因和内因两方面。外因是指外界作用于人体而致损伤的因素，主要是外力伤害，但与外感六淫及邪毒和外部环境等因素密切相关。如外力作用可以损伤人体的皮肉筋骨而引起各种损伤，"或为跌扑，或为错闪，或为打撞。"根据外力性质不同，可分为直接暴力、间接暴力、肌肉强烈收缩和持续劳损等四种。

直接暴力所致的损伤发生在外力直接作用的部位，如创伤、挫伤、骨折、脱位等；间接暴力所致的损伤多发生在远离外力作用的部位，如传达暴力、扭转暴力可引起相应部位的扭伤、拉伤；肌肉过度强烈收缩也可以造成损伤，如跌仆时股四头肌强烈收缩可引起髌骨骨折，投掷标枪、铅球、手榴弹或掰手腕时肌肉强烈收缩引起肱骨干骨折等；持续劳损也可以造成损伤，如射击长期瞄准影响运动员视力，缺乏训练长期卧床休息后肌肉痿软浑身倦怠乏力，棋类比赛久坐腿麻不适，足球比赛中肌肉痉挛（抽筋），马拉松、竞走可引起跖骨疲劳性骨折等。《素问·宣明五气篇》曰：“久视伤血、久卧伤气、久坐伤肉、久立伤骨、久行伤筋，是谓五劳所伤。”

内因是指受人体内部影响而致伤的因素。运动伤的发生，无论是急性损伤或慢性劳损，都与外力作用因素有着密切的关系，但是一般也都有着各种不同的内在因素和一定的发病规律，《素问·评热论篇》指出：“邪之所凑，其气必虚。”《灵枢·百病始生》说得更为透彻：“风雨寒热，不得虚，邪不能独伤人。”“此必因虚邪之风，与其身形，两虚相得，乃客其形。”因此，我们在注重外因作用的同时，也必须注意内因在发病学上的重要作用。内因常与年龄、体质、局部解剖结构等内在因素有十分密切的关系。《灵枢·天年》说：“人生十岁，五脏始定，血气已通，其气在下，故好走。二十岁，血气始盛，肌肉方长，故好走。三十岁，五脏大定，肌肉坚固，血脉盛满，故好步……六十岁，心气始衰，苦忧悲，血气懈惰，故好卧。”由于年龄的差异，气血脏腑的盛衰，动静各别，筋伤不一。例如少儿气血未盛，筋骨发育未全，多发生扭伤错缝，如牵拉肘、髋扭伤等。青壮年活动能力强，筋肉的撕裂断裂伤较为常见。老年人气虚血衰，少动而好静，则劳损、关节筋肌粘连、活动功能障碍等疾病较为多见，故有“年过半百筋骨自痛”之说。

四、运动伤病与伤科诊法的临床应用

对于伤科诊法，唐代蔺道人早就总结了“手摸心会”的检查法，提出检查时，要伤肢健肢相对比，注意局部畸形，以手触摸骨折部位情况，了解变位方向等。强调检查后要认真思考，“忖度”骨折移位程度、方向、力量等。还指出要“揣摸”“捻捺”“相度骨缝”“忖度便知大概”等一系列检查诊断的方法和要求。

运动伤病与伤科诊法，包括临床局部检查、功能检查和体征检查。

临床局部检查，首重摸法，此法即蔺道人所倡导的“相度损处”的局部检查法。《医宗金鉴·正骨心法要旨》认为：“虽在肉里，以手扪之，自悉其情。正骨者，须心明手巧，既知其病情，复善用夫手法。然后治自多效……手法者，诚正骨之首务哉。”以手摸之，可查知骨折脱位的各种情况。江考卿《江氏伤科方书》还提出检查骨摩擦音以鉴别骨折，如：“凡打伤跌肿，肉中之骨不知碎而不碎，医生以手轻轻摸肿处，若有声音，其骨已破。”《伤科补要》也说：“骨若全断，动则辘辘有声。如骨损未断，动则无声。或有零星败骨在内，动则淅淅之声。”这种以手触摸，听骨是否有摩擦音至今仍是临证的常用方法。

功能检查，是依据伤肢的正常生理功能特征，对复位效果进行鉴别。其法除运用摸法检查局部畸形是否纠正外，另对一些肌肉丰满的部位，还依其原来的生理功能、活动范围来检查复位效果。《普济方》运用“伸舒扯拽手法”对股骨或胫腓骨骨折复位后，要求“脚跟对齐”“脚头抵正”。“脚跟对齐”表明伤肢无短缩，“脚头抵正”表明伤肢已达到中立位，旋转移位已纠正。

体征检查，是针对一些特殊情况，根据这些部位的生理功能、受伤后的病理表现特征，检查诊断骨折或脱位的方法，主要针对一些特殊情况。如《普济方》记载：“凡辨腿胯骨出（指髋关节脱位），以患人比（患侧与健侧对比），并之而不粘膝（双膝靠拢如两膝不能合在一起），便是出向内（前方脱位）；如粘膝不能开，便是出向外（后上方脱位）。”髋关节后脱位是典型的内收、内旋和短缩畸形，因此“粘膝”；相反，前脱位是外旋、外展，较健侧长，且由于股骨头脱出于闭孔部位，伤肢内收运动被股骨头阻挡，所以“不粘膝”。

《正骨范》强调问诊和摸诊，如：“先问其为跌扑，或为错闪，或为打撞，摸检其所伤之骨节，知其骨脱、骨断、骨碎、骨歪、骨整、骨软、骨硬，而后以手法治之，是正骨家检骨之在要也。”《医宗金鉴》中讲：“筋虽在肉里，以手扪之，自悉其情。”均说明伤科的摸诊十分重要。“魏氏伤科”学术流派的奠基人魏指薪有“轻摸皮，重摸骨，不轻不重摸筋肌”的经验体会，对所患部位摸诊时分先后、上下、左右，都有一定的规律。一般说来，应与健侧作反复对比，测量肢体长短、粗细等，当今伤科各家流派各具特色。

五、运动伤病与伤科治法的临床应用

中医对损伤的认识由来已久，中医药防治运动伤病有其独特的优势。《肘后备急方》《古今录验方》《备急千金要方》《外台秘要》《仙授理伤续断秘方》《必效方》《广济方》《易简救急方》等记载有大量的治伤方药，充实了伤科治疗学内容。尤其是蔺道人独创的七步辨证治伤法，是中医辨证论治理论在伤科的具体运用，可以说是近代伤科“三期辨证用药”的雏形。明嘉靖年间（1522—1566），异远真人在总结民间经验基础上撰著了《跌损妙方》，主张治疗用药要按受伤穴位之不同而选用不同的方法。在此基础上还总结了用药规律，制定了“用药歌”。赵廷海《救伤秘旨》介绍了拳击伤的处理步骤和治疗方剂，记载了“十二时辰气血流注歌”与施救方药等。在中医防治运动伤的过程中，应从整体出发，对气血、筋骨、脏腑、经络等之间的病理生理关系加以辨析。

运动伤病的治疗，应从中医“整体观念”出发，以“辨证论治”为精髓，贯彻“筋骨并重”的思想，运用“动静结合”的方式方法，以“内外兼顾”“病证结合”为治疗原则。既重视局部的外治法，又重视整体的内治法，内外兼顾，把局部与整体、功能锻炼与休息固定辩证地统一起来，采取有针对性的治疗措施，或以辨病治疗为主，或以辨证治疗为主，二者密切配合运用。可根据需要，正确地选用理伤手法、夹缚固定、内外用药、针灸拔罐、练功疗法等治疗方法。

（一）理伤手法

理伤手法包括正骨手法和理筋（推拿）手法。具有正骨理筋，疏通经络，调和气血，祛风散邪，消散血肿，松解粘连，解除肌肉痉挛的作用。相关文字记载最早见于晋·葛洪应用手法整复脱位，他首先提出下颌关节脱位的治疗方法，如“治卒失欠颌车（颊车）蹉张口不得还方：令人两手牵其颐已，暂推之，急出大指，或咋伤也。”此法是术者以双手拇指放入患者口中，牵其下颌骨治疗下颌关节脱位，方法简单实用，效果良好，至今仍应用于临床。清·吴谦《医宗金鉴·正骨心法要旨》系统阐述了“摸、接、端、提、按、摩、推、拿”等八种手法，指出“夫手法者，谓以两手安置所伤筋骨，使仍复于旧也”，“一旦临证，机触于外，巧生于内，手随心转，法从手出”等。其他如钱秀昌的《外科补要》、胡廷光的《伤科汇纂》、沈金鳌的《杂病源流犀烛》等均从不同角度有所阐述。

在中医里，骨折伤、脱位伤用正骨手法；筋伤病用理筋手法，又称推拿、按摩、乔摩、按蹻。明清时期，中医典籍中所提及的按摩推拿手法已有近百种之多，诸如推、拿、点、按、揉、摩、搓、捏、抖、摇、滚、拍、打、击、弹、拔、运、擦、捻、抹等手法的使用已相当普及。推拿手法是以中医理论为指导，依据经穴理论通过许多不同形式的操作方法刺激人体的经络穴位或特定部位的一种疗法。其不良反应少，应用广泛，能够调节神经功能，通过产生压力刺激对神经系统起兴奋或抑制作用，从而达到调节功能，增强人体免疫功能和抗病能力；促进血液、淋巴液的循环，提高肌肉的工作效力，对骨、关节组织的生长发育有良好的影响。

（二）夹缚固定

夹缚固定是骨折和关节脱位的整复固定技术。葛洪首次推出竹简夹板加外敷药包扎固定法，他在《肘后备急方》中具体记载：“治腕折四肢骨破碎及筋伤蹉跌方：烂捣生地黄敷之，以裹折伤处，以竹片夹裹之，令遍病上，急缚，勿令转动……又方：取生栝蒌根捣之，以涂损上，以重布裹之，热除，痛止。”唐代蔺道人《仙授理伤续断秘方》主张用杉木皮作夹板局部固定骨折，对杉木皮夹板的制作、包扎技术和具体功用都做了说明。明清时期的固定器材与固定技术有很大改进，现在提倡的中医适宜技术还在借鉴，强调在夹板内以棉布、软物或桑白皮衬垫，避免压迫皮肤。竹片、杉木板、柳木等材料，质韧、体轻，且有弹性，并能塑形，适合外敷药物和练功活动。由此可见，中医对固定夹板的使用和装置有着丰富经验。

（三）内外用药

中医理论认为，损伤治疗以活血化瘀、清热凉血、行气止痛为主。运动损伤早期，中药治疗的作用为消除肿胀，加快炎性物质排泄，抑制炎性渗出与浸润，减少局部疼痛，减轻肌纤维变形或坏死；在中后期的治疗中，中药的作用是促进损伤局部血液循环，促进肌纤维再生，加快坏死细胞运输，为组织再生创造条件，同时加快再生肌纤维的成熟，减少纤维结缔组织增生。

内服药物主要是补虚泻实，常用的治法有活血化瘀、消肿止痛、续筋接骨、舒筋通络、祛风散邪、温经散寒、健脾燥湿、清热解毒等。内服成药如云南白药、跌打丸等，用于较严重损伤的早期和中期或顽固病例。补肾益气类中药具有抗运动疲劳的作用，中医认为补中益气类中药有清除体内代谢产物堆积、提高机体乳酸阈水平、消除体内自由基、降低肌肉损伤和炎症、避免中枢神经递质失衡、提高机体免疫功能、强筋壮骨以避免骨质疏松、促进脂肪利用及改善运动员耐力等功能。通过测定运动疲劳及恢复期骨骼肌 MDA 含量和 SOD 活性，探究复方中药制剂清除自由基、增强抗氧化能力以及疲劳恢复的功效，从而延长运动时间，提高运动能力。

外用药物作用与内服药物在某些方面相同，但对局部能直接发挥药效。常用的方法有敷贴法、熏洗法、蒸熨法、外擦法等。如具有理气祛风、活血止痛等作用的中草药木香、红花、延胡索等制成外敷药、外用药酒或熏洗药对一些急性运动伤的中后期、慢性劳损的治疗有很好的疗效，可以使肌肉韧带功能迅速得到恢复，达到治疗伤痛、恢复健康的目的，正如《医宗金鉴》载海桐皮汤"专洗一切跌打损伤，筋翻骨错，疼痛不止。"穴位中药离子导入是一种传统医学与现代新型给药技术相结合的方法，目前在运动医学领域中运用较少，我们认为经皮给药系统的治疗手段在消除运动疲劳、运动伤治疗等方面将有很大的发展空间。

（四）针灸拔罐

运动伤多是软组织损伤，中医称之为伤筋，筋脉扭挫、经筋受损、经络被阻，而致气滞血瘀，气血运行不畅则局部肿胀；气血瘀滞，"不通则痛"，故疼痛不适，出现关节肌肉活动不利等症状。通过针刺可以及时地疏通经络、活血止痛、激发经气、温阳养血，改善局部血液循环，加快组织的修复，而且其操作简便，故实用价值大。其主要包括针刺法、电针法、穴位注射法、耳针法、皮肤针疗法、拔罐法、刺络拔罐法、灸法等。体育运动致伤的患者，通过循经取穴，针刺阿是穴，再采用电针治疗仪，用捻转提插、平补平泻法行针。如踝关节扭伤时针灸常取商丘、照海、昆仑、太溪、解溪、三阴交、阳陵泉等穴位，通过疏通经络、加强损伤部位血液循环达到活血化瘀、消肿止痛和加快组织修复之目的。针刺时进针较深，符合中医"在骨守骨，在筋守筋"的治疗原则，运动性损伤多因软组织损伤而致气血不和，瘀阻经脉，属于实证，故针刺取筋会阳陵泉，行气活血，通络定痛，使瘀滞得散，而达消肿止痛之功。针刺包括直刺和斜刺，因运动员多属于肌肉、韧带等的损伤，所以采用长针斜刺并加用电疗，加强针刺刺激。

刺血疗法也是中医最古老的传统疗法之一，《黄帝内经》已有详尽的论述，如《素问·缪刺论篇》云："人有所堕坠，恶血留内，腹中满胀，不得前后，先饮利药，此上伤厥阴之脉，下伤少阴之络，刺足内踝之下，然骨之前血脉出血，刺足跗上动脉，不已，刺三毛上各一痏，见血立已，左刺右，右刺左。"针刺放血可以疏通经络中壅滞的气血，"宛陈则除之"，使局部伤处气血通畅，则肿痛自可消除。根据临床观察，无论新伤、旧伤，针刺放血治疗均能取得良好的疗效。

拔罐是我国传统医学疗法之一，通过其温热、机械刺激、负压、吸吮作用，吸出瘀血、风寒，逐其湿气浊物，从而使脉络之邪根除。据现代医学研究，拔罐疗法的负压对皮肤的良性刺激可使血液重新分配，改善神经调节功能，从而改善局部内环境，加速血液循环，促进病变部位组织细胞的恢复和再生，吸拔后引起的血液循环改善可迅速带走炎性渗出物及致痛因子，从而对病变组织起到止痛、消炎、消肿等作用。拔罐时通过排气造成罐内负压，借负压吸附使皮肤造成瘀血现象而达到治疗目的。瘀血良性刺激机体，通过神经系统对组织器官的功能进行双向调节，同时促进白细胞的吞噬作用，增强机体的免疫力。负压的吸拔力还可以使毛孔充分张开，汗腺和皮脂腺的功能加强，使体内的毒素、废物加速排出。中医理论则认为其机制为消肿止痛、疏通经络、祛除瘀血、调节阴阳等，在运动领域中最常用的是利用其抽吸作用祛除瘀血。

（五）练功疗法

练功疗法又称功能锻炼，古称导引。导引一词最早见于《庄子》："导引神气，以寿形魄"。葛洪《抱朴子》曾描述有"龙导、虎引、熊经、龟咽、莺飞、蛇屈、鸟伸"等各种导引功法。同时指出："导引疗未患之疾，通不和之气，动之则百病气畅，闭之则三宫血凝。"意思是运动可以防病，通和全身的气血；反之，就会气滞血凝。在导引的基础上，华佗创造了"五禽戏"。传统运动医疗手段的共同特点是，要求做到意、气、身相结合，即意识、呼吸锻炼与身体动作、按摩相结合，还要求动静结合，形意相随，意气相依。由于锻炼的着重点不同，后人将着重意识、呼吸锻炼的方法称为气功。气功分动功和静功两种："内养功""吐纳法""洗髓经"属于静功，内练"精、气、神"；"五禽戏""八段锦""十二段锦"和"易筋经"等属于动功，外练"筋、骨、皮"。(图 1-4)

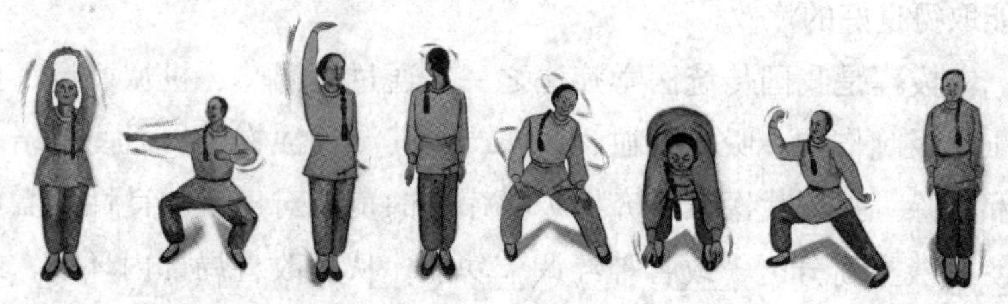

图 1-4　八段锦

目前，对于四肢骨干骨折（关节内及近关节骨折除外），均采用不固定上下关节的夹缚方法，以利关节活动，防止僵硬。《仙授理伤续断秘方》特别强调："凡曲转（关节）……将绢片包之，后时时运动，盖曲则得伸，得伸则不得屈，或曲或伸，时时为之方可。"这里有一个十分重要的经验，就是强调固定要取关节屈曲的功能位置，而长期伸直固定，屈曲就很困难。而"凡曲转……要转动时时为之方可"的观点，一直指导着我国治疗骨折的临床实践。

其他疗法，如刮痧、封闭、牵引、理疗、促进肢体关节功能恢复的仪器设备等包括手术疗法，均不在本书详述之列。

综上所述，在体育活动中，运动损伤是较常见，也是难以避免的。中医对损伤的认识由来已久，中医药防治运动损伤有其独特的优势。在中医防治运动损伤的过程中，应从整体出发，对气血、筋骨、脏腑、经络等之间的病理生理关系加以辨析。

第二章　运动伤病的病因病机

第一节　运动伤病的病因

运动伤病的主要原因包括：训练水平不够，身体素质差，动作不正确，缺乏自我保护能力，运动前不做准备活动或准备活动不充分，身体状态不佳，缺乏适应环境的训练，以及教学、竞赛工作组织不当等。运动伤病的病因可分为外因、内因和运动特有因素三大类。

一、外因

（一）外力伤害

1. 直接暴力

即指致使损伤发生在直接作用部位的暴力。如在摔跤比赛中，运动员在单位时间身体接触的频率和对抗强度远远高于其他运动，技术要求通过缠腿、抱腰等动作攻防得分，所以接触性损伤是最重要的受伤机制。又如无限制格斗中挥鞭腿与对手交腿时发生直接碰撞，胫腓骨在被撞击的部位发生横断骨折；再如拳击比赛中受到对手直接打击造成的头面部挫伤等。（图 2–1）

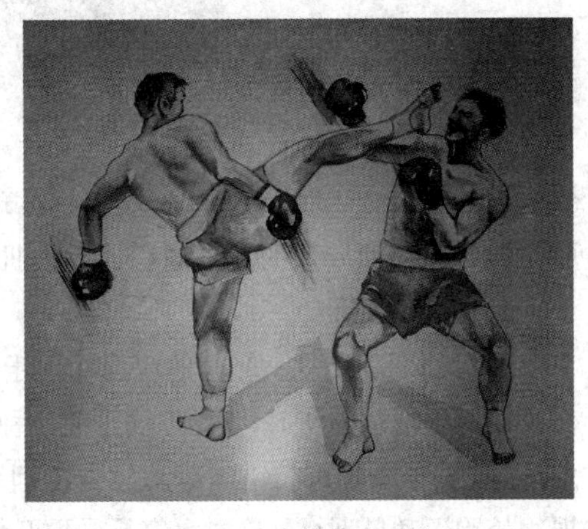

图 2–1　直接暴力致伤

2. **间接暴力**

即指致使损伤发生在远离作用部位的暴力。如高山滑雪摔倒时纵向传达暴力或旋转作用力均可使小腿骨折或扭伤，足球或篮球激烈运动中小腿强力内、外翻造成的膝关节侧副韧带及半月板损伤。（图 2–2）

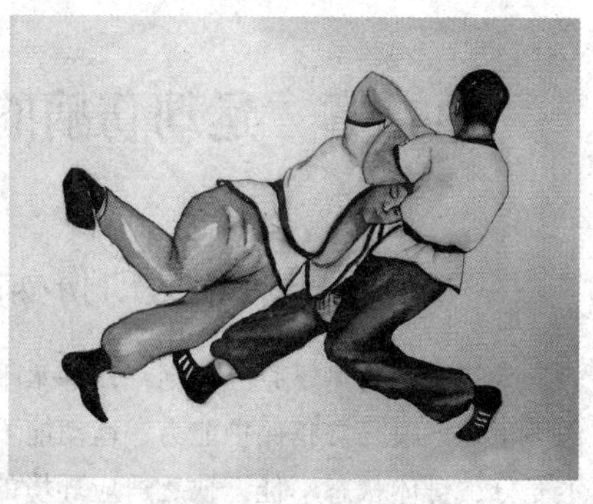

图 2–2　间接暴力致伤

3. **肌肉强烈收缩**

即肌肉猛烈收缩所产生的拉力，这也是造成运动伤病的重要因素。如篮球、足球等比赛中跌倒时，股四头肌猛烈收缩，可使髌骨骨折，少数情况可发生股四头肌肌腱断裂或髌韧带断裂。又如铅球、标枪、铁饼等投掷比赛项目或棒球、垒球、冰球、网球等球类项目中因肌肉猛烈收缩而导致的肱骨撕脱骨折或肌肉拉伤。（图 2–3）

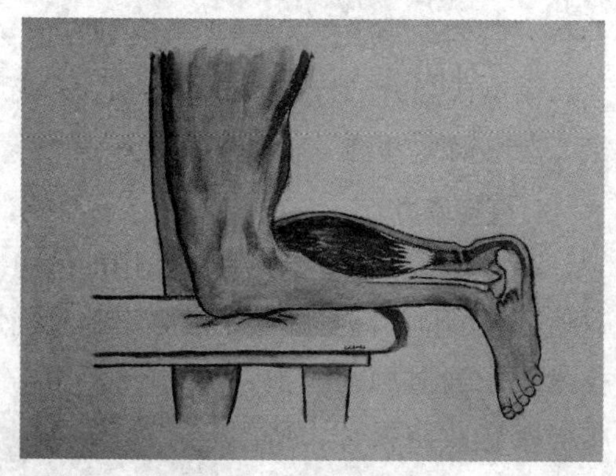

图 2–3　肌肉强烈收缩致伤

4. **积累性劳损**

即指长期、反复、轻微的应力作用于人体某部位，亦可造成损伤（多属于慢性损伤），明显不同于前三种外力所致的损伤（多属于急性损伤）。如举重、铅球运动员长期训练比赛可导致慢性腰肌劳损，长跑运动员训练强度过大容易导致跖骨疲劳骨折。（图 2–4）

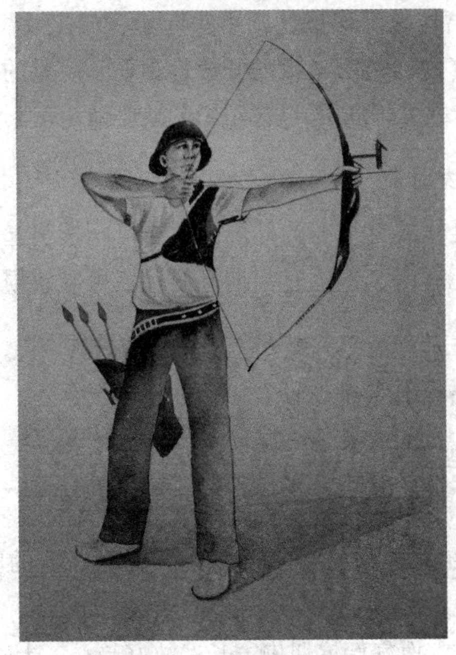

图 2-4　持续劳损伤致伤

（二）外感六淫及邪毒

1. 外感六淫

风、寒、暑、湿、燥、火太过均可引起在运动过程中的人体发生损伤，各种损伤也可因风寒湿等邪气乘虚侵袭，经络阻塞，气机不得宣畅，引起肌肉挛缩或者松弛无力，而致关节活动不利，肢体功能障碍，也可使急性运动伤病症状加剧或者发展成为慢性运动伤病。《诸病源候论·卒腰痛候》指出："夫劳伤之人，肾气虚损，而肾主腰脚，其经贯肾络脊，风邪乘虚卒入肾经，故卒然而患腰痛。"《仙授理伤续断秘方》指出："因损后中风，手足痿痹，不能举动，筋骨偏纵，挛缩不伸；及劳伤破损，身背四肢疼痛，并宜服之。"

2. 外感邪毒

运动伤病后再感受邪毒，或者邪毒从伤口乘虚而入，邪毒化热，热盛肉腐，脓毒形成，则可引起全身感染，出现各种变证。如在马术比赛中因坠落导致的开放性损伤、严重的软组织损伤可导致化脓性骨髓炎（痈）、肢体组织的缺血性坏死（疽）等变证。

（三）环境因素

不良的气候或者突变的环境因素亦可间接引起运动伤病，如运动员外出比赛时，不适宜当地气候环境可导致损伤，环境因素还包括场地、光线、时差、海拔等条件。

二、内因

（一）生理因素

1. 年龄

年龄与伤病的易发部位和发生率有着一定的联系。如《灵枢·天年》说："人生十岁，五脏始定，血气已通，其气在下，故好走；二十岁，血气始盛肌肉方长，故好趋；三十岁，五脏大定，肌肉坚固，血脉盛满，故好步……六十岁，心气始衰，若忧悲，血气懈惰，故好卧；七十岁，脾气虚，皮肤枯。"由于年龄的差异，气血、脏腑的盛衰，动静各别，损伤不一。如运动过程中跌倒时臀部着地，老年人易引起股骨颈或者转子间骨折，而青少年较少发生骨折。又如运动过程中儿童因骨骼柔韧，尚不坚实，抗暴力能力弱，故易骨折，但因骨膜较厚而富有弹性，骨折时多见青枝骨折。

2. 体质

体质的强弱与运动伤病的发生有着密切的关系。《素问·经脉别论》在论述病因时指出："当是之时，勇者气行则已，怯者则着而为病也。"《灵枢·寿夭刚柔》说："人之生也，有刚有柔，有弱有强。"说明体质不同，可以形成个体差异，身强力壮、筋骨坚强者，抗暴力能力强，不易发生运动伤病。若体质虚弱、筋骨柔弱或者脆弱者，则抗暴力能力较弱，易在运动过程中发生运动伤病。

3. 局部解剖结构

运动伤病与局部解剖关系密切。如暴力作用于骨骼时，通常在某一薄弱点发生骨折。从力学角度来看，骨骼的转型处（如骨密质与骨松质交界处、两弯曲的交界处、骨端的弯曲变形处等）即为薄弱点，乃运动过程中骨折的好发部位。例如在体操比赛中，运动员摔倒常易发生肱骨髁上骨折，正是由于该部位是解剖薄弱位置。

（二）病理因素

身体某部分已发生病变，在遭受轻微外力时即可发生运动伤病。如骨质疏松（骨痿）遭受轻微外力作用即可断裂（骨裂）。

三、运动特有因素

运动伤病的发生受到运动员自身因素和外界因素共同影响，其中自身因素包括身体过度疲劳、旧伤复发、犯规或技术失误、精神心理因素等；外界因素较多，主要包括场地、训练安排不当、对手犯规、队友误伤、赛程安排不合理、装备器材故障和天气因素等。伤病发生可以是单一风险因素或多个风险因素共同作用的结果。运动伤病的病因除了以上的外因和内因以外，还有一些其他特殊因素。

（一）训练水平不够

训练水平不够，如肌力、耐力、灵敏度、本体感觉、柔韧性差，身体体能不足等，不仅影响成绩，还是致伤的重要原因。

（二）竞赛工作组织不当

缺乏医务监督（有伤病或过度训练的运动员参加运动），不遵守训练原则，缺乏保护，竞赛组织安排不当（如比赛路线、时间选择、项目次序的安排不当等），场地器材不符合卫生要求，保护服装损坏和不符合要求等，都有可能导致各种运动伤病。

（三）生理状态不佳

不佳的生理状态包括疲劳、伤后恢复不良、精神紧张、睡眠不好、任务压力过大等，这些都是潜在的致伤因素。

第二节　运动伤病的病机

运动伤病可导致脏腑、经络、气血的功能紊乱，除出现局部的症状之外，常可引起一系列的全身反应。《正体类要》："肢体损于外，则气血伤于内，营卫有所不贯，脏腑由之不和。"明确地指出了外伤与内损、局部与整体之间的相互关系，辩证地说明了运动伤病的病理机制和发展变化规律。这对于正确指导运动伤病的临床诊断、治疗和判断预后，具有现实指导意义。

一、气血病机

气血与运动伤病的关系密切，当人体在运动过程中受到外力损伤后，常可导致气血运行紊乱而产生一系列的病理变化。人体一切由运动伤病造成的筋伤骨折脱位的发生、发展无不与气血有关。气血调和能使阳气温煦，阴精滋养；若气血失和，便会百病丛生。《素问·调经论》中指出："五脏之道，皆出于经隧，以行血气，血气不和，百病乃变化而生，是故守经隧焉。"所以，气血与运动伤病的关系是整个运动伤病病机的核心内容。

（一）伤气

由于负重用力过度，或举重比赛中呼吸失调，或马术比赛中跌仆闪挫，或篮球比赛中击撞胸部等，以致人体气机运行失常。一般可分为气滞与气虚，但损伤严重者可出现气闭、气脱等证。

1. 气滞

气运行于全身，应该流动通畅，如人体某一部分、某一脏腑发生病变或受外伤，气机不利，都可使气的流通发生障碍，出现

“气滞”的病理现象。如篮球、足球、跆拳道、柔道、拳击等对抗性比赛中，胸胁迸伤、挫伤等伤后，则出现胸胁部的疼痛、胀闷等气滞证候。

2. 气闭

常为损伤严重而骤然导致气血错乱，气为血壅，闭而不宣。其主要证候为出现一过性的晕厥、昏迷、窒息、烦躁妄动或昏睡困顿等。如马拉松比赛中出现昏迷等气闭症候。

3. 气虚

气虚是全身或某一脏腑、器官、组织出现功能减弱和衰退的病理现象，其主要证候为疲倦乏力、语声低微、呼吸气短、胃纳欠佳、自汗、脉细软无力等。如某些慢性损伤患者、严重损伤的恢复期患者、体质虚弱者运动时均可见到。

4. 气脱

损伤可造成气随血脱。本元不固而出现气脱，是气虚最严重的表现。气脱者多有突然昏迷或醒后又昏迷，表现目闭口开、面色苍白、呼吸浅促、四肢厥冷、二便失禁、脉微弱等证候。如开放性损伤失血过多、头部外伤等严重运动损伤。

（二）伤血

由于跌打坠堕、辗轧挤压、拳击挫撞以及各种机械冲击等伤及经络血脉，以致损伤出血，或瘀血停积而产生全身症状。正如《证治准绳·疡医》中引用刘宗厚所说：“损伤一证，专从血论。但须分其有瘀血停积或亡血过多之证。盖打扑坠堕，皮不破而内损者，必有瘀血。若金刃伤皮出血，或致亡血过多，二者不可同法而治。”所以，损伤后血的生理功能失常可出现各种病理现象，主要有血瘀、血虚、血热和血脱，这四种情况和伤气又有互为因果的关系。

1. 血瘀

血液循行于脉管之中，流布全身，周流不休，运行不息。如全身血流不畅或因血溢脉外，局部有离经之血停滞，便会出现血瘀的病理现象。血瘀可由局部损伤出血以及各种内脏和组织发生病变所形成。在运动伤病中的血瘀多属于局部损伤出血所致。因为气血之间有着不可分割的关系，所以在运动伤病中，气滞血瘀每多同时并见。《素问・阴阳应象大论》说："气伤痛，形伤肿。故先痛而后肿者，气伤形也；先肿而后痛者，形伤气也。"

2. 血虚

血虚是体内血液不足所发生的病变，其原因主要是由于失血过多或心脾功能不佳、生血不足所致。在开放性运动伤病中，由于失血过多，新血一时未能及时补充；或因运动伤病造成瘀血不去，新血不生，或因运动伤病致筋骨严重损伤，累及肝、肾，肝血肾精不充，都可导致血虚。

3. 血热

损伤后积瘀化热或肝火炽盛、血分有热均可引起血热。临床可见发热、口渴、心烦、舌红绛、脉数等证候，严重者可出现高热昏迷。积瘀化热，邪毒感染，可致局部血肉腐败，酝酿液化成脓。《正体类要・正体主治大法》说："若患处或清窍出血者，肝火炽盛，血热错经而妄行也。"若血热妄行，则可见出血不止等。

4. 血脱

在创伤严重失血时，往往会出现四肢厥冷、大汗淋漓、烦躁不安，甚至晕厥等虚脱症状。血虽以气为帅，但气的宁谧温煦需血的濡养。失血过多时，气浮越于外而耗散、脱亡，出现气随血脱、血脱气散的虚脱证候。

二、津液病机

津液是人体内一切正常水液的总称，主要是指体液而言。清而稀薄者称为津，浊而浓稠者称为液。"津"多布散于肌表，以渗透润泽皮肉、筋骨之间，有温养充润的作用，所以《灵枢・五癃津液别》曰："以温肌肉，充皮肤，为其津。"汗液、尿液均为津所化生。津血互生，血液得津液的不断补充，才能在周身环流不息，故《灵枢·痈疽》曰:“津液和调，变化而赤为血。”“液”流注、浸润于关节、脑髓之间，以滑利关节，濡养脑髓和骨髓，同时也有润泽肌肤的功能。津和液都是体内正常水液，两者之间可互相转化，故并称津液。

津液主要来源于水谷精气，为人体生命活动的物质基础之一。当发生严重的运动伤病时，除气血受损外，常有津液的损伤。大面积皮肤撕脱损伤、严重的挤压伤，患者常出现口渴、皮肤枯操无华、尿少、便秘、苔黄燥等津液不足的证候。当关节频繁活动、疲劳受损，易导致津液代谢失调；反之，津液亏虚亦常劳损的发病内因，津液代谢失调，积聚肿胀，可出现如筋聚、筋结、筋粗等。

三、脏腑病机

脏腑是化生气血、通调经络、濡养皮肉筋骨、主持人体生命活动的主要器官。《杂病源流犀烛·跌仆闪挫源流》指出:“虽受跌仆闪挫者，为一身之皮肉筋骨，而气既滞，血既瘀，其损伤之患，必由外侵内，而经络脏腑并与俱伤……其治之法，亦必于经络脏腑间求之。”说明了运动伤病与脏腑的密切关系。

（一）运动伤病与肝、肾的关系

《黄帝内经》指出，五脏各有所主，如“肝主筋”“肾主骨”“肝肾同源”，而运动又有赖于筋骨，说明肝、肾与运动伤病关系密切。

肝的病变可导致筋脉损伤，同样外伤筋脉亦可致内伤于肝，故《医宗金鉴·正骨心法要旨》指出，“凡跌打损伤、坠堕之证，恶血留内，则不分何经，皆以肝为主。盖肝主血也，故败血凝滞，从其所属必归于肝。”

肾藏精生髓，主骨，由于筋附于骨，故运动伤病与肾有着密切关系，肾虚亦常为运动伤病的内因。《灵枢·五癃津液别》曰:

“阴阳不和，则使液溢而下流于阴，髓液皆减而下，下过度则虚，虚故腰背痛而胫酸”。阐明了房劳伤肾、肾虚筋伤、腰痛胫酸等运动伤病的病机。同样，运动伤病病久亦可导致肾虚，如强力举重、闪挫日久等可致肾虚。

（二）运动伤病与脾、胃的关系

脾主肌肉、四肢，主运化；胃主受纳，腐熟水谷，为“水谷之海”。人体的筋肉等组织亦皆依赖脾胃的营养才能发达丰满，臻于健壮。如《素问·太阴阳明论篇》说：“四肢皆禀气于胃，而不得至经，必因于脾，乃得禀也。今脾病不能为胃行其津液，四肢不得禀水谷气，气日以衰，脉道不利，筋骨肌肉皆无气以生，故不用焉。”《素问·痿论篇》说：“阳明者，五脏六腑之海，主润宗筋，宗筋主束骨而利机关也。阳明虚，则宗筋纵，带脉不引，故足痿不用也。”故古人有“治痿独取阳明”之说，说明四肢功能的正常与否和脾胃关系甚为密切。此外，临床上运动伤病的治愈时间和功能恢复程度皆与脾胃功能相关，若脾胃功能正常，则肌肉壮实，四肢活动有力，运动伤病后易于恢复正常。

（三）运动伤病与心、肺的关系

心主血脉，肺主气。心肺功能的正常与否直接影响人体气血循行和营养输布，它与运动伤病有着密切联系。心肺功能协调，气血才能正常发挥温煦濡养全身的作用，运动伤病后才能得到较快痊愈。而心肺病变也会诱发运动伤病，如《素问·痿论篇》说：“肺热叶焦，则皮毛虚弱急薄，著则生痿躄也。心气热……枢折挈，胫纵而不任地也。”又说：“大经空虚，发于肌痹，传为脉痿。”此外，严重的运动伤病也可导致心肺功能失常，而出现体倦无力、气短自汗、心悸、胸闷等气血虚损的症状。

四、经络病机

经络是运行气血、联络脏腑、沟通表里上下及调节各部功能的通路。《灵枢·本脏》说："经脉者，所以行血气而营阴阳、濡筋骨、利关节者也。"指出了经络有运行气血、营运阴阳、濡养筋骨、滑利关节的作用。临床跌仆闪挫所致筋伤常与经络有密切关系，如《圣济总录·伤折门》说："若因伤折，内动经络，血行之道不得宣通，瘀积不散，则为肿为痛，治宜除去恶瘀，使气血流通，则可以复元也。"指出了跌仆筋伤致经络受损，经络阻塞，气血之道不得宣通，导致气滞血瘀、为肿为痛的病机。同样，如经络为病，气血瘀阻不通，又可导致筋肉失养而发生筋伤疾患，其发病也常累及经络循行所过部位。如腰为肾之府，肾之经络入脊内，贯脊至腰，络膀胱。膀胱经挟脊，抵腰，络肾，并下行臀及股后外侧，沿小腿后行于足背外侧，止于足小趾至阴穴。故肾与膀胱经脉的病变常可引起腰、臀部向下肢放射性疼痛，并可在承扶、委中、承山、昆仑穴找到压痛点。在治疗方面，经络病机与筋伤骨折病的辨证论治亦有着密切关系。如《伤科真传秘抄》中说："若为伤科而不知此十二经脉之系统，则虽有良药，安能见效，而用药、用手法，亦非遵循于此不可也。"

五、筋骨病机

筋为五体之一，筋与皮、肉、骨共同组成躯壳，维持人体形态，保护五脏六腑免受外来压力或冲击而造成损伤。肢体的运动是依靠筋骨来完成的，筋附于骨上，大筋联络关节，小筋附于骨外。筋的主要功能是联属关节，络缀形体，主司关节运动。《素问·五脏生成篇》说："诸筋者，皆属于节。"《杂病源流犀烛·筋骨皮肉毛发病源流》中对于筋的功能论述更为详细透彻，书中指出："筋也者，所以束节络骨，绊肉绷皮，为一身之关纽，利全体之运动者也，其主则属于肝。故曰：筋者，肝之合。按人身之筋，到处皆有，纵横无算。"

骨为奇恒之腑，为肾所主。《素问·脉要精微论篇》说："骨者，髓之府，不能久立，行则振掉，骨将惫矣。"指出了骨的作用，不但为立身之主干，其内还藏精生髓，与人的站立、行走、运动等功能有着密切关系。

《灵枢·经脉》曰："骨为干，脉为营，筋为刚，肉为墙。"《素问·痿论篇》曰："宗筋者，束骨而利关节也。"《黄帝内经》将骨骼比作主干，筋强壮刚强而能束骨、通利关节。《说文解字》曰："筋，肉之力也；腱，筋之本，附着于骨。"《类经》曰："筋有刚柔，刚者所以束骨，柔者所以相维。"筋骨理论中，骨为支架，筋为联结，共同构成机体的形态，维护机体的整体统一及功能活动。"筋"与"骨"在生理上是相辅相成、动态平衡的关系，筋支配骨骼的运动，骨骼承载着筋肉的载荷，支撑着筋肉的运动。人体的肢体运动有赖于筋骨，凡跌仆闪挫之证，筋骨首当其冲，受伤概率最高。在"伤筋"的病证中，常表现为局部疼痛、肿胀、关节屈伸不利，严重时可发生筋断、筋裂、筋位失常，出现功能障碍。在"伤骨"的病证中，如骨折时，由于筋附着于骨的表面，筋亦往往受损伤；关节脱位时，关节周围筋膜多有破损。所以，在治疗骨折、脱位时都应考虑筋伤这个因素，忽略了它，就不能取得满意疗效。慢性运动伤病亦多导致筋的损伤，如"久行伤筋"，说明了过度运动亦可导致筋的劳损。运动伤病中筋伤疾患甚多，其证候表现、病理变化复杂多端，如筋急、筋缓、筋挛、筋缩、筋痿、筋惕等，宜细审之。

第三章　运动伤病的诊法

第一节　诊法的运用原则

一、内外详察

诊察运动伤病患者，必须从整体上进行多方面的考察，要对伤情进行详细的询问及检查，通过广泛而详细的收集临床资料，并对临床资料进行全面的分析和综合判断，才能为正确的诊断打下基础。

二、四诊合参

望、闻、问、切四诊之法，各有所长和特点，但也各有其局限性和不足，临床诊病必须全面收集临床资料，四诊合参，才能对病证做出准确判断。《素问·阴阳应象大论》："善诊者，察色按脉先别阴阳。审清浊而知部分；视喘息听音声而知病所苦；观权衡规矩而知病所主；按尺寸观浮沉滑涩而知病所生，以治无过，以诊则不失矣。"即强调了四诊合参的重要性。

三、病证结合

"病"与"证"是两个不同的概念。辨病是对疾病的定性，是对疾病认识的深化，有利于从疾病的全过程和特征上认识疾病的本质；辨证是对疾病的进一步认识，重在从疾病当前的表现中明确病变的部位与性质。两者结合方能全面认识疾病，单纯辨病与辨证，均难以给予针对性、确切性地治疗。《医学阶梯》所说："论病不易，论证尤难。而证中论证，难之又难也。凡有病必有证，有证必有论，论清则证明，证明则病易疗。非可模棱两可，取效于疑似之间也。”强调了辨病与辨证的重要性。只有辨证与辨病相结合，才能准确认识疾病的发展变化规律，利用正确的治疗，预测疾病的预后。

第二节　四诊

四诊指的是望、闻、问、切四种有中医特色的诊断方法，同样也适用于运动伤病的诊断。

一、望诊

对运动伤病患者进行望诊时，除应对全身皮肤、气色、舌象等进行观察外，更重要的是对损伤局部及相邻部位进行认真的查看，如《外科补要》中就明确指出：“凡视重伤，先解开衣服，遍视伤之轻重。”因此，望诊要求有足够的暴露范围，通过望全身，望伤痛局部、舌质、舌苔以初步确定损伤的部位、性质和轻重等。

（一）望全身

1. 望神色

神是指人体生命活动总的外在表现，又指精神意识活动。是脏腑气血盛衰的外露征象，常通过机体的形态、动静、面部表现、语言、声息等方面表现出来,《素问·移精变气论篇》说：“得神者昌，失神者亡。”说明了察神对判断人体正气盛衰、疾病轻重及预后有重要意义。

（1）得神　多表现为发育正常，营养良好，神志清晰，反应灵敏。得神者，一般伤势较轻。

（2）伤神　多表现面容憔悴、目光呆滞、精神不振等，病情较重，多为正气受伤；如损伤出血过多时，可表现为面色苍白无华，皮肤苍白，口唇绀紫等。如严重的外伤时，患者会出现反应迟钝，呼吸气微，表情淡漠。

（3）失神　多表现神昏谵语，汗出如油，瞳孔变小或散大等危重证候。

2. 望形态

望形态可以了解损伤部位和患者病情轻重，形态发生改变多见于骨折、关节脱位以及严重筋伤。在运动损伤发生的时候，由于局部病变，常可累及肢体的功能，而出现特殊的姿态和保护性体位，如腰部急性扭伤，身体多向患侧弯曲，并以手扶持腰部；下肢运动损伤时，常可出现疼痛性跛行以减少患肢的负重时间，出现患侧跨步仓促或拄拐以支撑躯体，髋关节后脱位出现"粘膝不能开"形态。（图 3–1）

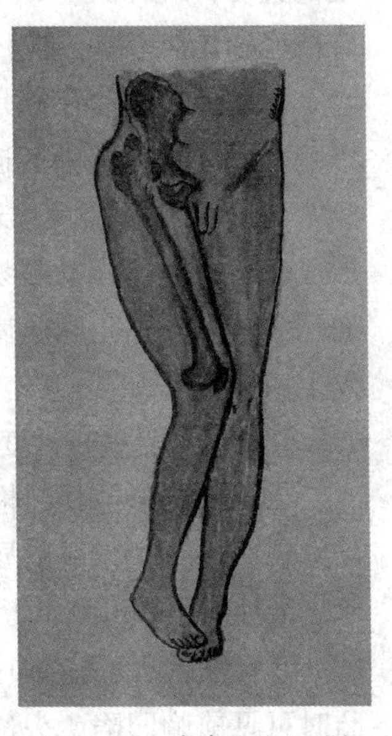

图 3–1　髋关节后脱位"粘膝不能开"形态

正常的姿势有赖于肌肉、韧带、筋膜、关节、平衡功能的正常以及良好的姿势习惯。通过对姿势的观察，可以获得结构方面的相关信息。姿势观察包括对头颈、肩胛骨、脊柱、骨盆、髋关节、足的观察。

（1）望全身形态

正常所见双侧足内侧弓对称，髌骨位于正前面，双侧腓骨头、髂前上棘在同一高度。肋弓对称，肩峰等高，斜方肌发育对称，肩锁关节、锁骨和胸锁关节等高并对称，头颈直立。

检查方法与内容：从足部开始观察，胫骨有无弯曲，腓骨头、髌骨是否同高，是否有膝反张、膝内外翻。手放在双侧髂嵴上观察骨盆是否对称。如果脊柱侧弯，观察肋弓、旋转的角度和侧方隆起。肩锁关节和胸锁关节是否等高。头颈部有无向前或倾斜。

（2）望脊柱形态

身体直立时，从背面观，脊柱应当是笔直的；从侧面观，脊柱外形呈现四个弯曲，称为脊柱的生理弯曲，即颈段向前弯、胸段向后弯、腰段向前弯、骶尾段则向后弯。如果从背面看脊柱不是笔直的，或者从侧面看颈段、腰段弯曲过深、过浅都属于异常。脊柱若有异常弯曲必然影响直立姿势。

脊柱异常弯曲往往是由于长期伏案作业，或因劳动或运动的影响，肌肉用力不平衡迫使身体长期处于某种特定姿势所致。如经常弯腰工作者及乒乓球、自行车运动员易发生胸段后弯过深，形成驼背；射击运动员易发生脊柱侧弯。此外，脊柱结核、佝偻病、关节炎、小儿麻痹症等疾病引起的脊柱畸形则是由于脊椎骨发生病理损害所致。

脊柱区常见病理性变形主要有：

①颈椎变形：颈部检查需观察自然姿势有无异常，患者正常站立位时有无侧偏、前屈、过度后伸和僵硬感。颈椎部侧偏多见于先天性斜颈，可见患者头向一侧倾斜，患侧胸锁乳突肌隆起。

②脊柱后凸（驼背）：脊柱过度后凸多发生于胸椎段。过度后凸时可见前胸凹陷，头颈部前倾。脊柱后凸的常见病因如下：佝偻病、结核病、强直性脊柱炎、脊椎退行性变等。

③脊柱前凸：脊柱过度向前凸出性弯曲，称为脊柱前凸。多发生在腰椎部位，患者腹部明显向前突出，臀部明显向后突出，多见于晚期妊娠、大量腹水、腹腔巨大肿瘤、第 5 腰椎向前滑脱、水平骶椎、髋关节结核及先天性髋关节后脱位等所致。

④脊柱侧凸：脊柱向左或向右偏离后正中线称为脊柱侧凸。侧凸严重时可出现肩部及骨盆畸形。根据侧凸发生部位不同，分为胸段侧凸、腰段侧凸及胸腰段联合侧凸；并根据侧凸的性状分为姿势性和器质性两种。若有单纯向左或向右偏移，称为“C”形弯曲；若脊柱上段向左、下段向右偏，或正好相反，上段向右、下段向左偏，称为“S”形弯曲。

（3）望背部形态

①正常背：颈弯和腰弯的深度在正常范围。

②驼背：胸段后弯程度加大似驼峰，腰段前弯小于 2~3cm。

③平背或直背：胸弯和腰弯均减小，背部平直。

④鞍背：腰弯大于 5cm 以上，形似马鞍。

（4）望腿部形态

①正常腿型：站立时两足跟和两膝均能靠拢。

②“O”形腿：两足跟并拢时两膝不能靠拢（即两膝均为内翻膝），且相距超过 1.5cm 以上者。

③“X”形腿：两膝并拢时两足跟不能靠拢（即两膝均为外翻膝），且相距超过 5cm 以上者。

腿的形状的形成与幼年时骨骼生长发育关系密切。长期过多的不良姿势和动作也会影响腿的形状，如足球运动长期盘球可形成“O”形腿。腿的形状不正常，还容易产生损伤。

（5）望足踝部形态

观察内容：足纵弓是否减小，踝关节跖屈角度、有无足内翻、扁平足、足大趾外翻。

（二）望局部

1. 望畸形

可通过观察肢体标志线或标志点的异常改变，判断有无畸形。畸形往往表示有骨折或脱位存在。关节脱位后，原关节处出现凹陷，而在附近因骨端脱出而出现隆起，同时患肢可有长短等变化，如肩关节前脱位有方肩畸形。完全性骨折的伤肢，因重叠移位而出现不同程度的增粗和缩短，在骨折处出现高凸或凹陷，如桡骨远端骨折有“餐叉”样畸形等。

2. 望肿胀、瘀斑

损伤后因气滞血凝，多伴有肿胀、瘀斑，故需要观察其肿胀、瘀斑的程度，以及色泽的变化。肿胀较重，瘀斑青紫者为新伤；

肿胀较轻，青紫带黄者多为陈伤。

3. 望创口

对开放性损伤，须注意创口的大小、深浅，创口边缘是否整齐，是否被污染及有异物，色泽鲜红还是紫暗，以及出血情况等。如已感染，应注意流脓是否通畅，脓液的颜色及稀稠等情况。

4. 望肢体功能

肢体功能活动，对了解骨关节损伤有重要意义。当肢体关节不能向应有的方向运动，或不能完成其正常幅度时，则说明某关节活动功能障碍，应进一步检查功能障碍的原因。除观察上肢能否上举、下肢能否行走外，还应进步检查关节能否进行屈伸旋转等活动。例如，肩关节的正常活动有外展、内收、前屈、后伸、内旋和外旋六种活动。上肢外展不足90°，而外展时肩胛骨一并移动者，提示外展动作受限制。当时关节屈曲、肩关节内收时，肘尖不能接近中线，说明内收动作受限制。若患者梳发的动作受限制，提示外旋功能障碍。若患者手背不能置于背部，提示内旋功能障碍。肘关节虽仅有屈曲和伸直的功能，但上下尺桡关节的联合活动可产生前臂旋前和旋后活动。如有活动障碍，应进一步查明是何种原因。为了明确障碍出现的情况，除嘱其主动活动外，往往与摸法、量法、运动检查结合进行，并通过与健肢对比观察以测定其主动与被动活动情况。

（三）望舌象

望舌象，又称舌诊，是望诊的重要组成部分，也是中医诊断疾病的特色。在运动伤病的诊察中，虽然舌诊不能直接判断损伤的部位及性质，但心开窍于舌，舌为心之苗，又为脾之外候，它与各脏腑均有联系。如《辨舌指南》说："辨舌质，可辨五脏之虚实，视舌苔，可察六腑之浅深。"临床实践证明，舌象的变化能较客观地反映人体气血的盛衰、病邪的性质、病位的浅深、病情的进退，以及判断疾病的转归与预后。在某种情况下，甚至可以作为辨证的主要依据。正如《临证验舌法》所说："内外杂证，无一不呈其形，着其色于舌。急疑难之倾，往往证无可参，脉无可按，而唯舌为凭……"可见，舌诊在辨证诊断中的重要意义。

望舌象，又有望舌质与望舌苔之分。《诊家直诀》说："凡察舌，须分舌苔、舌质。"《形色外诊简摩》也说："舌苔无论何色皆属易治，舌质既变，即当察其色之死活……故治病必察舌苔，而察病之吉凶。则关乎舌质也。"临床上严重的运动伤病症或损伤日久亦常出现舌象的改变，应当认真观察。如舌质青紫，多为损伤后气血运行不畅，瘀血凝聚；局部有紫色斑点，称为瘀斑或瘀点，多为瘀血之征；若全舌青紫常表示血瘀程度较重，青紫而滑润，表示阴寒内凝，多为阳气不能温运血液所致；绛紫而干，常表示热邪深重，津伤血滞；若舌体瘦小而薄，多为阴血亏虚；瘦薄而色淡青，多为气血两虚；瘦薄而色红降且干者，多为阴虚火旺，津液耗伤之征。另外白苔多见于寒证、表证，黄苔多主热证、里证。

（四）望排出物

排出物包括痰涎、呕吐物、涕、泪、二便及带下等，了解排出物的色、质、量的变化情况，是进行辨证分析的必要参考资料。

二、闻诊

闻诊是从听运动伤病患者的语言、呻吟、呼吸、咳嗽的声音，以及嗅呕吐物、伤口、二便或其他排泄物的气味等方面获得临床资料，运动伤病的闻诊应注意以下几点。

1. 听骨擦音

骨擦音是骨折的主要体征之一。无嵌插的完全性骨折，当摆动或触摸骨折的肢体时，两断端互相摩擦可发生响声或摩擦感，称骨擦音。注意听骨擦音，不仅可以帮助辨明是否存在骨折，而且还可进一步分析骨折属于何种性质。如《伤科补要》说："骨若全断，动则辘辘有声。如骨损未断，动则无声。或有零星败骨在内，动则淅淅之声。”

2. 听入臼声

关节脱位在整复成功时，常能听到“格得”关节入臼声，《伤科补要》说：“凡上骱时，骱内必有响声活动，其骱已上；若无响声活动者，其骱未上也。”当复位时听到此响声，可缓慢放松拔伸牵引力，以免肌肉、韧带、关节囊等软组织被过度拔牵而增加损伤。

3. 听筋的响声

部分伤筋或关节病在检查时可有特殊的摩擦音或弹响声，最常见的有关节摩擦音、肌腱弹响声、捻发音、关节弹响声。

4. 闻气味

闻气味除闻二便外，主要是闻局部分泌物的气味，如有恶臭，多为湿热或热毒；带有腥味，多属虚寒。

三、问诊

《四诊抉微》说：“问为审察病机之关键。”通过问诊可以更多更全面地把握运动伤病患者的发病状况，更准确地辨证论治，从而提高疗效，缩短疗程，减少后遗症。

（一）问一般情况

1. 询问基本情况 姓名、性别、年龄、身高、体重等。

2. 问寒热 除指体温的高低外，还要问运动伤病患者的冷暖寒热等主观感受。

3. 问汗液 问汗液的排泄情况，可了解脏腑气血津液的状况。严重损伤或严重感染，可出现四肢厥冷、汗出如油的危象。

4. 问饮食 应询问饮食时间、食欲、食量、味觉、饮水情况等。

5. 问二便 外伤后便秘或大便燥结，为瘀血内热；内伤者尤应注意询问二便的次数、数量和颜色。

6. 问睡眠　伤后久不能寐，或彻夜不眠，多见于严重创伤，心烦内热；昏沉而嗜睡，呼之即醒，闭眼又睡，多属气衰神疲；昏睡不醒或醒后再度昏睡，不省人事，为颅内损伤。

（二）问伤病情况

1. 问主诉　运动伤病患者的主诉一般有疼痛、肿胀、功能障碍等。

2. 问伤病过程　应详细询问患者的运动过程，发病情况和变化的急缓；应尽可能问清受伤的原因，如跌扑、闪挫、扭捩、坠堕等，询问打击物的大小、重量、硬度，暴力的性质、方向和强度，以及损伤时患者所处的体位、情绪等，如伤者因高空坠落，足跟着地，则损伤可能发生在足跟、脊柱或颅底；平地摔倒者，则应问清着地的姿势，如肢体处于屈曲位还是伸直位，何处先着地；若伤时正与人争论，情绪激昂或愤怒，则不仅有外伤，可能兼有七情内伤。

3. 问伤情

（1）问疼痛　详细询问疼痛的起始时间、部位、性质、程度。疼痛是剧痛、酸痛还是麻木；是持续性还是间歇性；麻木的范围是在扩大还是缩小；痛点是固定不移或还是游走不定；有无放射痛，放射到何处；服止痛药后能否减轻；各种不同的动作（负重、咳嗽、喷嚏等）对疼痛有无影响；疼痛与气候变化有无关系；劳累休息及昼夜对疼痛程度有无影响等。

（2）问肿胀　应询问肿胀出现的时间、部位、范围、程度。

（3）问肢体功能　如有功能障碍，应问明是受伤后立即发生的，还是受伤后经过一段时间才发生的。运动伤病一般当即发生功能障碍，有些亦可经过若干时间后才出现。

（4）问畸形　应询问畸形发生的时间及演变过程。

（三）问其他情况

如询问过去史、运动史、家族史等情况。

四、切诊

运动伤病的切诊是医者运用指端的触觉，在伤者的一定部位进行触、摸、按、压等以了解伤情的诊法，包括摸诊和脉诊两个重要内容。

（一）摸诊

摸诊，又称摸法。摸法是运动伤病辨证诊断的重要方法之一。关于摸法的重要性及其使用方法，历代医学文献中有许多记载，如《医宗金鉴·正骨心法要旨》说："摸者，用手细细摸其所伤之处，或骨断、骨碎、骨歪、骨整、骨软、骨硬、筋强、筋柔、筋歪、筋正、筋断、筋走、筋粗、筋翻、筋寒、筋热，以及表里虚实，并所患之新旧也。"通过医者的手，对运动伤病局部的认真触摸，可以了解其损伤的程度，范围、性质，以便做出正确诊断。运动伤病的摸诊内容可概括以下 6 个方面。

1. 摸压痛

运动伤病常根据其压痛点的有无、部位、范围、程度、性质等来初步诊断，摸压痛的方法主要是用手指按压损伤局部，以了解疼痛情况，在检查时应注意以下两点。

（1）压痛范围的大小及部位深浅：急性运动伤病时压痛范围比较局限，痛点明确；慢性运动伤病时压痛范围比较广泛，常须认真、反复触按方能找出其压痛点或区域。另外，深压痛，常表示损伤病灶较深；浅压痛，常表示损伤病灶较浅。

（2）压痛的程度及性质：急性运动伤病时，对压痛十分敏感，常为剧痛、锐痛、撕裂样疼痛。慢性运动伤病时，压痛较轻，且多为酸痛、钝痛。另外，在神经损伤时，常会出现沿神经干和神经分布区域的放射性疼痛。

根据压痛的部位、范围、程度来鉴别损伤的性质种类，直接压痛可能是局部有骨折和或者筋伤，而间接压痛（如纵轴叩击痛）

常提示骨折的存在。长骨干完全骨折时，在骨折部位出现环状压痛。斜形骨折压痛范围较环状骨折范围大。压痛的面积较大，程度相仿，表示是筋伤的可能。（图 3–2）

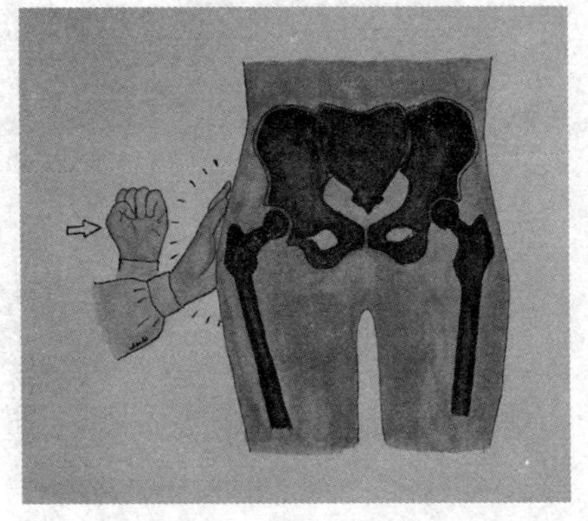

图 3–2　间接压痛（如纵轴叩击痛）

2. **摸肤温**

用指腹或手背测试患肢或损伤局部皮肤的温度差异。摸诊时不仅要比较患肢和健肢之间皮肤温度的差别，亦须比较同一肢体上下不同部位的差异。临床常可从皮肤冷热程度辨识属寒证（筋寒）或热证（筋热），以及了解肢体血液循环状况。

3. **摸肌肉**

正常的肌肉，即使在静息状态下仍保持一定的张力，故具有一定的柔韧性。某些运动伤病神经系统受损时，肌肉的张力减弱或增强，摸诊可见异常松软（筋柔）和异常紧张（筋强）；疼痛性病变，可以导致肌肉保护性痉挛。（图 3–3）

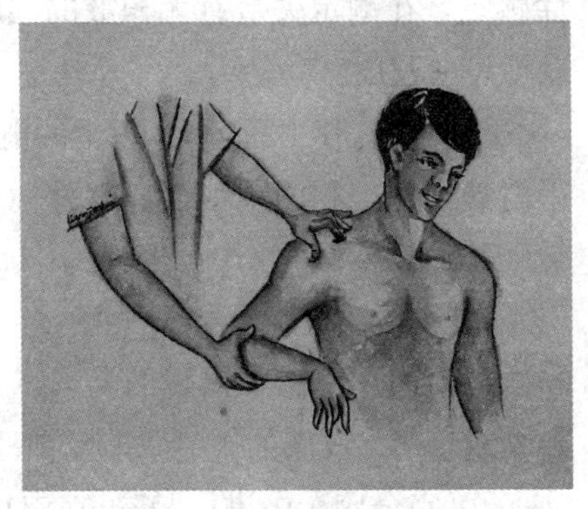

图 3–3　摸肌肉

4. **摸肌腱**

主要是触摸肌腱有无增厚（筋粗）和触痛，如某一处损伤性腱鞘炎时，均可触到米粒或豆粒大小的硬结（筋结），还可触到捻发感；肌腱断裂（筋断）时可摸到凹陷，或变细，或哑铃状，局部有压痛；腱鞘囊肿（筋聚）在关节或肌腱附近可触摸到圆形或椭圆形肿物，界清，有囊性波动感。（图 3–4）

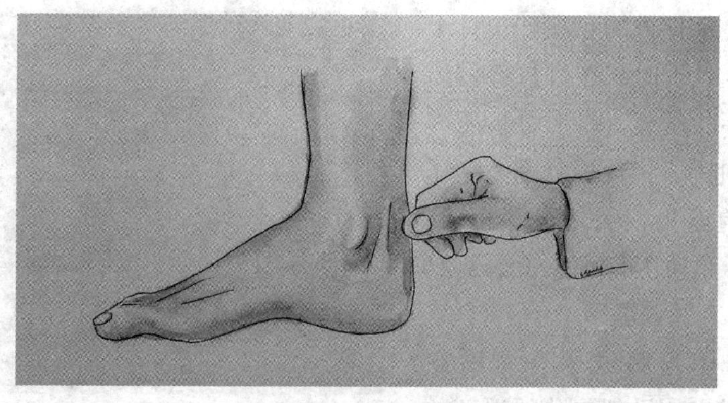

图 3-4　摸肌腱

5. 摸肿胀

（1）外伤性血肿：在触摸时要注意其范围及张力大小。

（2）关节积液：表浅而较大的关节积液较多时，可以触得囊性感，表浅而小的关节（如指间关节）有积液时亦能触得一种弹性感觉。在测定关节有无积液的同时，还需辨别关节囊是否增厚及增厚的程度。

（3）滑囊肿（筋聚）：正常的滑囊不能触及，但滑囊炎时能触得滑囊增厚、积液及触痛，有弹性和囊性感，如髌前滑囊炎、尺骨鹰嘴滑囊炎等。

6. 摸畸形

运动伤病疾患中出现的畸形，常与周围软组织的状况如肌肉萎缩或痉挛，皮肤的瘢痕挛缩及神经损伤有密切关系。

《医宗金鉴》中讲："筋虽在肉里，以手扪之，自悉其情"，筋伤的摸诊十分重要。"魏氏伤科"学术流派的奠基人魏指薪有"轻摸皮，重摸骨，不轻不重摸筋肌"的经验体会，对所患部位摸诊时分先后、上下、左右，都有一定的规律。与健侧作反复对比，测量肢体长短、粗细等，当今伤科各家均具有特色。

（二）脉诊

脉诊又称切诊，通过切脉可掌握机体内部气血、虚实、寒热等变化。运动伤病诊察中，切脉虽然不能直接判定损伤的部位与性质，脏腑经络的虚实等情况，判定损伤的部位和性质。但是，损伤后气血津液的盛衰、脏腑经络的虚实情况，可以通过脉诊了解,《难经》说："寸口者，脉之大会……"故脉诊在运动伤病病中有重要临床意义。

损伤常见的脉象有如下几种。

1. **浮脉**　轻按应指即得，重按之后反觉脉搏的搏动力量稍减而不空，举之泛泛而有余。在新伤瘀肿，疼痛剧烈或兼有表证时多见之。大出血及长期慢性劳损患者，出现浮脉时说明正气不足，虚象严重。

2. **沉脉**　轻按不应，重按始得，一般沉脉主病在里，内伤气血、腰脊损伤疼痛时多见。

3. **迟脉**　脉搏至数缓慢，每息脉来不足四至，一般迟脉主寒、主阳虚，在筋伤挛缩，瘀血凝滞等证常见。迟而无力者，多见于损伤后期气血不足，复感寒邪。

4. **数脉**　每息脉来超过五至。数而有力，多为实热；虚数无力者多属虚热。在损伤发热时多见之。浮数热在表，沉数热在里。

5. **滑脉**　往来流利，如盘走珠，应指圆滑，充实面有力，主痰饮、食滞。在胸部挫伤血实气塞时及妊娠期多见。

6. **涩脉**　指脉形不流利，细而迟，往来艰涩，如轻刀刮竹，主气滞、血瘀、精血不足。损伤血亏津少不能满润经络的虚证，气滞血瘀的实证多见之。

7. **弦脉**　脉来端直以长，如按琴弦，主诸痛，主肝胆疾病，阴虚阳亢。在胸胁部损伤及各种损伤剧烈疼痛时多见之，还常见于伴有肝胆疾患、动脉硬化、高血压等证的损伤患者。弦而有力者称为紧脉，多见于外感寒盛之腰痛。

8. **濡脉**　浮而细软，脉气无力以动，气血两虚时多见。

9. **洪脉**　脉形如波涛汹涌，来盛去衰，浮大有力，应指脉形宽，大起大落。主热证，伤后邪毒内蕴，热邪炽盛，或伤后血瘀化热时多见。

10. 细脉　脉细如线，多见于虚损患者，以阴血虚为主，亦见于气虚或久病体弱患者。

11. 芤脉　浮大中空，为失血之脉，多见于损伤出血过多时。

12. 结、代脉　间歇脉的统称。脉来缓慢而时一止，止无定数为结脉；脉来动而中止，不能自还，良久复动，止有定数为代脉。在损伤疼痛剧烈，脉气不衔接时多见。

清·钱秀昌《伤科补要·脉诀》阐述损伤脉诊要领，归纳如下：

1. 闭合性损伤瘀血停积成阻滞，脉宜洪大，坚强而实者为顺证。开放性损伤失血之证，难以切到洪大脉象，或呈芤脉，或为缓小，亦属脉证相符的顺脉。反之，如蓄血之证脉见缓小，失血之证脉见洪大，是脉证不相符的逆脉，往往病情复杂比较难治。

2. 脉大而数或浮紧而弦者，往往伴有外邪。

3. 沉脉、伏脉为气滞或寒邪凝滞；沉滑而紧者，为痰瘀凝滞。

4. 乍疏乍数，时快时缓，脉律不齐者，重伤时应注意发生其他传变。

5. 六脉（左右手寸、关、尺）模糊不清者，预后难测，即使伤病较轻，亦应严密观察其变化；和缓有神者，损伤虽危重，但一般预后较佳。

6. 严重损伤，疼痛剧烈，偶尔出现结、代脉，往往是痛甚或情绪紧张所致，并非恶候。但如频繁出现，则应注意鉴别是否有其他疾病。

综上所述，运动伤病临床中，一般急性运动伤病，脉象多实；慢性运动伤病，脉象多虚，故诊察脉象在中医运动伤病中亦具有较重要的临床意义。弦脉主痛主肝，急性伤筋，败血归肝，气阻血瘀，不通则痛者，其脉多见弦象。若损伤较重，疼痛剧烈者，脉气不能相衔接，其脉可见结代。沉脉主里，在慢性运动伤病疾患中，或由于劳损而至气血不足，脏腑虚弱，或由于陈伤日久内舍脏腑，故脉多沉而无力之象。如脾胃阳虚者，脉多沉缓无力；

气血虚弱者，脉多沉细无力陈伤瘀血留滞，或寒凝血瘀者，脉多沉迟而涩。数脉主热，如损伤感染，邪热亢盛，正邪相争，脉多洪数有加者感染日久，耗阴伤血，则脉多细数无力。另外，如迟脉、紧脉多主寒，濡脉多主湿等，都应认真对待。

第三节 辨证

中医有很多种辨证方法，包括八纲辨证、脏腑辨证、六经辨证、卫气营血辨证和三焦辨证等。其中八纲辨证是各种辨证的总纲，也就是从各种辨证方法的个性中概括出来的共性；脏腑辨证主要应用于杂病，又是其他各种辨证的基础；六经辨证是《伤寒论》辨证论治的纲领，是对外感病发生发展中所反映的证候进行分类归纳的一种方法；卫气营血辨证、三焦辨证是外感病中“温病”的辨证方法。这些辨证方法虽各有特点，对不同疾病的诊断上各有侧重，但又是相互联系和相互补充的，它们都是以脏腑、经络、气血的理论为基础的。

运动伤病的辨证是在中医基础理论指导下，通过望、闻、问、切四诊，结合影像学和实验室等辅助检查，在收集临床资料的基础上，根据运动伤病的病因、部位、程度进行分类，并以脏腑、气血、经络等理论为指导，根据它们的内在联系，加以综合分析。辨证时既要求有整体观念，重视全面检查，又要综合运动伤的特点，进行细致局部检查，才能得出合理的诊断。如《伤科汇纂》损伤总论曰：“凡久视则伤血，久卧则伤气，久坐则伤肉，久立则伤骨，久行则伤筋，喜则伤心，怒则伤肝，悲则伤肺，惊则伤胆，醉饱入房则伤精，竭力劳作则伤中，此皆无形之伤，而跌打损伤，则有形之伤也。然伤虽有形，而亦有隐于无形。即如亡血、瘀血之分，内因、外因之别，已难混同；且外遇跌扑诸伤之异，内有七情兼损之殊，更宜体究。若不条分缕晰，稍存疑似之见，措手殊难。如登高堕下，其人必惊，惊则气陷；争斗相打，其人必怒，怒则气逆；戏耍跌扑，其气必散；极刑鞭扑，其气必结；拳手之伤，肌损血滞而轻；金石之伤，骨折筋断而重；甚至汤烫皮脱，火烧肉焦，虽伤之小焉者，亦不可不立有专条。余不揣鄙陋，详考群书，类分诸伤，先叙所受之因，后引已验之方，此集虽医家之末技，亦治伤首务也。”

整体观念是中医学基本理论体系中的精髓所在，是其根本特点之一，它始终贯穿于中医理论体系之中。气血津液辨证、脏腑辨证、经络辨证、筋骨辨证等，都是基于整体观念基础上的辨证方法，贯彻了“司外揣内”的中医诊断基本原理，反映了人的整体状态，在临床上得到广泛应用。正如《伤科大成》记载：“接骨入骱者，两手捏平其筋骨，复于旧位。或先拽之离而后合，或推之就而复位，或正其斜，或完其缺。且骨有截断、碎断、斜断之分，骱有全脱、半脱之别，筋有弛纵、卷挛、翻转、离合各门，在肉内者用手摸之自知。辨明骨有断为两截者，或折而陷下者，或碎而散乱者，或岔而旁突者，分其形势接拿，使断者复接，陷者复起，碎者复完，突者复平。有皮肉不破而骨断者，动则辘辘有声；或骨受伤未断者，动则无声；或碎骨在肉内者，动则淅淅之声。”

运动伤病的辨证需将四诊所收集的有关伤病的所有资料，伤病发生发展的特点，所包含的症状、体征，结合中医学的理论进一步分析，从而概括损伤的原因、病位、病性及病势，进而据证立法、随法施治。

一、辨病因

即探求运动伤病发生的原因。任何疾病都是由一定的原因引起的，没有病原、病因的所谓疾病是根本不存在的。病因是导致疾病发生、发展变化的因素和条件；是认识和治疗疾病的根据。如在房劳后参加剧烈运动对抗过程中膝关节撞伤，标为外因所致，本可能是人体肝肾亏虚，导致动作不协调及抗外力能力弱。如《伤科汇纂》说：“跌磕者，骤然跌倒，磕擦而成伤也。按《洗冤录》

云：或失足，或自绊，其力在下，则所伤多在腿足及臂膊，然其或左或右，又皆止伤半边。如被人推而跌者，则其力在上，所伤多在头面及两手腕。盖推之力大，而人之一身其最重莫如首，推而下之，势必自顾，或两手至地，或出不知，则头面必先倒垂而下，虽亦未必全伤，而所伤与自跌不同。不但此也，自跌者因惊，被推者兼怒，要在医者善察而施治，则无贻误。”

二、辨病位

即确定运动伤病所在的部位。《医宗金鉴·正骨心法要旨》有云：“盖一身之骨体，既非一致，而十二经筋之罗列序属，又各不同，故必素知其体相，识其部位，一旦临证，机触于外，巧生于内，手随心转，法从手出。”不同部位的损伤表现症状不一样，运动伤病中的腰背痛，如棘间韧带损伤时为深压痛，而棘上韧带损伤时压痛较浅，辨明病变部位，对了解病情轻重，以及确立治法非常重要。

三、辨病性

即确定运动伤病的性质。可根据病因将其分为急性损伤及慢性损伤。急性损伤，由于跌扑扭挫而致，伤及气血、经络，甚至内伤脏腑。由于气血瘀滞，不通则痛，患处常有刺痛或刀割样疼痛，疼痛剧烈，且痛点固定不移。由于血脉受损，血离经隧，瘀血停聚，患处常表现为明显的肿胀；由于筋断、筋裂、筋扭等导致伤节失束，可见肢体活动功能障碍。慢性损伤多由素体虚弱，复遇疲劳损伤而成，由于气血虚弱，肝肾虚损使局部血流迟滞，血不荣筋，临床常表现为损伤局部或酸痛、胀痛或麻痛、麻木、隐隐作痛肿胀多不明显，或轻度肿胀；筋节活动不利，由于劳力更伤其肝肾，耗其气血，故遇劳复加；体虚气弱，风寒湿邪常乘虚而入，杂合而为痹，故局部症状的加重常与天气以及季节变化密切相关。

四、辨病势

即辨明运动伤病的发展趋势及转归。如运动伤病早期，发生骨折、脱位、伤筋时，损伤血脉，恶血留滞，壅塞脉道，气血不得畅流。运动伤病中期，损伤经治疗后肿胀逐步减轻或消退，筋骨断裂处初步连接，疼痛明显减轻，说明损伤引起的气滞血瘀逐步消退，但筋骨酸软，时有作痛，瘀血尚存，脉道还未畅通，气血仍欠旺盛。运动伤病后期，瘀血祛除筋骨续接，已近愈合，但筋骨尚未坚强，并常有气血虚弱，筋肉萎缩，肢体乏力，关节僵凝。辨明病势，对疾病的分阶段治疗及判断愈后，有着重要的意义。

第四章　运动伤病的治法

第一节　运动伤病的治则

运动伤病的治疗，既重视局部的外治法，又重视整体的内治法，内外兼顾，把局部与整体、功能锻炼与休息固定辩证地统一起来，采取有针对性的治疗措施，正确地选用理伤手法、包扎固定、内外用药、针灸拔罐、练功疗法、刮痧等其他治疗方法。

一、筋骨并重

"筋骨并重"是中医伤科治疗筋骨损伤的基本原则，筋骨不仅在生理功能上有密切的联系，在病理上亦会相互影响。筋附着于骨面，外力作用下往往首当其冲，筋的损伤亦可改变关节连接的正常解剖关系，可使骨缝处于交锁的位置，使骨缝不能复位，因此在治疗筋骨损伤时一定要筋骨同治，"筋柔才能骨正，骨正才能筋柔"，如《医宗金鉴·正骨心法要旨》所说："当先揉筋，令其和软，再按其骨，徐徐合缝，背膂始直"；"宜手法推按胯骨复位，将所翻之筋向前归之，其患乃除。"

二、动静结合

清·潘霨辑撰《内功图说》指出："天地本乎阴阳，阴阳本乎动静。人身，阴阳也；阴阳，动静也。动静合宜，气血和畅，而疾不生，乃得尽其天年。"中医理论认为顺四时变化，适寒热，动中有静，静中有动，动静结合，方能达到人们所追求的养生之道，以期"阴平阳秘，精神乃治"。《仙授理伤续断秘方》中指出："凡曲转，如手腕脚凹手指之类，要转动，用药贴，将绢片包之，后时时运动，该屈则得伸，得伸则不得屈，或屈或伸，时时为之方可。”以此强调患肢固定后要进行功能锻炼，是中医伤科中“动静结合”的思想雏形。合理的固定可使伤处处于良好的位置，以期达到减轻疼痛、加速肿胀的吸收和消退，防止已归位的筋骨再次移位直到损伤修复。但伤处的固定应注意把固定的时间和范围减小到最低的限度，做到既能有效控制不利于筋骨损伤修复的运动，又能让机体和其他未受伤肢体进行必要的生理活动，根据筋骨损伤的急慢性和不同阶段、不同部位的病理特点给予相应的治法。此外，全身和局部的功能锻炼对提高筋骨损伤的疗效和减少后遗症也有重要的意义，它既能增强局部关节活动的功能，又能促进全身气血运行、增强体力。

三、内外兼顾

经络作为气血运行的通道，内连脏腑，外络肢体。《正体类要·序》：“肢体损于外，则气血伤于内，营卫有所不贯，脏腑由之不和。”暴力作用于肢体，可引起局部经络损伤，气血失和，进而导致脏腑功能失调，以致病变由外及内，从局部影响全身。因此古代医家早已提出伤科疾病的内治理念，要考虑到外伤与内损是密切相关的，损伤虽然是在外部的筋骨，但内部气血脏腑功能的调和也是治疗的重点，强调伤科疾病的治疗需要内科治疗的辅助，应运用内服药物促进气血的调和、改善在脏腑功能，做到局部与整体兼顾，内损与外伤兼顾，从而取得满意的治疗效果。

第二节　运动伤病的现场救治

运动伤病的急救指对意外或突发的伤病事故进行紧急的、临时性的处理，多在运动现场进行。运动伤病急救的目的是保护伤者的生命安全、避免再度损害、减轻痛苦预防并发症，为伤者的转运和进一步治疗创造有利条件。若急救处理不当，往往会延误病情，加重损伤，不仅会影响到伤者的转运和治疗，甚至还会致残、致死。常见的运动伤病急重症有休克、出血、闭合性软组织损伤、脱位、骨折、心跳呼吸停止等，这些种类的损伤多病情急、伤势重，因此一定需要急救处理。

中医对创伤急救很早就有了记载，并积累了丰富的实践经验。早在西周、春秋时期，对创伤就有了病名分类。战国时代《脉法》、《阴阳脉死候》等记载了创伤急救治疗。秦汉时代已十分重视对“猝死”的急救。张仲景首创了人工呼吸救治法。扁鹊“以刀刺骨”及华佗的“刮骨疗毒”术等都说明了这一时期中国医学骨外科技术的发展。三国两晋南北朝时期，对一些导致死亡的创伤证候有了比较明确的认识，并总结了早期处理，抢救的经验。隋唐时期，对创伤急救形成了一整套处理方法，理论上也有了进一步的发展。宋代《洗冤集录》记载了当时对创伤的论断局部检查法、对损伤危重症的治疗方法和药物，介绍了葱白炒热敷伤处的止痛法、酒调苏合香丸灌治“五绝及堕打猝死”等。明清时期，异远真人在《跌损妙方》中指出跌打损伤的主要病机是“气血不流行”。《医学入门》的“折伤专主血论”指导了对严重的失血引起的昏厥及瘀血攻心等创伤危重证候的治疗。薛己主张用“独参汤以回阳”。后世医家，特别是在“有形之血不能速生，几微之气所当急固”的观点指导下，都采用“独参汤”救治失血昏厥等危重伤员。另一方面，止血带和止血药的运用，也得到了改进和发展。杨清任于《外科集验方》中提出了对金疮要用绳或绢缚住“血路”以止血、然后再在伤口上掺止血药的治疗方法。

一、现场急救技术

近年来急救医学把通气、止血、包扎、固定、搬运并称为现场急救的五大技术。

（一）通气

首先使伤病员仰卧，头后仰，解开伤病员衣领和腰带，及时清除口鼻咽喉中的血块、黏痰、呕吐物、假牙和其他异物等，保持呼吸道通畅。对呼吸道阻塞及有窒息危险的伤员，可插入口咽通气管或鼻咽通气管，或急用大针头穿刺环甲膜通气，或行环甲膜切开。中医急救可采用口对口吹气法、取嚏开窍法及熏鼻开窍法等方法。

（二）止血

止血方法是外伤急救技术的重点。内出血主要在医院进行手术止血，外出血主要现场止血。常用的止血方法有冷敷止血法、抬高伤肢法、加压包扎法、指压止血法、止血带止血法。

1. 冷敷止血法

此法应用于急性闭合性软组织损伤早期，有止血、止痛、防肿作用，也可与加压包扎和抬高伤肢同时应用。可用冷水或冰袋敷于损伤部位。

2. 抬高伤肢法

将受伤的肢体抬高，使出血部位高于心脏，降低出血部位的血压以减少出血。适用于四肢的毛细血管和小静脉出血。

3. 加压包扎法

适用于一般小动脉和静脉损伤出血。方法是先将灭菌纱布或敷料填塞或置于伤口，外加纱布垫压，再以绷带或三角巾加压包扎。包扎的压力要均匀，以能止血且肢体远端仍有血液循环为度。使用绷带时要从肢体远端向近端包扎，包扎范围应够大，以超出伤口 2~3 横指为宜。包扎后将伤肢抬高，以增加静脉回流和减少出血。

4. 指压止血法

适用于头部和四肢某些部位的动脉大出血。指压止血法是指在出血动脉的上方，用拇指或其余四指把出血动脉管压迫在相应的骨面上，以阻断血液的来源而达到止血的效果。这是一种操作简便有效的止血方法，但只能作为止血的短暂应急措施。

5. 止血带止血法

只能用于四肢动脉大出血，这种止血方法较牢固、可靠。先在要用止血带的部位用三角巾、毛巾垫好，将止血带的一端留出一部分，并用一手的示指、中指夹住靠在垫上，另一手将止血带适当拉紧拉长，绕肢体 2~3 圈后，将残留端夹在示指、中指间拉出即可。止血带的部位：上肢缚于上臂上 1/3 处，下肢缚于中上 1/3 处，距离伤口上方 10~15cm，前臂和小腿禁用止血带。

使用此法的注意事项：①止血带应放在伤口的近心端，上臂和大腿都应扎在上 1/3 的部位；②上止血带前，先要用毛巾或其他布片、棉絮作为衬垫，止血带不要直接扎在皮肤上；③要扎得松紧合适，般以不能摸到远端动脉搏动或出血停止为度；④每隔 1 小时放松 2~3 分钟；⑤要有上止血带的标志，注明上止血带的时间和部位。

（三）包扎

包扎法是利用绷带等材料在急救中暂时固定骨折或受伤的关节、支持或悬吊肢体的一种方法，是外伤现场应急处理的重要措施之一。及时正确的包扎，可以达到压迫止血、减少感染、保护伤口、减少疼痛，以及固定敷料和夹板等目的。包扎材料最常用的是卷轴绷带和三角巾。

1. 绷带包扎方法

（1）绷带环形包扎法　这是绷带包扎法中最基本、最常用的，适用于颈部、额部、前臂、小腿以及胸腹等粗细均匀的部位。方法：第一圈环绕稍作斜状，第二圈、第三圈作环形，并将第一圈斜出的一角压于环形圈内，这样固定更牢靠些。最后用粘膏将末端固定，或将绷带尾端剪开，两头打结固定。

（2）绷带蛇形包扎法　适用于夹板的固定。方法：先将绷带以环形法缠绕数周固定，然后按绷带的宽度作间隔的斜上缠或下缠。

（3）螺旋反折式绷带包扎法　适用于四肢粗细不等的部位。方法：先将绷带缠绕患者受伤肢体处两圈固定，然后由下而上包扎肢体，每缠绕一圈折返一次，折返时按住绷带上面正中央，用另一只手将绷带向下折返，再向后绕并拉紧，每绕一圈时，遮盖前一圈绷带的2/3，露出1/3绷带，折返处应尽量避开患者伤口。

（4）"∞"字绷带包扎法　适用于包扎关节部位，包扎方法有两种，一种是从关节中央开始的包扎法，另一种是从关节远端开始的包扎法。方法是以关节为轴心，先做环形包扎，然后绷带上下交叉缠绕成"∞"字形，最后在关节远端做环形包扎结束。

2. 三角巾包扎方法

（1）三角巾头部包扎法　适用于固定头顶部和上额部。方法：先把三角巾基底折叠放于前额，顶角拉向脑后，两底角经两耳上方分别拉到脑后，交叉并压住顶角打半结，再绕至前额打结，最后把顶角拉平塞入底边半结内。

（2）三角巾胸部包扎法　适用于胸部受伤。方法：如果右胸受伤，将三角巾顶角放在右面肩上，将底边扯到背后在右面打结，然后再将右角拉到肩部与顶角打结。

（3）三角巾背部包扎法　适用于背部受伤。方法：与胸部包扎的方法一样，只是打结位置相反，结打在胸部。

（4）三角巾手足包扎法　适用于手足受伤。方法：将手、足放在三角巾上，顶角在前拉至手、足的背侧，然后将底边缠绕打结固定。

（5）手臂的悬吊包扎法　适用于上肢骨折需要悬吊固定的情况，可用三角巾吊臂。方法：将患肢成屈肘90°放在三角巾上，然后将底边一角绕过肩部，在背后打结即成悬臂状。

3. 注意事项

（1）包扎部位必须覆盖伤口，患者体位舒适，注意保持肢体功能位。

（2）根据不同肢体选用宽度适宜的绷带，包扎时从肢体远端向近端包扎。

（3）包扎时先环绕 2 周以固定起点，以后每周压力均匀、松紧适度。

（4）包扎时肢端最好外露，以便观察肢体的血运情况。

（5）包扎完毕，再环形缠绕 2 周，并用胶布或撕开的带尾打结固定。固定结应在肢体的外侧面，不可在伤口、骨突或易受压的部位。

（四）固定

现场救护中，对怀疑有骨折、脱位、肢体挤压伤和严重软组织损伤的患者必须做可靠的临时固定。其一是减轻患者伤处的疼痛，预防疼痛性休克的发生；同时限制骨折断端或脱位肢体再移位等，避免产生新的损伤和并发症。

临时固定的范围应包括位于骨折处上下两个关节、脱位的关节和严重损伤的肢体；对开放性骨折按救护顺序先止血、包扎，后固定骨折断端。固定使用的器材常为夹板、绷带、三角巾、棉垫等，在救护现场也可采用树枝、竹竿、木棍、纸板等代替。固定时，固定物与肢体之间要加软衬垫（如棉垫等），以防皮肤压伤；固定四肢时要露出指（趾）端以便观察血液循环。固定后，如出现指（趾）苍白、青紫，肢体发凉、疼痛或麻木时，表明血液循环障碍。要立即查明原因，如为扎缚过紧，应放松缚带重新固定。

在现场缺乏有效固定材料的情况下，可以硬纸板、树枝或木棍等作为临时简易夹板固定，若一无所有也可将受伤的上肢固定在胸前，或将受伤的下肢与健侧下肢捆绑在一起，原则上应防止伤处反复活动进一步增加软组织、血管、神经或内脏等的副损伤，减轻疼痛、预防休克并有利于转运。骨折时，用夹板、绷带把折断的部位进行固定，包扎起来，使伤部不再活动，称为临时固定。

骨折临时固定的目的是限制骨折断端的活动，避免断端损伤周围血管、神经和其他组织，减轻伤员的疼痛，同时便于转送医院。各部位骨折的临时固定：

1. 上肢骨折

（1）锁骨骨折固定法　用三条三角巾折成宽带，两条做成环套于肩，另一条在背部将两环拉紧打结。为避免腋下组织受压，应在两腋放置棉垫等松软物。最后以小悬臂带将伤侧患肢挂起。

（2）肱骨骨折固定法　取一合适夹板，置于伤肢外侧（最好内侧 同时置放一块），用叠成带状的三角巾固定骨折的上下两端，再用小悬臂带将前臂吊起，最后用三角巾把伤肢绑在躯干上加以固定。

（3）前臂骨折固定法　伤员前臂的掌背侧各放一块夹板，用三角巾宽带绑扎固定后以大悬臂带悬挂胸前。

2. 下肢骨折

（1）股骨骨折固定法　用三角巾 5~8 条，折叠成宽带，分段放好。取长夹板两块，分别置于伤肢的外侧和内侧。外侧夹板自腋下至足底，内侧夹板自腹股沟至足底。放好后用上述宽条固定夹板，在外侧打结。

（2）小腿骨折固定法　夹板两块，一块在外侧，自大腿中部至足部，另一块在内侧，自腹股沟至足部，然后用宽带 4 至 5 条分段固定。

（3）髌骨骨折固定法　先缓缓将小腿伸直，在腿后放一夹板，其长度自大腿至足跟，用 3 条三角巾宽带，分别于膝上、膝下和踝部固定。

（4）足骨骨折固定法　除去鞋，在小腿后面放一直角形夹板，然后用宽带固定膝下、踝上和足部。

3. 脊柱骨折临时固定与搬运

搬运胸腰椎骨折病人时，必须由 3~4 人同时托住头、肩、臀和下肢，把伤员身体平托起来，放上平板担架，最好使伤员俯卧后搬运。绝对不能抱头、抬脚，以免脊柱极度弯曲，加重对脊髓的压迫和损伤。

颈椎骨折时，应由三人搬运，其中一人专管头部的牵拉固定，使头部与身体成直线位置不摇动，将伤员仰放在硬板床上。在颈下放一小垫，不用枕头，头颈两侧用沙袋或衣服垫好，防止头部左右摇动。

（五）搬运

伤员经止血、包扎、固定等处理后，应尽快搬运与转送到急救中心或医院进行治疗。需要时应给予伤者镇痛药或抗感染药物，预防疼痛性休克和感染的发生，但颅脑损伤和未确诊的胸、腹部损伤患者不宜使用镇痛药物。

搬运的方式多种多样，如有昏迷或气胸的伤员，必须采用平卧式搬运法。搬运时两人或数人蹲在伤员同一侧，分别用双手托住伤员的头部、背部、腰部、臀部和腿部，动作协调一致地将伤员托起置于担架上。对疑有脊柱骨折的病人，在搬动时尽可能不变动原来的位置和减少不必要的活动，以免引起或加重脊髓损伤，禁止一人拖肩一人抬腿搬动病人或一人背送病人的错误做法。正确的搬运应由 3 人采用平卧式搬运法，如人员不够时，可采用滚动式搬运法。

运送时昏迷伤员应采用半卧位或俯卧位，保持呼吸道通畅，避免分泌物和舌根后坠堵住呼吸道。有假牙者要取出，以免脱落时阻塞气管。骨折病人未作临时固定者应禁止运送。在无担架的情况下可用门板、长凳、布单等代替。

运送时要力求平稳、舒适、迅速，搬动要轻柔。运送途中应携带必要的急救药品和氧气等，救护人员要密切观察伤员的神志、呼吸、瞳孔、脉搏、血压等变化。用担架时要让伤员头在后，以便后面救护人员能随时观察伤员的情况。

二、中医急救方法方药

在严重运动伤病的救治中，现场急救关系到生命安全、避免伤病病情的进一步加剧，为后续的救治创造条件。在中医伤科漫长的发展历程中，也积累了众多的急救方法方药。

（一）针刺放血法

用针刺放血的方法进行急救垂危病人，古代称为“刺络”也是急救措施之一。这种治疗方法，就是根据患者的不同疾病，用锋利的三棱针刺入络脉（身体浅表的静脉血管），使之流出郁阻之血，达到急救的目的。二千多年前的《内经》，就有“苑陈则除之者，出恶血也”的记载。明代著名针灸医学家杨继洲，继承前人的经验和家传技术，编辑了针灸专书《针灸大成》，书中也论述了针刺放血急救的内容。认为“急以三棱针，刺手十指十二井穴，当去恶血‘能医治’一切暴死恶候，不省人事及续肠痧”之症，并称这种治疗方法“乃起回生妙诀”。针刺放血法的急救作用，不仅为古代医家所重视，而且流传民间，经针刺放血后，险症常可立刻解除，针刺放血法是中医学中一种独特的针刺外治疗法。至今，在临床上仍有重要价值。

针刺放血法对于运动过程中或受伤后突发昏厥者，可以立即针刺人中、十宣，刺十宣见血，人中予以间歇强刺激，进针后每隔 5 分钟刺激一次，如果经 2~3 次刺激仍不见效，可加刺足三里、内关、合谷、涌泉、水沟、素髎等穴，必要时配合电针持续刺激。脱症宜用补法，常用艾灸百会、神阙、关元等。如急救现场无针灸等相关材料，可以拇指或食指尖掐人中的办法急救。患者神志转复后，可继续以手法按摩印堂、百会、风池、关元、太冲、曲池、足三里等穴位，进一步改善病症。

（二）急救药方

古方中许多经典方剂在急救中作用明显，至今仍然使用，如：

1. **安宫牛黄丸**：开窍镇痉，清热解毒，适用于热性病，神昏窍闭，以及痉厥、中风闭证等；

2. **至宝丹**：开窍镇痉，用于卒中昏迷、内闭外脱，外感热病，痰热阻窍；

3. **紫雪丹**：镇痉开窍，泄热解毒，用于外感热病，唇焦尿赤，神昏抽搐。

此外，临床上也将部分经典方剂改良制作成注射液，以方便临床急救的使用，如：

1. **生脉注射液**：具有益气、养阴、固脱、复脉之功，适用于气阴两虚，气虚欲脱，脉微欲绝的患者；

2. **参附注射液**：具有回阳救逆、益气固脱，适用于阳气暴脱，手足厥冷、汗出，呼吸微弱，脉微者；

3. **四逆注射液**：具有温中散寒、回阳救逆之功，适用于阳虚欲脱、冷汗自出、四肢厥逆、下利清谷、脉微欲绝；

4. **醒脑静注射液**：对各种原因引起的昏迷、抽搐有良好的苏醒解痉作用。

第三节　理伤手法

一、正骨手法

（一）正骨手法作用机理

各种骨折、脱位（包括无移位的裂缝骨折或关节半脱位、不易查出的细微移位——骨错缝），均可通过适当手法使之回复到正常的解剖位置或功能位。使因筋骨的异位而产生对周围神经、血管刺激或压迫引起的疼痛、酸胀、麻木或异常感觉很快减退，血液供应受阻的各种症状也立即得到改善。

（二）正骨基本手法

1. 触摸法

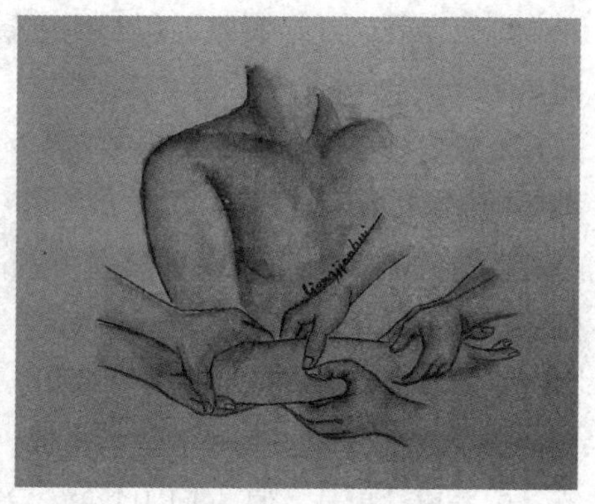

图 4-1　触摸法

通过触摸，判断骨折错位程度、移位方向等，并结合 X 线片，分析受伤机制，然后根据“从哪来的，再从哪回去”的原则，确定整复方案。（图 4-1）

触摸法是传统中医正骨摸法与现代检查手段相结合的方法，可使医者在头脑中对病人患处产生立体形象。在触摸时先轻后重、由浅及深、从远到近、两头相对，确实了解骨折在体内的实际情况，结合阅片所看到的平面像，在术者的头脑中形成骨折的立体形象，这样才能达到“知其体相，识其部位，一旦临证，机触于外，巧生于内，手随心转，法从手出”的目的。

2. 牵拉法

骨折重叠、筋肉挛缩、气血壅滞，故整复之前，先行人力或器械牵拉，使筋肉松弛，断端分离，则易于复位，即所谓“欲合先离、离而复合”的原则。（图 4-2）

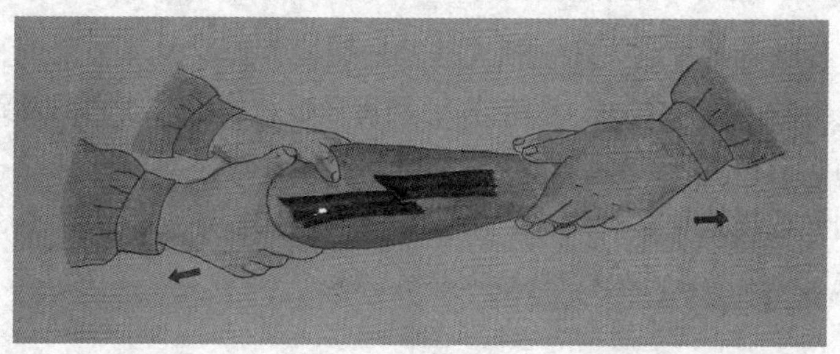

图 4-2　牵拉法

牵拉法操作时，肢体保持在骨折后的原始状态，沿着肢体纵轴，在远近骨折端作对抗牵拉。然后再改变牵拉方向，恢复肢体的轴线，并持续牵拉，直至恢复肢体长度后减小牵拉力量，维持在一定的程度，再进行后继的其他整复手法。

3. 旋转法

旋转法是针对骨折端有旋转移位或背靠背移位，整复时可用旋转法或回旋法纠正上述移位，然后再整复其他类型的移位。（图 4–3）

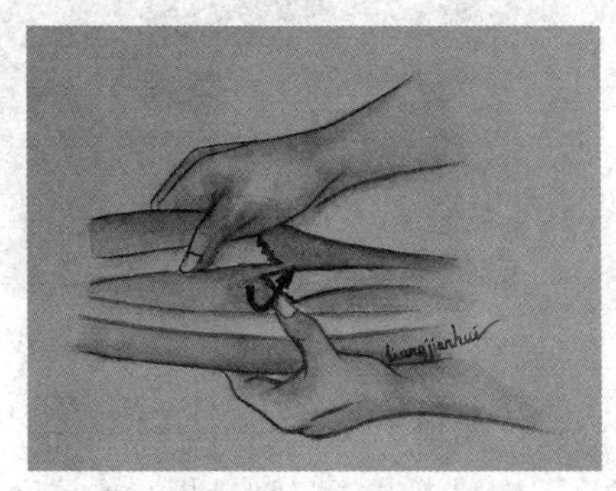

图 4–3　旋转法

针对有旋转移位者，可由术者握住骨折远端，在牵拉下沿着骨折肢体纵轴向旋转移位相反方向旋转，以恢复骨折远近端的正常生理轴线。操作时，必须沿着肢体的纵轴线反向旋转，不能使骨折远端产生摆动，以免产生成角移位。

针对有背向移位的斜行或螺旋形骨折，适当减小牵拉力量，术者分别握住骨折远近端，按骨折原始移位的相反方向，沿着骨折移位的途径逆向回旋，使断端相对。操作时，必须使骨折两断端相互紧贴，以免损伤周围软组织，若感到回旋时有较大阻力，则应调整回旋方向。

4. 扩折法

扩折法是针对横断或锯齿型骨折的复位手法，在整复时扩大断端成角，进行折顶，使其达到满意的对位。（图 4–4）

操作时，术者双手拇指抵于突出的骨折一端，其余四指环抱于下陷的骨折另一端，在维持牵拉下，向下挤压突出的骨端，加大骨折断端成角，使骨折远近端的同侧皮质骨相顶，并以之为支撑点，骤然反折。此手法主要适用于单纯靠牵拉法不能矫正的短缩移位，多用于前臂和大腿。

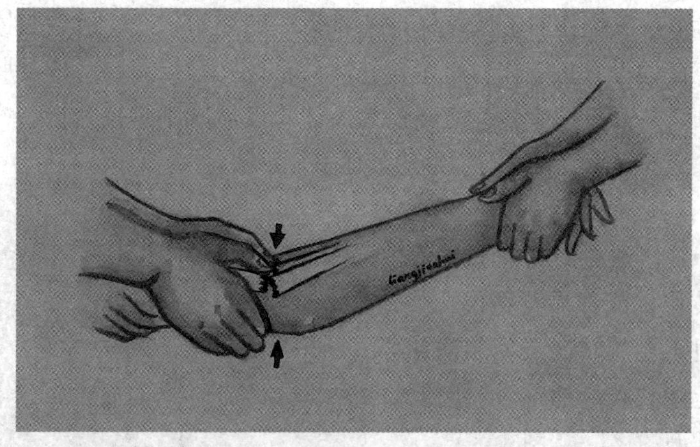

图 4-4　扩折法

5. 摇顶法

对横断或锯齿型骨折，整复后仍有残余移位，可先行摇晃手法纠正残余移位，继而作顶碰手法，使骨折断端嵌插，以增加断端稳定性。（图 4-5）

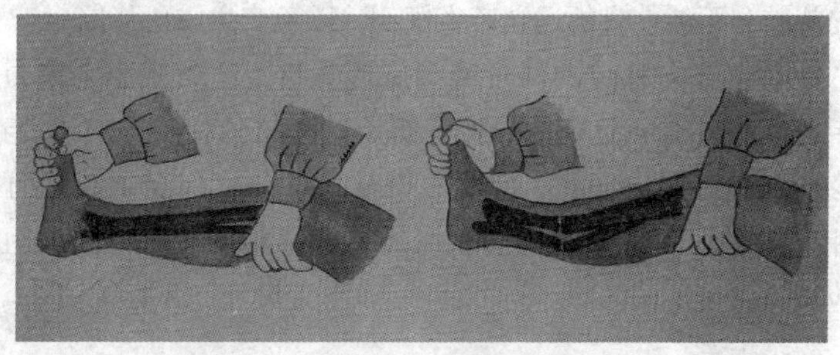

图 4-5　摇顶法

摇晃法操作时，术者用两手固定骨折部位，由助手在维持牵拉下轻轻地前后或左右方向摆动骨折远端，待骨折断端的骨擦音变小或消失，提示骨折断端已经紧密结合。

顶碰法常用于发生在干骺端的横断型骨折，一般在摇晃法之后进行，可在骨折夹板固定后，一手固定骨折部位的夹板，另一手轻轻叩击骨折远端或由助手握住骨折远端向骨折近端顶碰，使骨折断端紧密嵌插，复位更加稳定。

摇顶法不能用于长斜形、螺旋形和粉碎型骨折，以免造成骨折再次移位。

6. 提按法

提按法用以矫正骨折的侧方移位。上下侧方移位用提按手法，操作时，术者双手拇指向下按压突出的骨端，其余四指向上提拉下陷的骨端；内外侧移位可用端挤手法，操作时，术者一手固定骨折近端，另一手握住骨折远端，四指和拇指对向端挤，纠正侧方移位。（图 4–6）

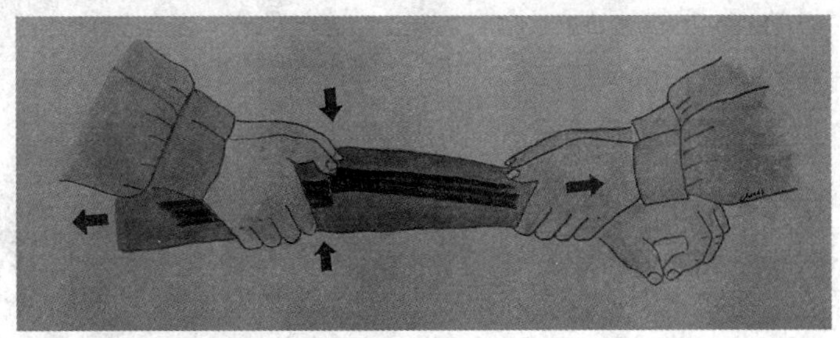

图 4–6　提按法

7. 扣挤法

扣挤法即对扣捏和夹挤分骨，主要针对尺桡骨、胫腓骨、掌骨和跖骨等并行排列的骨折之分离移位和靠拢移位。（图 4–7）

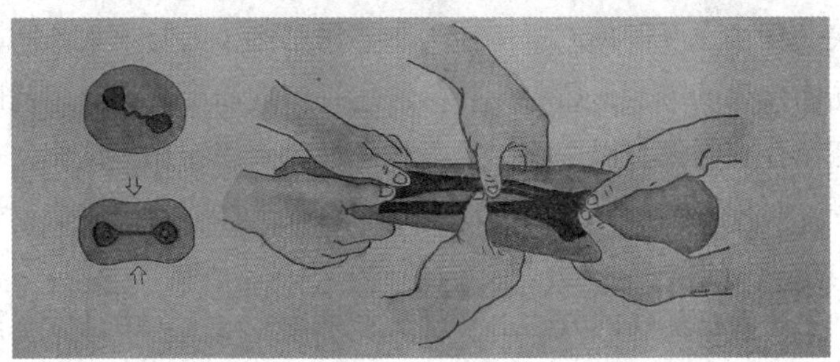

图 4–7　扣挤法

双骨并行排列的靠拢移位可用夹挤分骨法。操作时，可用双手拇指和其余四指相对形成钳形，分别至于骨折部位的掌侧骨间隙，拇指和四指相互捏紧，使骨间膜紧张，将靠拢的骨折端分开，且远近骨折端的并列双骨形成一个整体，并列双骨像单骨骨折一样一起复位。

双骨并行排列的分离移位可用扣捏法。双手拇指和其余四指相对分别置于分离的双骨两侧，向中央用力扣捏，使分离的两骨恢复原位。

8. 按摩法

按摩法主要用于调整筋经。在骨折整复后，徐徐循筋按摩骨折部位周围的软组织，使筋肉、脉络舒展条达，气血顺畅，同时还可使因为骨折移位造成的筋经位置的错动恢复原位，有利于后期的功能锻炼和功能恢复。（图 4–8）

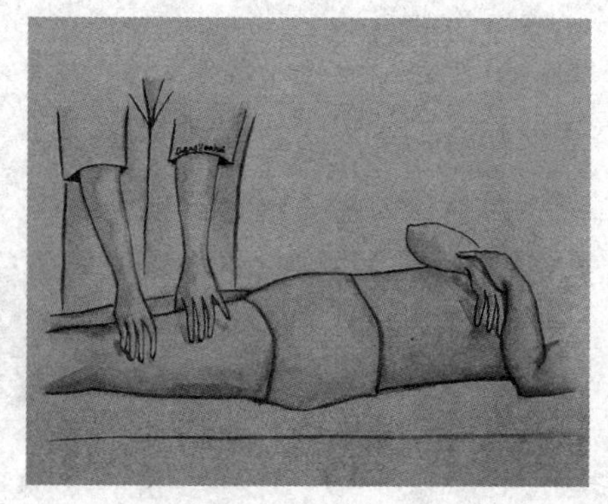

图 4–8　按摩法

二、理筋手法

我国的理筋手法历史悠久，经验丰富，深受国内外学者和医家的称誉。所谓理筋手法，主要是指用医生的双手来诊断与治疗筋伤疾患的方法，属中医外治法之一。理筋手法的应用范围十分广泛，它不仅可以用于治疗各种急性软组织扭伤、挫伤、挤压伤等，而且常常可以用于治疗原发性或继发性的各种慢性软组织损伤。

手法治疗筋伤的方法由来已久，早在《内经》中已载有按摩疗法，并成为当时治疗疾病的方法之。到秦汉时，手法治疗疾病已成为医疗活动中的重要手段。《汉书·艺文志》曾记载有按摩专书《黄帝岐伯按摩》十卷。自唐代以后按摩已自成一种，设置于

“太医署”中。当时的“正骨”亦包括在其中，并占有重要地位。最晚从唐代开始，按摩已传入朝鲜、日本等国，在国外已有相当影响。

（一）理筋手法的作用

1. 舒筋活络、解痉止痛

理筋手法治疗可明显提高局部组织的血流量，缓解肌肉和血管痉挛，促使血肿吸收和代谢产物的排除，打破了疼痛－痉挛－疼痛的恶性循环。

2. 活血化瘀、疏通经络

外伤所致脉络破裂、积蓄成瘀，或积于筋肉之间，或聚于关节骨缝之中，肌肉筋脉拘急，为肿为痛。施行理筋手法可增进局部血液循环、消除瘀滞、加速瘀血早日吸收。

3. 宣通散结、剥离粘连

筋骨肌肉损伤和病变，局部气血凝滞，产生组织的粘连硬结、关节活动不灵。运用恰当的理筋手法可消肿散结、疏通狭窄、剥离粘连，使关节功能恢复正常。

4. 调理阴阳、扶正祛邪

理筋手法治疗，亦可充分调动人体内的“正气”，加快肢体、关节和脏腑的功能恢复，提高抵抗疾病的能力，达到增强体质、提高疗效、缩短疗程、巩固疗效、防止复发的目的。如手法在皮肤上的推按摩擦作用使机械能转化为热能，亦即《内经》所说：“按之则热气至，热气至则痛止。”使经络通畅，热血贯注，起到祛风散寒的作用。

（二）理筋基本手法

1. 按压法

即点按、掌压，以拇指或他指或手掌用力下压的手法。它的特点是接触面准确、固定，力大而集中，主要用于腰背部损伤。具有镇静止痛、舒筋通络作用。（图 4–9）

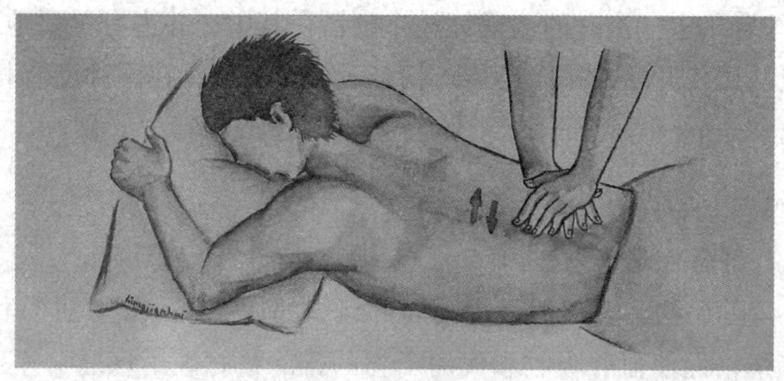

图 4-9 按压法

2. **揉滚法**

即揉法、滚法，揉动时手指或手掌不移开接触的皮肤，仅使该处的皮下组织随指掌轻柔缓和回旋的揉动而滑行；滚法用手背掌指关节突出部、小鱼际、小指掌指关节的上方接触在皮肤上，通过腕关节屈伸处施行连续滚动，同时均匀用力按压，像吸附在肢体上一样。具有消肿止痛、平衡阴阳作用，适用于腰背、四肢等肌肉丰厚部位的伤痛。(图 4-10)

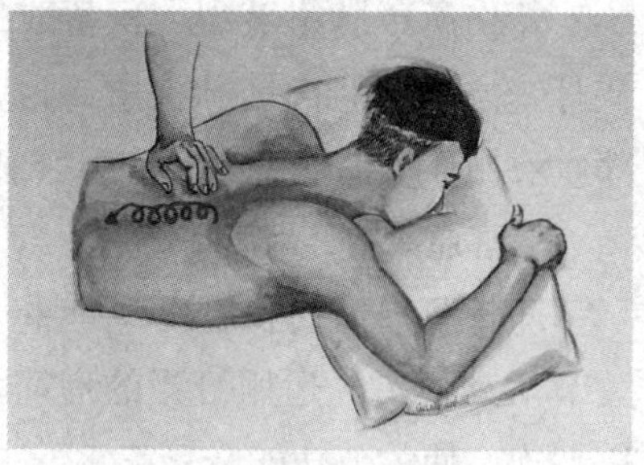

图 4-10 揉滚法

3. **托旋法**

即端托旋转，托是指术者用力将患者某端向上托起，使其上下两端形成一个反牵拉力，在此基础上配合适当的旋转。此法具有通经活络、开通闭塞作用。主要用于颈椎病、

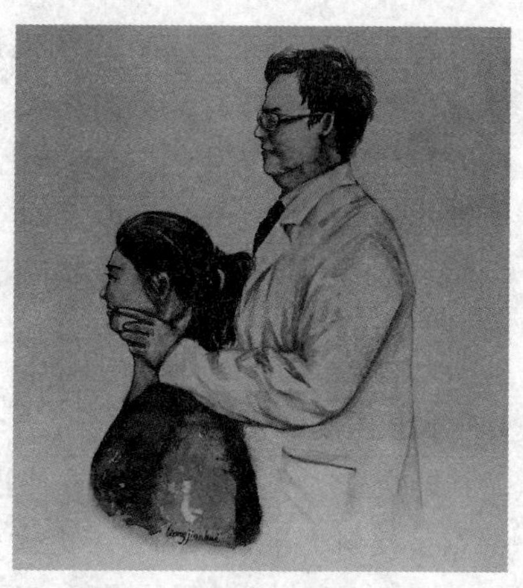

图 4-11 托旋法

颈部伤筋、颈椎半脱位等。（图 4–11）

4. 弹拨法

即弹筋拨络，弹筋即用拇指与其他各指作相对钳形用力，将肌肉、肌腱拿捏并提起后迅速放开再滑落弹回，像射箭放弦一样。拨络即用拇指加大用力与筋络循行方向横向揉动，或拇指不动其他四指取与肌束、肌腱、韧带等垂直的方向，单向或往复揉拨，如同拨动琴弦一般。本法具有解痉止痛、剥离粘连作用，主要用于肩胛下肌劳损、肩凝症、腰腿痛及其他急慢性伤筋而致挛缩或粘连者。（图 4–12）

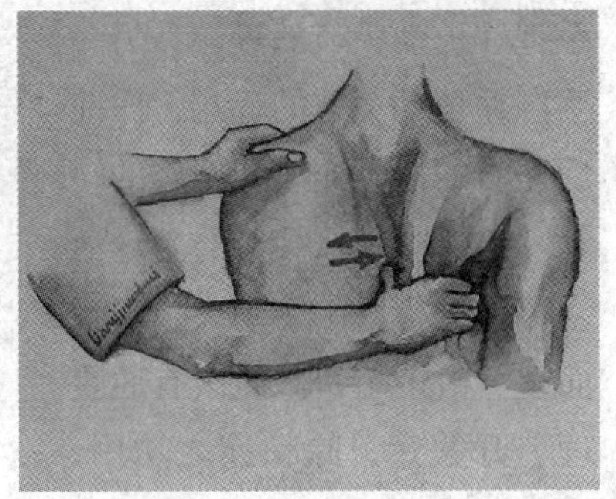

图 4–12　弹拨法

5. 推扳法

即推擦斜扳，推法是指掌或肘部着力于一定部位上进行单向的直线推动、去实来虚；而擦法是直线来回摩擦。扳法是用双手作相反方向或同一方向用力扳动肢体，根据具体方向分为屈伸扳法、内收外展扳法、内旋外旋扳法、斜扳回旋扳法等。推擦是一种柔和温热的刺激，具有温经通络、行气活血、消肿止痛、健脾和胃作用；而扳法具有解除痉挛、交锁作用，并对软组织的粘连有松解之功。（图 4–13）

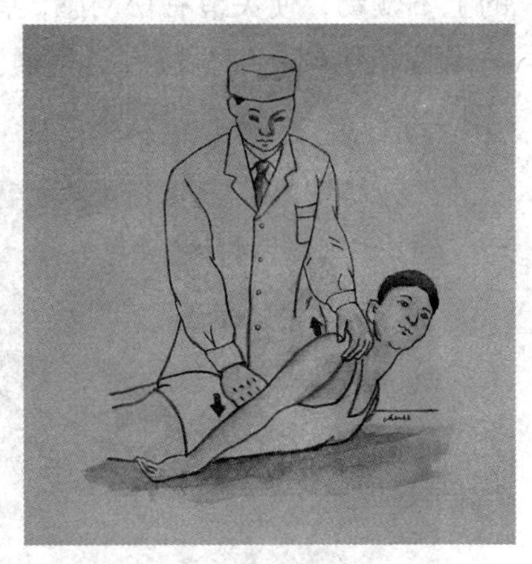

图 4–13　推扳法

6. **摇转法**

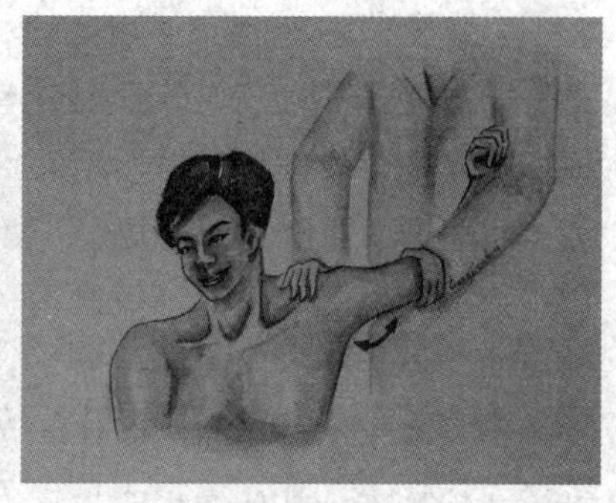
图 4-14　摇转法

即摆晃环转，是术者一手把住被动关节的近端，另一手握住被动关节的远端，作前后左右的摇晃或缓和回旋的转动。摇转时须按关节的生理活动范围进行，由小到大、由轻而重、由慢至快。此法有通腠理、开关窍、除粘连之功用，多用于关节病变后的功能活动受限，比如“肩周炎”、关节僵硬等。(图 4-14)

7. **牵抖法**

即牵拉抖动，是牵法与抖法的合用。牵是指将病变关节向相反方向牵拉；抖是双手握住患者肢端，微用力作连续的小幅度的上下颤动，使关节有松动感，抖动时幅度要小，频率要快，要与牵拉相协调。牵抖法有行气通窍、舒筋活络、通利关节作用。(图 4-15)

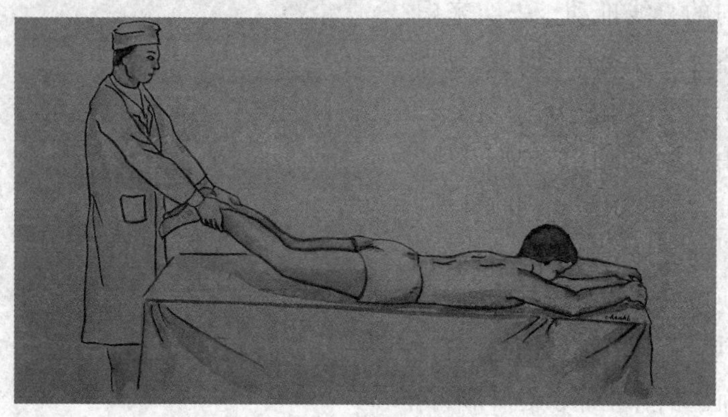
图 4-15　牵抖法

8. **拍击法**

即掌拍拳击，以虚掌空拳拍打叩击体表。击打时要求动作有节奏，快慢要适中，蓄劲收提，用力轻巧而有反弹感。能疏通气血、祛风散寒、消除疲劳、缓解痉挛作用。适用于腰背部、大腿以及臀部肌肉肥厚的部位陈旧性损伤兼有风寒湿者。(图 4–16)

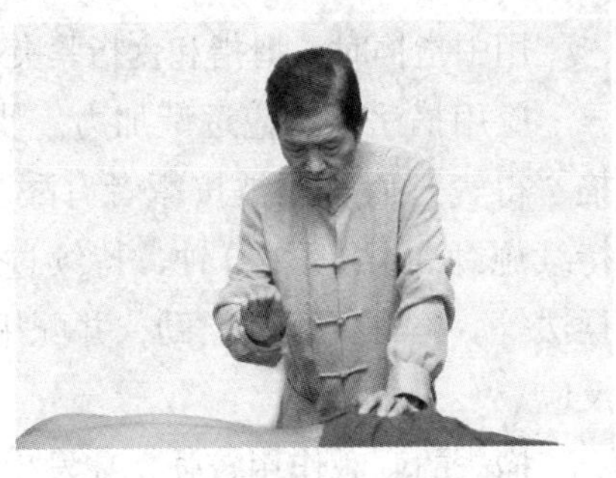

图 4–16　拍击法

以上理筋基本手法操作时分准备阶段、理伤阶段、结束阶段三个阶段进行，施用理伤手法要由轻渐重，以后再由重到轻而结束。

（三）穴位按摩

在人体穴位上施以按摩手法，以调节人体机能，消除疲劳，防治伤病的方法，称为穴位按摩。

1. 手法

（1）点法

用拇指或中指的指端点压穴位叫作点穴。用拇指点穴时，其余四指握拳，拇指伸直或微屈，使其指间关节紧靠食指以助发力。如果用中指点穴，拇指和食指紧夹中指远侧指间关节以助发力。

进行穴位按摩时，除对穴位进行点压的手法外，根据治疗的需要，还可以把点穴法与指揉法、指拨法结合起来，以增强治疗效果。

在肌肉丰厚的部位，还可用肘尖点穴。点穴时用力不要过猛，应由轻到重，以引起酸胀反应为度。点后稍待片刻，再逐渐减轻，略加轻揉，以缓解点后反应。

（2）掐法

掐法是用指端在身体某一部位或穴位处持续地掐压的一种手法。掐穴位时，被按摩者“得气”感明显，故可称为指针法。

用拇指掐时，其余四指握拳，拇指微屈紧贴食指，以助发力。

用中指掐时，拇指和食指紧夹中指远端指间关节，以助发力。

应用掐法时，应逐渐加力，使指端掐人，切勿突然用力。在掐“得气”后（即被按摩者有酸、麻、胀、重等感觉出现），须持续施劲 30 秒至 1 分钟，持续过程中也可配用其他手法，如指揉法等。掐毕要逐渐松劲，并配用指揉法、擦摩法，以缓解掐后反应。

掐法的刺激作用较强，在发生晕厥、中暑、低血糖等病症时，均可掐有关穴位进行急救。发生运动外伤或运动中腹痛时，掐有关穴位可使疼痛缓解。

2. 取穴法

常用的取穴法有指量法和中指同身寸法。此外，还可以利用体表标志取穴。

指量法是以被按摩者的手指宽度为标准，若按摩者的手指与被按摩者的手指大致一样，就可以用按摩者的手指直接测定穴位。

中指同身寸法是让被按摩者中指弯曲，取其中指桡侧两横纹头的距离作为 1 寸。此法较指量法精确些，但应用时比指量法麻烦。

利用某些体表标志或解剖标志取穴，有时也很方便。例如两耳尖的连线与头顶正中线的交点即为百会穴；两眉内侧端连线的中点即为印堂穴；第 7 颈椎与第 1 胸椎棘突之间即为大椎穴；腘窝横纹中点即为委中穴；腓骨小头前下方凹陷处即为阳陵泉穴等。

3. 穴位

（1）头部常用穴位：百会、印堂、太阳、人中。

（2）颈背部腰部常用穴位：风池、大椎、天宗、肾俞、大肠俞

（3）上肢部常用穴位：肩髃、肩内陵、曲池、扭伤、外关、内关、合谷、落枕。

（4）下肢部常用穴位：环跳、委中、承山、犊鼻、梁丘、膝眼、阳陵泉、足三里、悬钟、昆仑、三阴交、太溪、涌泉。

4. 取穴原则

取穴原则一般分为局部取穴和远隔取穴两种。

（1）局部取穴

在损伤的局部取阿是穴（即压痛点，主治局部疼痛），或在损伤的周围，邻近部位取穴，如腰痛取肾俞，腓肠肌痉挛取承山穴等。

（2）远隔取穴

指在远隔伤处的部位取穴，如腹痛取足三里穴，腰痛取委中穴等。

第四节　夹缚固定

夹缚固定，是指以绷带、胶布、夹板、石膏或支具等材料，将受伤的肢体固定在特定的体位并保持稳定，以期使肢体功能得到修复。但此时需遵循“动静结合”的治疗原则，把固定的时间和范围减小到最低的限度，做到既能有效控制不利于伤筋修复的运动，又能让机体和其他未受伤肢体进行必要的生理活动。固定时应选择恰当的固定方法和用具，使其既能起到良好的固定作用，保证损伤的顺利愈合和肢体的正常血运，又能减少对周围组织的干扰，避免过度压迫引起血运障碍和溃疡等不良后果。

一、绷带包扎固定

绷带固定时运动伤病后最常用的固定方法，多用于关节部位的扭伤，根据具体的损伤部位、损伤性质和损伤机制的不同，绷带缠绕的方式也有所不同。如肩锁关节损伤的“∞”字绷带固定、关节扭伤后的弹力绷带加压包扎等。也可以用其他简易实用方法固定，如肩关节脱位时，取三角巾两条，分别折成宽带，一条悬挂前臂，另一条绕过伤肢上臂，于肩侧腋下缚结。肘关节脱位时，用铁丝夹板弯成合适的角度，置于肘后，用绷带缠稳，再用小悬臂带挂起前臂。如无铁丝夹板，可直接用大悬臂带包扎固定。

二、夹板固定

夹板是中医伤科应用最广的一种外固定方法，其具有稳定、轻便、可塑性强、弹性好、易透气等优点，取材方便，一般无须固定上下关节，便于肢体早期的功能锻炼，通过夹板、各种压力垫的外围固定和肌肉的内在收缩，可逐渐纠正并维持骨折的侧方移位。

三、石膏固定

石膏固定在国内外有着广泛的应用，通过固定损伤部位的上下关节，在肢体表面均匀加压维持肢体的稳定，特别是在一些不利于夹板固定的部位有着明显的优势。如髋人字石膏、石膏背心、石膏管型等。

四、支具固定

支具一般由现代新型材料制作，与传统石膏相比，具有可反复塑形、质量轻、透气性好等优点，功能可调型支具还可以根据肢体恢复程度和时间的不同调整相应的固定体位和关节运动幅度，更好地满足“动静结合”的要求。

五、弹性胶带固定

弹性胶带也叫肌内效贴布或肌肉帖，即用弹性胶带在损伤部位沿着肌肉或韧带纤维的走行进行粘贴，控制损伤部位的活动幅度，对损伤的韧带、肌肉进行保护的一种固定方法。

第五节　内外用药

一、内服药物

骨伤内服药物是以八纲为治疗依据的，根据疾患损伤的轻重、缓急、久暂、虚实以及伤者的内在因素等情况，通过辨证求因、审因论治，主要采用攻下、消散、补益三大法，并酌情选用不同的具体治疗方法。运动伤病常用的内治法有理血法、清热法、通络法和补益法等。

（一）理血法

根据《素问·阴阳应象大论》的“血实者决之”“留者攻之”的治则，运用理血方药对出血证和血瘀证进行调血理血的一种治法，适用于运动伤病早期的蓄血、瘀血和出血等病证。常用的有行气活血法、攻下逐瘀法、和营止痛法、理血续筋法和理血止血法等。

1. 行气活血法

凡损伤必伤气血，致气滞血瘀、壅阻经脉，局部肿痛并见。本法适用于伤后气滞血瘀，局部肿痛，无里热实证；或宿伤而有瘀血内结，脉象浮紧或涩等证。采用活血与行气兼顾，使瘀滞得散，经脉复通而肿消痛止。常用方剂：复元活血方、柴胡疏肝散、膈下逐瘀汤。

2. 攻下逐瘀法

凡暴力致伤，必使血脉受损、恶血留滞，壅塞于经道，以致瘀血停积者。本法适用于伤后胸腹胀满，大便不通，内热燥实，舌红苔黄厚，脉数的体实患者。此法属于下法，常用苦寒通下以攻逐瘀血，药性相当峻猛。常用方剂：桃仁承气汤、鸡鸣散、大成汤等。

3. 和营止痛法

本法适用于损伤中期，伤处肿痛尚未完全尽除，仍有瘀凝气滞者，如继用攻下之法又恐伤正气者。常用方剂：和营止痛汤、定痛活血汤、七厘散等。

4. 接骨续筋法

本法适用于损伤中期筋骨已连接理顺而未坚实真，局部尚有瘀血未去，瘀血不去则新血不生，新血不生则筋不能续，骨不坚。常用方剂：新伤续断汤、补筋丸、补肾壮筋汤等。

5. 理血止血法

本法适用于血溢于外的各种出血证。根据标本兼顾，急则治标，缓则治本的原则，结合寒热虚实、上下内外之区别，与清、消、温、补诸法结合使用。如因血热妄行者，治宜凉血止血，方用十灰散、四生丸等；出血兼有瘀滞者，应当配伍三七、蒲黄等活血祛瘀之品，以防留滞。若因脾阳不足所致出血证，宜用温阳止血，方用黄土汤。

（二）清热法

根据《素问·至真要大论》的“治热以寒”“热者寒之”“温者清之”的治则，运用寒凉的药物，是内蕴之热毒得以清解的治法。适用于筋伤血瘀化热，或创伤感染等证，均宜用清热法，常用的治法有清热解毒法、清营凉血法、清热除湿法等。

1. 清热解毒法

凡伤后血瘀化热，热毒蕴结于筋骨，发热口渴引饮，舌红苔黄，脉数。局部红肿热痛，或创伤早期，均宜用清热解毒法。常用方剂：五味消毒饮、黄连解毒汤、仙方活命饮、普济消毒饮等。

2. 清营凉血法

凡伤口热邪蕴结，壅聚成毒，毒邪内陷营血者，宜用清营凉血法，方用清营汤加减；若内伤血热，症见吐衄发斑，舌红绛，苔黄，脉弦紧数者，宜用清营凉血止血，方用犀角地黄汤合十灰散；热入血分，症见吐衄发斑，舌绛，脉数者，宜用清热解毒，凉血止血，方用黄连解毒汤合犀角地黄汤；若兼高热，气血两燔者，用犀角地黄汤合白虎汤加减。

3. 清热除湿法

本法适用于湿热之邪倾袭筋肉、关节。症见局部红、热、肿痛，肢体重着，功能障碍者。常用方剂：二妙汤，加味二妙散等。

（三）通络法

根据《素问·至真要大论》的“客者除之”“劳者温之”的治则，运用祛风除湿，温经散寒，活血通络的方药，以治疗关节筋肉疼痛的治法。适用于筋伤后，气血运行不畅；或因阳气不足，腠理空虚，风寒湿邪乘虚倾袭经络；或损伤日久，气血凝滞，风寒湿邪留滞筋肉，以致发生筋肉关节疼痛。重者筋络挛缩，关节屈伸不利，甚至强直。运用通络法，必先辨明陈瘀之有无，寒热之差异，风湿之偏胜而辨证用药，常用的治法有祛风通络法、温经通络法、除湿通络法、活血通络法等。

1. 祛风通络法

适用于伤后体虚，阳气不足，腠理空虚，卫阳不固，外邪侵入筋肉、关节。症见全身多关节疼痛，游走不定，关节屈伸不利；或兼有寒热表证，舌苔薄白，脉浮等。治宜祛风通络，佐以散寒除湿之法。常用方剂：防风根汤、蠲痹汤。

2. 温经通络法

适用于筋伤后风寒之邪侵袭肌肤、关节，以致寒邪凝滞经络。症见腰胯冷痛，四肢拘急，得温痛减，遇寒痛甚，舌淡苔白，脉沉迟。故使用温性或热性药物驱除寒邪，并佐以祛风除湿药物，使血活筋舒，经络通畅，关节滑利。治宜温经通络，佐以祛风除湿法。常用方剂：当归四逆汤、麻桂温经汤、乌头汤等。

3. 除湿通络法

适用于伤后风湿之邪侵入肌肉关节经络筋骨，而致筋骨酸、痹、麻、肿胀。症见肌肉关节疼痛，痛处固定不移，肢体有沉重感；或手足麻木，遇阴雨天加重，舌苔腻，脉濡缓。治宜除湿通络，佐以祛风法。常用方剂：羌活胜湿汤、薏苡仁汤等。

4. 活血通络法

适用于有陈伤瘀血，筋膜粘连；或兼有风湿者。症见筋络挛缩，关节屈伸不利，甚至强直者。可用活血药与理气药再佐以祛风通络药，以达到宣通气血，消除凝滞，舒筋活络的作用，故治宜活血通络法。常用方剂：大红丸、舒筋活血汤、舒筋汤等。

（四）补益法

根据《素问·三部九候论》的“虚者补之”、《素问·至真要大论》的“损者温之”的治则，运用补虚扶正的方药，用以补益人体阴阳气血、脏腑筋骨的衰弱，以治疗运动伤病疾患的各种虚证。常用的治法有补气法、补血法、补阴法和补阳法。

1. 补气法

适用于伤后久病多虚者。症见肢体倦怠乏力，少气懒言，苔白，脉虚弱。因“血为气之母”，故在气虚时又常加补血药。常用方剂：四君子汤、生脉散、参苓白术散、补中益气汤。

2. 补血法

适用于伤后体内血液不足所引起的病证。多因损伤失血过多（如骨盆骨折后）或血液生化不足所致。又因血主濡养，筋的柔顺，关节的灵活，全赖血的濡养，故血虚是引起慢性劳损的主要原因。症见面色苍白，唇舌爪甲色淡无华，头目眩晕，心悸怔忡，气微而短，疲倦乏力；或肢体疲软，手足发麻，脉细等。或因久病易延及气，出现气血俱虚等症，常需气血双补。常用方剂：四物汤、当归补血汤、归脾汤、八珍汤等。

3. 补阴法

适用于阴虚的病证，主要以肝肾阴虚为主。症见头晕耳鸣，潮热颧红，五心烦热，盗汗失眠，口燥咽干，舌红少苔，脉细数。

常用方剂：六味地黄丸、左归丸、大补阴丸、炙甘草汤等。

4. 补阳法

适用于阳气虚的病证，主要以肾阳虚为主。症见面色苍白，形寒肢冷，腰膝疼痛，下肢软弱无力，小便不利，或小便频数，尿后余沥，少腹拘急，舌淡苔白，脉沉细等。常用方剂：肾气丸，右归丸等。

二、外用药物

外治用药之法在伤科的运用在我国源远流长，历史悠久。其始于《黄帝内经》，完善于《外治医说》之书，历代医家均有阐述。《黄帝内经》中有“用桂心渍酒以熨寒痹，用白酒和桂以涂风中血脉”的记载。东汉《伤寒论》亦有“火熏令其汗，冷水噀之，赤豆纳鼻”的治法。西晋《崔化方》已有乌膏之名，唐·蔺道人《仙授理伤续断秘方》则有“用仙正散于损处断处”和“凡拔伸捺正，要软物如绢片之类奠之”等描述。《医宗金鉴》也记载了很多外治手法和外用之药。清·吴师机强调“外治必如内治者，先求其本，本者何？ 明阴阳，识脏腑也”。清代吴师机《理瀹骈文》说：“外治之理，即内治之理；外治之药，即内治之药，所异者法耳。”临床外用药物大致可分为敷贴药、搽擦药、熏洗湿敷药与热熨药。

（一）敷贴药

外用药应用最多的剂型是药膏、膏药和药散三种。使用时将药物制剂直接敷贴在损伤局部，使药力发挥作用，可收到较好疗效。正如吴师机论其功用：一是拔，二是截，凡病所结聚之处，拔之则病自出，无深入内陷之患；病所经由之处，截之则邪自断，无妄行传变之虞。

1. 药膏

又称敷药或软膏，将药碾成细末，然后选加饴糖、蜜、油、水、鲜草药汁、酒、醋或医用凡士林等，调匀如厚糊状，涂敷伤处。如消瘀止痛药膏、定痛膏、双柏膏、接骨续筋药膏、金黄膏、四黄膏、生肌玉红膏等。

2. 膏药

古称薄贴，是中医学外用药物中的一种特有剂型。《肘后备急方》中就有膏药制法的记载，后世广泛地应用于各科的治疗上，骨伤科临床应用更为普遍。

膏药是将药物碾成细末配以香油、黄丹或蜂蜡等基质炼制而成，然后摊在皮纸或布上备用。临床应用时将膏药烘热烊化后贴患处，如狗皮膏、万灵膏等。

3. 药散

又称药粉、掺药。将药物碾成极细的粉末，收贮瓶内备用。使用时可将药散直接撒于伤口处，或置于膏药上，将膏药烘热后贴患处。如云南白药、丁桂散、桂麝散等。

（二）搽擦药

搽擦药始见于《素问·血气形志篇》："经络不通，病生于不仁，治之以按摩醪药。"醪药是配合按摩而涂搽的药酒。搽擦药可直接涂搽于伤处，或在施行理筋手法时配合推擦等手法使用，或在热敷熏洗后进行自我按摩时涂搽。

1. 酊剂

又称外用药酒或外用药水，用药与白酒、醋浸制而成。近年来还有用乙醇溶液浸泡加工炼制的酒剂。具有活血止痛、舒筋活络、追风祛寒的作用，如伤筋药水、正骨水等。

2. 油膏与油剂

用香油把药物熬煎去渣后制成油剂，或加黄蜡或白蜡收膏炼制而成油膏，具有温经通络、消散瘀血的作用。适用于关节筋络寒湿冷痛等证，也可配合手法及练功前后作局部搽擦。如跌打万花油、活络油膏、伤油膏等。

（三）熏洗湿敷药

1. 热敷熏洗

古称“淋拓”“淋渫”“淋洗”或“淋浴”，是将药物置于锅或盆中加水煮沸后熏洗患处的一种方法。先用热气熏蒸患处，待水温稍减后用药水浸洗患处。冬季气温低，可在患处加盖棉垫，以保持热度持久。1 日 2 次，1 次 15~30 分钟，1 帖药可熏洗数次。药水因蒸发而减少时，可酌加适量水再煮沸熏洗。具有舒松关节筋络、疏导腠理、流通气血、活血止痛的作用。适用于关节强直拘挛、酸痛麻木或损伤兼夹风湿者。多用于四肢关节、腰背部的伤患，如散瘀和伤汤、海桐皮汤、八仙逍遥汤、上肢损伤洗方、下肢损伤洗方等。

2. 湿敷洗涤

古称“溻渍”“洗伤”，在《外科精义》中有“其在四肢者溻渍之，其在腰腹背者淋射之，其在下部者浴渍之”的记载。多用于创伤，使用方法是“以净帛或新棉蘸药水”，“渍其患处”。现临床上把药制成水溶液，供创伤伤口湿敷洗涤用。如金银花煎水、野菊花煎水、2%~20% 黄柏溶液，以及蒲公英等鲜药煎汁等。

（四）热熨药

热熨法是一种热疗方法。《普济方 · 折伤门》有“凡伤折者，有轻重浅深久新之异，治法亦有服食淋熨贴烙之殊”的记载。本法选用温经祛寒、行气活血止痛药物，加热后用布包裹，热熨患处，借助其热力作用于局部，适用于不宜外洗的腰脊躯体之新伤、陈伤。主要的剂型有下列几种。

1. 坎离砂

又称风寒砂，用铁砂加热后与醋水煎成药汁搅拌后制成，临用时加醋少许拌匀置布袋中，数分钟内会自然发热，热熨患处，适用于陈伤兼有风湿证者。

2. 熨药

俗称“腾药”，将药置于布袋中，扎好袋口放在蒸锅中蒸气加热后熨患处，适用于各种风寒湿肿痛者，具有舒筋活络、消瘀退肿的作用。如正骨熨药等。

3. 其他

如用粗盐、黄沙、米糠、麸皮、吴茱萸等炒热后装入布袋中热熨患处。民间还采用葱姜豉盐炒热，布包罨脐上治风寒。这些方法简便有效，适用于各种风寒湿型筋骨痹痛、腹胀痛及尿潴留等证。

第六节　针灸拔罐

一、针刺疗法

针刺疗法早在《内经》中就有记载，在运动伤病的康复中具有广泛的应用，根据不同损伤的特点选用不同的穴位和针刺手法从而调节身体机能，其中针刺手法是产生补泻作用对的主要手段，补法是指能鼓舞人体正气，使低下功能恢复旺盛的方法。泻法是指能疏泻病邪，使亢进的功能恢复正常的方法。采用适当的手法激发经气以补益正气，疏泻病邪而调节人体脏腑经络功能，促使阴阳平衡而恢复健康。

（一）常用针刺手法

1. 捻转补泻：针下得气后，捻转角度小，用力轻，频率慢，操作时间短者为补法，反之为泻法。也有以左转时角度大，用力重为补法；右转时角度大，用力重者为泻法。

2. 提插补泻：针下得气后，先浅后深，重插轻提，幅度小，频率慢，操作时间短者为补法，反之为泻法。

3. 疾徐补泻：进针时徐徐刺入，少捻转，疾速出针为补法，反之为泻法。

4. 迎随补泻： 进针时针尖随着经脉循行去的方向刺入为补法，针尖迎着经脉循行来的方向刺入为泻法。

5. 开阖补泻： 出针后迅速揉按针孔为补法，出针时摇大针孔而不立即揉按为泻法。

6. 呼吸补泻： 患者呼气时进针，吸气时出针为补法。反之为泻法。

7. 平补平泻： 进针得气后，均匀地提插，捻转后即可出针。

（二）刺血疗法

刺血疗法是中医最古老的传统疗法之一，早在西汉时期的《黄帝内经》中就有详尽的论述，历代医家广泛用于多种疾病的治疗。针刺放血可以疏通经络中壅滞的气血，“宛陈则除之”，使局部伤处气血通畅，则肿痛自可消除，根据临床观察，无论新伤、旧伤，针刺放血治疗均能取得很好的疗效，且针刺放血疗法选穴灵活、取穴少、痛苦小、见效快、疗效好、操作简便，只要严格遵守无菌操作，掌握好适应证、禁忌证，安全且无不良反应，应用不受环境条件限制，成本低廉，易于掌握，真正体现中医简、便、廉、验的特色优势，值得在基层卫生工作中推广。

取穴：

颈肩部、上肢	太阳、肩髃、曲泽、尺泽、阿是穴
胸背部	曲泽、阳陵泉、阳交
腰臀部	腰阳关、腰俞、委中、委阳
下肢	委中、委阳、阿是穴

方法：根据不同的伤情，辨证选取穴位或穴位附近瘀阻明显的血络（静脉血管），用碘酒、酒精棉球常规消毒后，持三棱针或一次性 12 号注射针头刺破血管，使血液流出，待出血自行停止后可加拔火罐。

（三）针刺的注意事项

1. 患者在过于疲劳、饥饿或过度紧张时不宜治疗，平素身体虚弱或严重气血亏虚的患者针刺手法不宜过强，尽量选择平卧位。

2. 妊娠的妇女不宜针刺小腹和腰骶部的腧穴，三阴交、合谷、昆仑等通经活血的腧穴也禁刺。

3. 胸胁和腰背的腧穴不宜直刺和深刺。

4. 有凝血功能障碍者不宜针刺。

5. 皮肤有感染、溃疡或肿瘤的部位不宜针刺。

二、拔罐疗法

拔罐疗法俗称“拔火罐”，是利用火的燃烧造成罐内负压，使其吸附在身体的一定部位或穴位上来治疗疾患的一种传统疗法。它简便易行，对陈旧性损伤、慢性劳损和风湿痹痛都有较好的疗效。拔罐治疗具有通经活络、行气活血、消肿止痛、祛风散寒等作用。对于运动伤病后所出现的局部软组织的气血瘀滞，局部软组织经久受压导致经脉受阻，气血运行不畅等，具有通经活络、行气活血、消肿止痛、祛风散寒等作用。且拔罐治疗对于改善和恢复损伤局部的微循环、疏通经络有着一定的治疗效果。

（一）操作要点

1. **火罐选择**　面积大、肌肉厚的地方，宜用大罐或中罐；面积小、肌肉薄的部位，宜用小罐。

2. **点火方法**　一般用“闪火法”。用镊子夹着点燃的酒精棉球伸入罐内旋转燃烧片刻，迅速抽出，立即将罐子扣在皮肤上。

3. **留罐时间**　依罐的大小及吸力强弱而定。大的、吸力强的，可拔 3~5 分钟；小的、吸力弱的可拔 10~20 分钟。气候炎热时，留罐时间应缩短，寒冷时可稍延长。一般隔日拔一次，5~7 次为一疗程。

4. **起罐方法**　起罐时，一手按压罐口边皮肤，另手将罐搬斜，使空气进入罐内，罐就自然脱落。不可强力硬拔，以免损伤皮肤。

（二）注意事项

1. 平素体虚、皮肤过敏、浮肿、出血性疾病的病人以及皮肤损伤的部位，均不宜拔罐。

2. 拔罐时，病员应取舒适体位，不要移动，以免火罐脱落，并要注意保暖，避免风吹、着凉。

3. 不要烧烫罐口，以免发生烫伤。

4. 罐子拔上后，如患者感觉局部紧而疼，或烧灼痛，应把罐子起下，检查是否烫伤或皮肤过敏。如系烫伤，应另换部位；如系过敏反应，就不必再拔。

5. 拔罐过程中，如病员出现头晕、恶心、面色苍白，应立即起罐，并按晕针处理。

6. 起罐后，皮肤出现发红、青紫，属正常反应。如出现水泡，可用消毒针刺破，涂以甲紫溶液。

第七节　练功疗法

练功疗法又称功能锻炼，古代称为“导引术”，是运动伤病治疗过程中不可缺少的组成部分，也是肢体损伤经过治疗后，在康复过程中进行的自我功能锻炼的一种方法，与手法、药物、固定治疗一样占有同等重要的地位。练功疗法有利于调动患者治疗的积极性，是加速损伤愈合，缩短疗程，防止粘连，帮助肢体恢复正常功能活动的一项重要措施。

一、练功疗法的作用

（一）全身作用

肢体局部的损伤能影响全身脏腑气血的正常功能，而脏腑气血的盛衰又对损伤局部的修复有着重要的影响。全身气血充盈，经脉通畅，有利于损伤肢体的康复。练功疗法可以对机体组织器官起到调节和强壮的作用，可使气血流畅，益气养精，筋骨强壮，增强人的体质，从而加速损伤的愈合。

（二）局部作用

1. **活血化瘀、消肿止痛** 伤后瘀血停滞，经脉受阻不通，而产生肿胀疼痛，练功疗法可以推动局部气血的流通，促进局部血液循环，从而起到活血化瘀，消肿止痛的作用。

2. **濡养关节经络** 急性损伤后期或慢性损伤，局部气血不充，筋骨失养，而致关节不利，肢体酸痛麻木，练功疗法可以通畅气血，濡养肌肉、筋脉，滑利关节。

3. **防止肌肉萎缩** 损伤后肢体活动受限，后期多数患者都有不同程度的肌肉萎缩，练功疗法可以通过自主的活动加强肌肉的收缩能力，从而治疗和防止肌肉萎缩。

4. **避免关节粘连和骨质疏松** 关节粘连和骨质疏松的原因是多方面的，但其中最主要的原因之一，就是患肢长期的固定和缺乏活动锻炼所造成的。练功疗法可畅通气血，舒筋活络，避免关节粘连，同时有利于增加骨骼系统的血液循环，增加骨关节应力刺激，防治骨质疏松。

二、练功疗法的注意事项

1. **选择适应的功法** 应根据患者的年龄、体质以及疾病的不同，选择相应的练功方法，根据疾病的不同阶段控制适当的运动量，才能取得满意疗效。

2. **注意动作的准确** 正确的动作和标准的姿势是练功疗法强身健体的保证，不正确的动作姿势不但起不到防病祛病的目的，而且有可能加重原有的损伤和疾病。

3. **掌握循序渐进的原则** 运动量由小到大，动作由简单到复杂，时间由短到长，循序渐进，切不可急于求成，尤其是某些难度较大的动作，则更宜反复练习，下足功夫，日积月累。

4. **避风寒、保温暖**　练功要根据“天人相应”的整体观，随四季天气的变化加减衣物，避开风大的地方，不要站在狭小的胡同口或四面穿风的路口上，以防风寒侵袭。

5. **持之以恒，坚持不懈**。

三、常见练功的方式

我国传统的医疗体育手段的共同特点是，要求做到意、气、身相结合，即意识、呼吸锻炼与身体动作、按摩相结合。还要求动静结合，形意相随，意气相依。由于锻炼的着重点不同，后人将着重意识，呼吸锻炼的方法称为气功，或划归气功中的“静功”，以肢体运动为主的方法如太极拳、八段锦等则划归气功中的“动功”。

（一）气功疗法

气功主要是通过练“气”而达到健身治病的一种功夫。在20世纪50~70年代，我国气功以练内气为主。进入80年代发展为练外气。目前气功练习方法很多，在体疗中使用较早的是放松功、内养功和强壮功三种。各种气功都要求在特定的姿势下（调身），进行一定形式的呼吸（调息），同时要求思想和全身肌肉放松，排除一切杂念，将注意力集中在身体的某一部位（如丹田），称为“意守”（调心）。

1. 放松功

放松功以诱导肌肉和精神放松为主。适用于一般身体虚弱的慢性病、手术后、痉挛性麻痹等。也可作为内养功的准备阶段。

练功时采用自然仰卧，排除各种杂念，双眼轻闭，自然呼吸。吸气时默念“松”，并主动地使全身放松。每次练功20~30分钟。一周后使呼吸逐渐柔和细长，呼气时默念“松”，吸气时默念“静”。每次练功时间可适当延长（又称调息功）。

2. 内养功

内养功以调心与调息为主。适用于胃及十二指肠溃疡、胃下垂、肝炎、顽固性便秘、慢性消化不良、肺气肿、高血压病、神经衰弱等。

内养功除采用仰卧式外，还可采用侧卧式，或坐式。姿势摆好后，开始用鼻呼吸。吸气时舌顶上腭，稍停，将舌放下，将气缓缓呼出。呼吸要求自然，慢、细、匀、长而不要憋。呼吸时加默念字句，如“自己静”。念“自”字时 吸气,“己”字时停顿一会儿，念“静”字时呼气，同时可意守丹田，或意守身体其他部位。

3. 强壮功

强壮功以调心与调身为主。适用于神经衰弱、原发性高血压、冠心病、一般身体衰弱、便秘等。强壮功做法与内养功类同，除采用上述三种姿势外，还可采用盘膝坐及站式。年老体弱者及肺结核患者可用静呼吸法，用鼻自然呼吸，要求均匀细缓。神经衰弱、便秘等患者可用深呼吸法，呼吸深长，逐渐做到静细、深长、均匀。

（二）太极拳

太极拳是我国流传较广的传统健身手段，在治疗上有其特点。

1. 动作柔和、稳定、圆活、缓慢进行，适用于体弱和慢性病患者练习。

2. 动作复杂、前后连贯，有助于训练协调性和平衡性。

3. 太极拳的动作涉及全身主要关节和肌群，长期练习可增进关节活动性，增强韧带的机能。

4. 练太极拳时，用意不用力，所有动作都以意识和想象作引导。练习时全神贯注，使大脑皮层兴奋和抑制过程能够很好集中。

5. 练太极拳时，呼吸要调整得深沉稳定，匀细柔长，呼吸和动作配合一致。用腹式呼吸能活跃腹腔血液循环，促进胃肠蠕动，改善消化功能。

6. 太极拳运动量可大可小，老幼强弱皆可练习。对某些疾病的患者，还可以根据病情特点和治疗要求，选用其中某些动作或突出某些要领。

太极拳对治疗高血压病、动脉硬化、溃疡病、神经衰弱、慢性腰腿痛、肺结核等病症都有较好疗效。

（三）五禽戏

华佗在《庄子》“二禽戏”（“熊经鸟伸”）的基础上创编了“五禽戏”。其名称及功效据《后汉书·方术列传·华佗传》记载：“吾有一术，名五禽之戏：一曰虎，二曰鹿，三曰熊，四曰猿，五曰鸟。亦以除疾，兼利蹄足，以当导引。体有不快，起作一禽之戏，恰而汗出，因以着粉，身体轻便而欲食。普施行之，年九十余，耳目聪明，齿牙完坚。”

1 虎戏

自然站立，然后俯身，双手着地，用力向前跳跃同时吸气，落地后稍停，身体后缩并呼气，重复三次（此动作活动幅度较大，可量力而行）。跳跃三次之后，双手先左后右向前移动，同时双脚向后移动，头尽量抬起（吸气），稍停片刻可将头放低向前视（吐气）。（图 4–17）

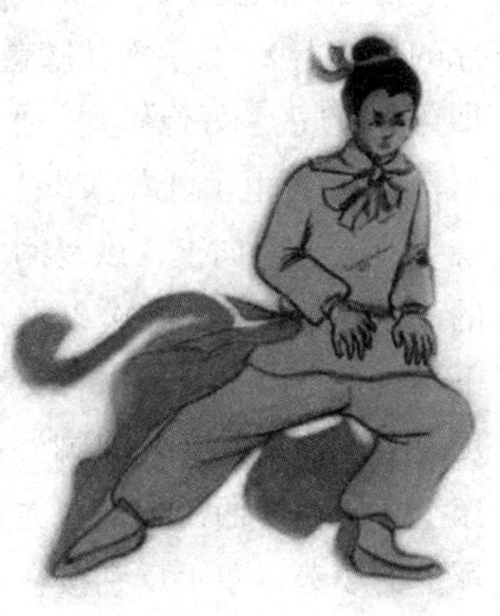

图 4–17　虎戏

最后，先迈左手和脚，后迈右手和脚，向前爬行七步，然后后退七步。

注意，在俯身爬行时，后腿膝盖不要过于弯曲，动作也不要过快。

2 鹿戏

如虎戏中一样四肢着地，头先向左转，尽量向左后看（吸气），停留片刻，恢复原位（呼气），同样的方法头向右转，重复左转三次，右转两次。先抬起左腿，然后左脚尽量的向后伸（吸气），停留片刻，恢复原位（呼气），同样的方法抬右腿，重复左腿伸展三次，右腿伸展两次。（图 4-18）

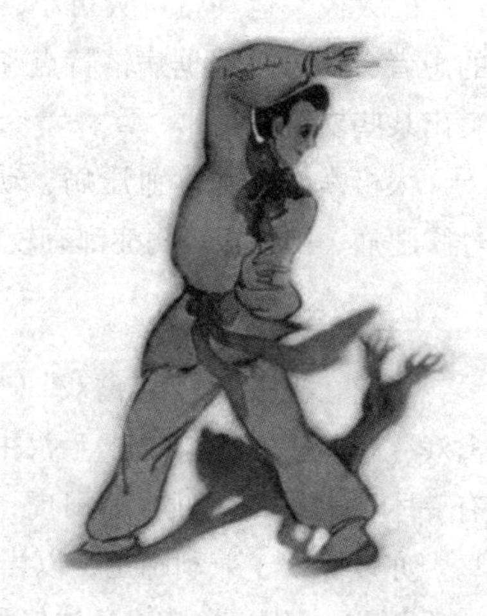

图 4-18　鹿戏

3 熊戏

仰卧，双腿膝盖弯曲拱起，同时双脚离开床（最好不要在冰凉的地面上），双手抱住膝盖，头用力向上，使肩膀背部离开床面即可（吸气），好像做到一半的仰卧起坐一样，略微停止，先以左肩落到床面上（吐气），然后继续头颈用力向上，恢复刚才的姿势（吸气），这次以右肩下落（吐气），如此左右交替反复各七次。起身，双脚放在床上，膝盖弯曲，就像坐在草坪上的姿势，双手反别按在左右两边，抬左手和右脚，用左手和左脚撑起身体，稍稍离开床面即可，然后换为抬起右手和左脚，反复片刻即可。这里的动作不宜过快，以免手腕受伤。（图 4-19）

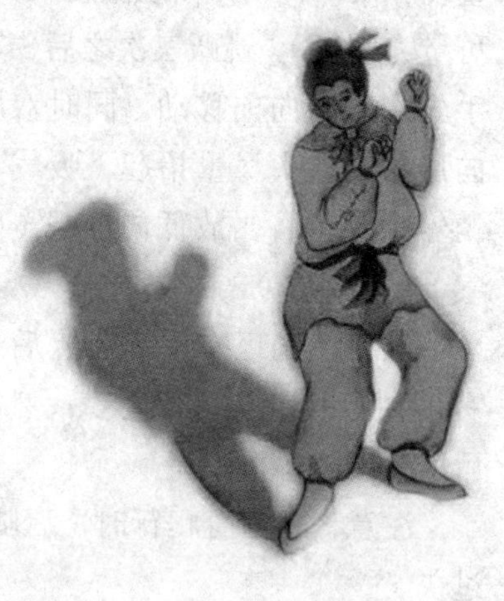

图 4-19　熊戏

4 猿戏

可以找一个结实的门框或单杆，双手抓握门框或单杆，使身体悬空，做引体上向（向上吸气，向下呼气），重复七次。先用左脚背勾住较为结实的横杆（门框有点危险），双手放开，头和身体随之向下，成倒悬姿势，稍停，身体向上，双手抓住横杆，换位右脚，反复左右交替各七次。这些动作都需要较大的力量，危险度也比较高，应该量力而行。（图 4–20）

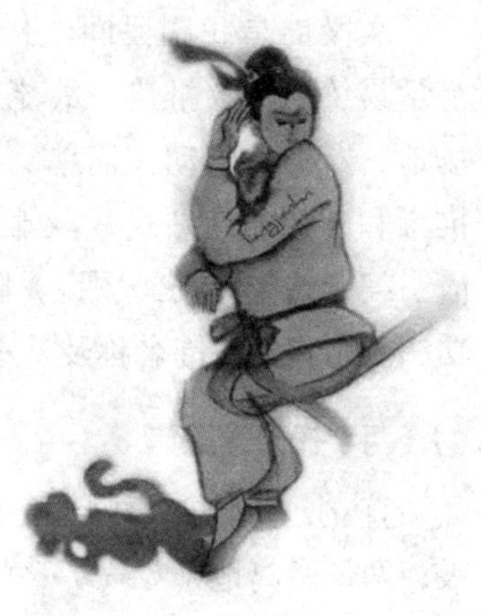

图 4–20　猿戏

5 鸟戏

自然站立，吸气同时抬起左腿，双手向上抬起至水平，像十字架的形状，尽量扬起眉毛，鼓足气力，好像自己要飞翔一样。呼气同时左脚回落地面，双手同样回落。同样的方法，左右交替，各重复七次。坐下，弯曲右腿，双手抱住膝盖，将右腿靠近胸口（吸气），稍停恢复原位（吐气），同样的方法，左右各七次。双臂像小鸟展翅一样上下挥动七次，手臂要保持在身体的侧面上。鸟戏较为轻松，可用来做最后的放松运动。（图 4–21）

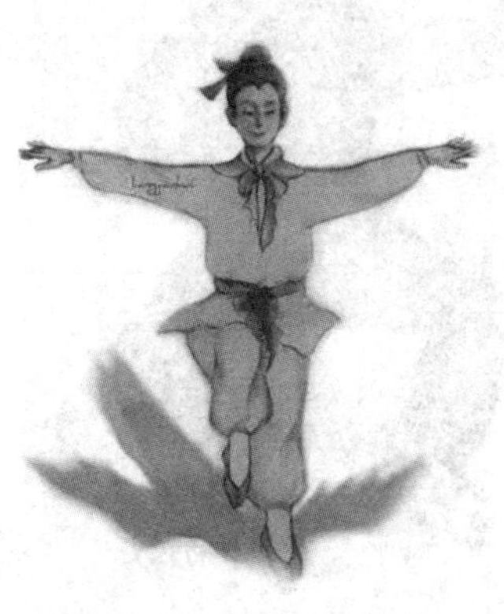

图 4–21　鸟戏

练习时可针对某种疾病选用其中的某些动作。例如发展腰、髋关节活动可练习虎戏；发展灵敏可练猿戏；发展平衡能力选用鸟戏；训练步行能力练习鹿戏；增强肌力则练熊戏。

五禽戏流传至今已衍化成很多派别，可酌情选用。

（四）八段锦

八段锦是我国民间流传的一套健身防病导引法，因动作少，易学易练，容易推广，故流传至今。尤其站式八段锦的锻炼不需场地、器械，且动作简单，收效良好，故历来深受各阶层人士的推崇和喜爱。在站式八段锦中，目前最为流行的是清代咸丰年间潘霨编撰的《易筋经图说》附录中所载的无名氏编订的《八段锦》功法。站式八段锦名称及基本动作如下。

1 两手托天理三焦

直立，两臂自两侧上举至头顶，两手手指相叉，翻掌掌心托天，两足跟离地（吸气），复原（呼气）。（图 4–22）

2 左右开弓似射雕

直立，左足横出一步，呈骑马蹲裆式，双手在胸前交叉后，右手手指呈剑指向右推出，头随之右转，目视右手示指，左手握拳平胸，呈拉弓状（吸气），复原（呼气）；再向左作同样动作。（图 4–23）

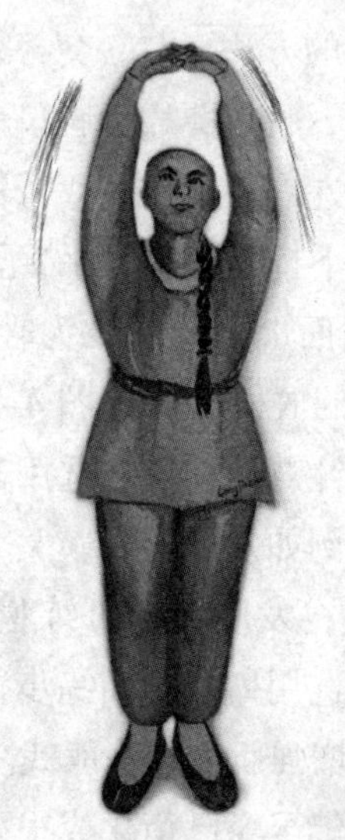

图 4–22　两手托天理三焦

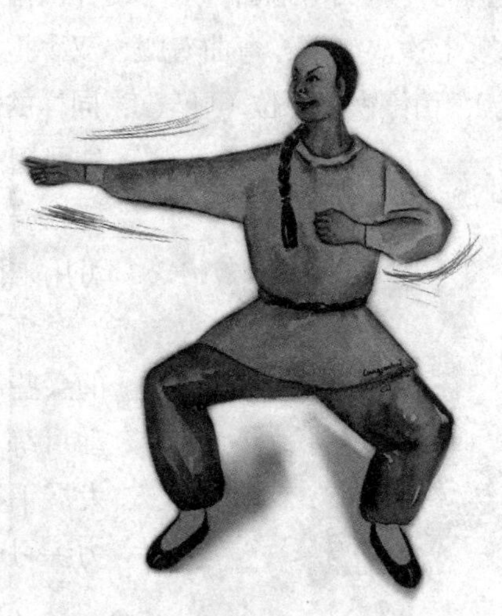

图 4–23　左右开弓似射雕

3 调整脾胃须单举

直立，右手翻掌上举，五指并紧，掌心向上，指尖向左，同时左手下按，掌心向下，指尖向前（吸气），复原（呼气）；左右同之。（图 4–24）

4 五劳七伤往后瞧

直立，头慢慢右转，眼望后方（吸气），复原（呼气）；左右同之。（图 4–25）

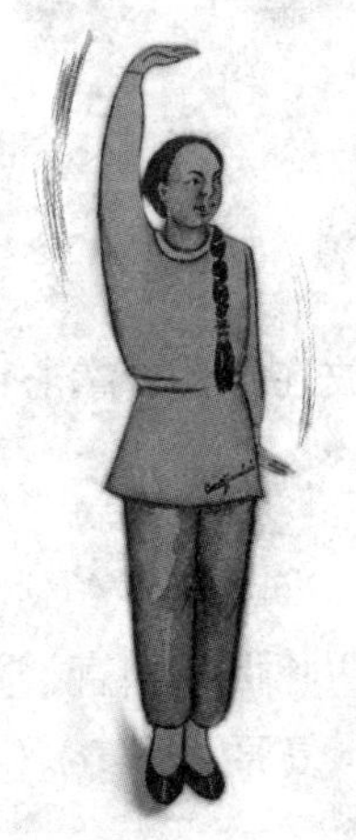

图 4–24　调整脾胃须单举

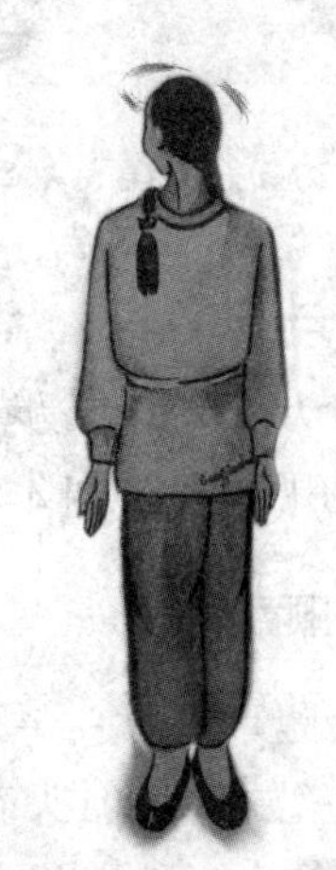

图 4–25　五劳七伤往后瞧

5 摇头摆尾去心火

两足分开约三脚掌长之宽度，屈膝成骑弓势，两手扶大腿，虎口向身躯，头及上肢前俯，随即向左作弧形摆动（吸气），复原（呼气）；左右同之。（图 4–26）

6 两手攀足固肾腰

直立，上肢前屈，膝盖挺直，两手攀握两足尖，头略高抬，随后恢复直立，再两手背抵住后腰，上体后仰，复原（本节采用自然呼吸）。（图 4–27）

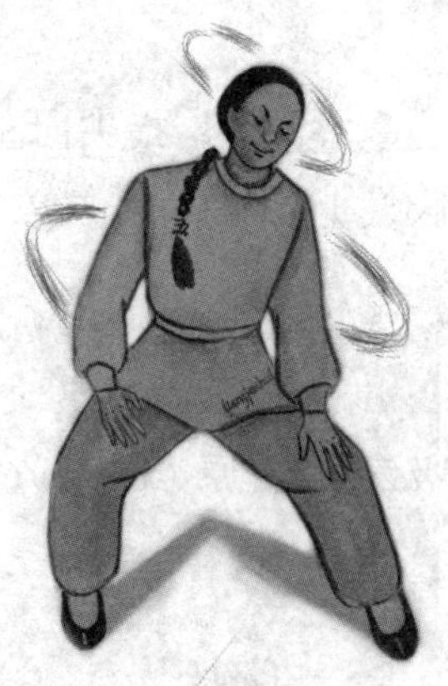

图 4-26　摇头摆尾去心火

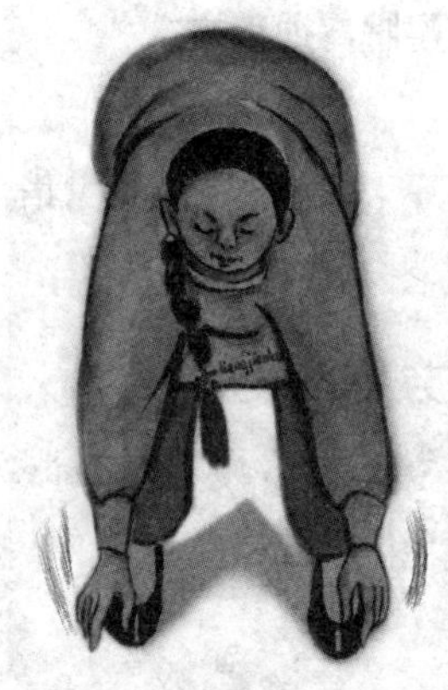

图 4-27　两手攀足固肾腰

7 攒拳怒目增气力

两足分开，蹲成马步，双手握拳，放在腰侧，拳心向上（呼气），复原（吸气）。（图 4-28）

8 背后七颠百病消

直立，两臂下垂，掌心紧贴大腿，两膝保持伸直，两足跟提起，离地 1~2 寸，同时头向上顶（吸气），复原（呼气）。（图 4-29）

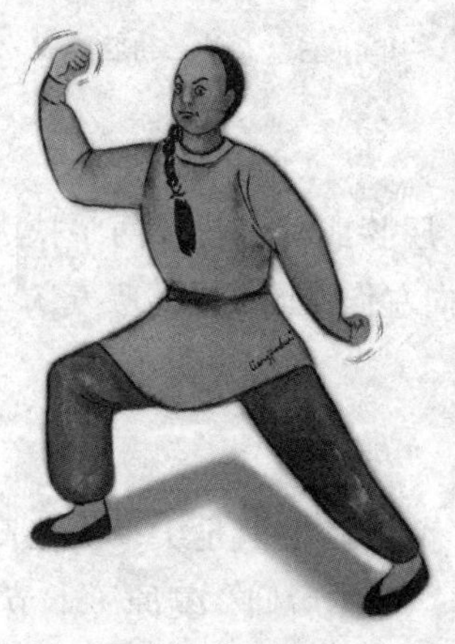

图 4-28　攒拳怒目增气力

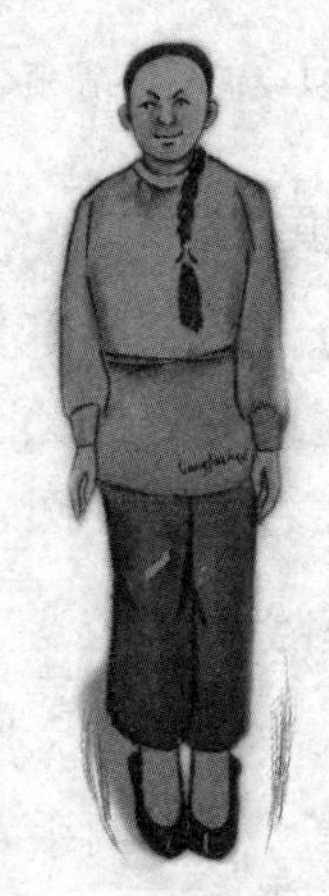

图 4-29　背后七颠百病消

练习时应做到刚柔结合，意守丹田，呼吸均匀。每段可做两个八拍，每日 1~2 次。适用于发展肌肉力量，防治不良姿势和腰背痛。

（五）练功十八法

练功十八法是在我国传统体疗手段和祖国医学推拿术的基础上，依据颈肩腰腿痛的病因病理，整理成的一套防治颈肩腰腿痛及其他疾病的锻炼方法。它由三套共十八个动作组成，即第一套防治肩颈痛；第二套防治腰背痛；第三套防治臀腿痛的练功法。每套中包括六节动作，每节可做 2~4 个八拍。

1 颈项争力式

深呼吸后，双手叉腰，分腿直立（稍宽于肩），头颈正直向左旋转至最大限度（眼视左前方），然后还原，头颈正直再向右旋转至最大限度（眼视右前方），再还原，抬头望天，前额尽量抬高，然后还原，低头看地，下地尽量触及前胸，然后还原。左右旋转及抬头低头时，挺胸收腹直立，动作和缓舒展。根据患者康复程度和耐受度左右上下各 4~5 个为一组，早晚各一次。练习中以颈部肌肉有酸胀感为度。（图 4–30）

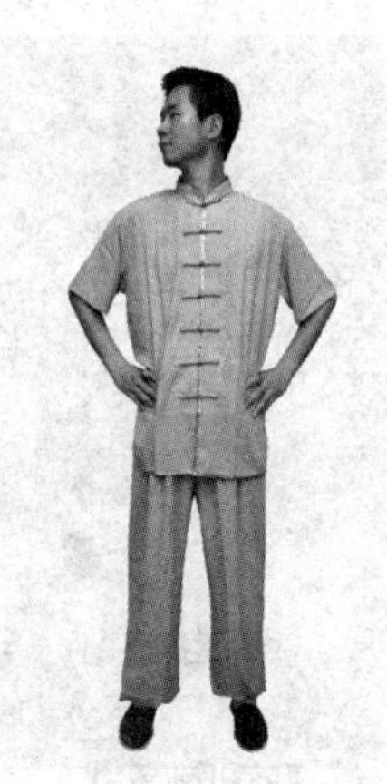

图 4–30　颈项争力式

2 左右开弓式

深呼吸后，分腿直立（稍宽于肩），两上肢外展，曲肘 90° 掌心向前，两虎口相对，双眼正视前方，手掌变空心拳，拳心向前，左右拳眼相对，头向左转，以视线能够通过左拳眼望向远处为度，然后头部还原，再转向右侧拳眼，然后还原。练习时挺胸收腹直立，动作和缓舒展。根据患者康复程度和耐受度左右 4~5 个为一组，早晚各一次。练习中以颈、肩和背部肌肉有酸胀感为度。（图 4–31）

3 双手伸展式

深呼吸后，分腿直立（稍宽于肩），两臂稍外展，充分曲肘，手握空心圈，拳稍高于肩，拳心向前，然后两拳展开，同时两上臂尽量上举至最顶点，头转向左上方，眼睛始终看向左手背，然后还原；再次上举，头转向右上方，眼睛始终看向右手背。练习时挺胸收腹直立，动作和缓舒展。根据患者康复程度和耐受度左右 4~5 个为一组，早晚各一次。练习中以颈、肩和胸背部肌肉有酸胀感为度。（图 4–32）

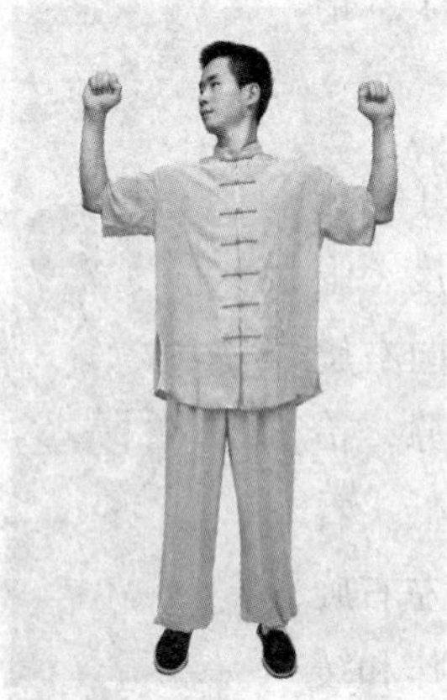

图 4–31　左右开弓式

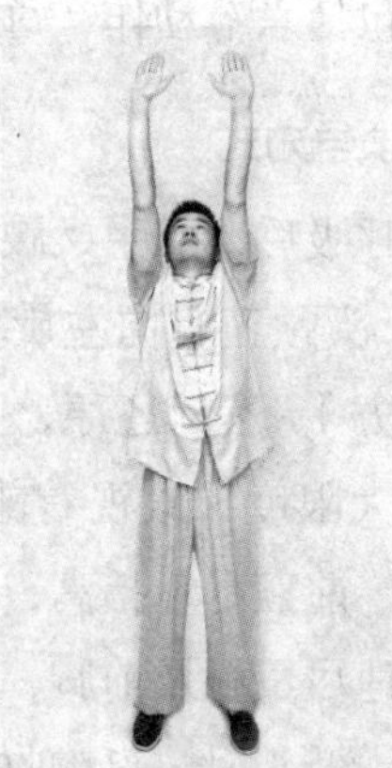

图 4–32　双手伸展式

4 开阔胸怀式

深呼吸后，分腿直立（稍宽于肩），两手交叉于腹前（左手在前），双手及臂部做前上举，眼睛始终看左手背，至最高点后两臂经体侧外展划弧下落，掌心朝上，至体侧时自然翻掌，然后左右互换重复动作，两臂上举时要挺胸收腹。练习时挺胸收腹直立，动作和缓舒展。

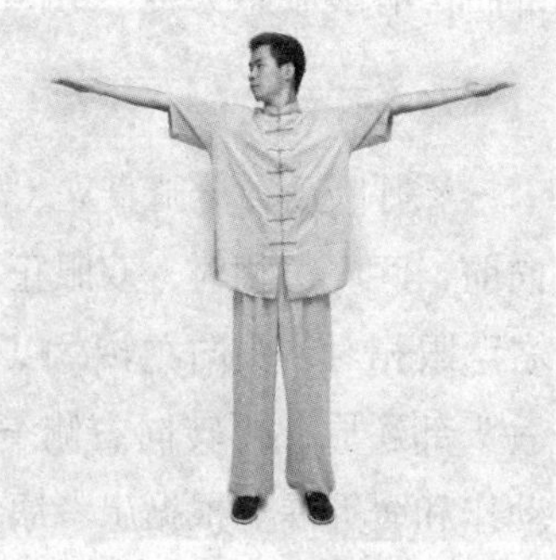

图 4–33　开阔胸怀式

根据患者康复程度和耐受度左右各4~5个为一组，早晚各一次。练习时以颈、肩及胁肋部肌肉有酸胀感为度。（图4–33）

5 展翅飞翔式

深呼吸后，分腿直立（稍宽于肩），两臂屈肘经体侧成“展翅”（手背下垂相对，充分屈肘，肩逐渐外展），抬头朝向左上方，两手于脸前翻成立掌（掌心相对）然后下落，经胸前缓慢下落还原，再重复，抬头朝向右上方，然后还原。练习时挺胸收腹直立，动作和缓舒展。根据患者康复程度和耐受度左右各4~5个为一组，早晚各一次。练习时以肩周及胁肋部肌肉有酸胀感为度。（图4–34）

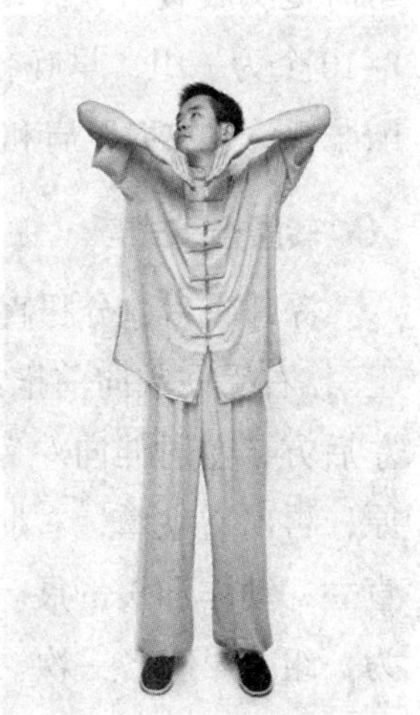

图4–34　展翅飞翔式

6 铁臂单提式

深呼吸后，分腿直立（稍宽于肩），右臂曲肘，手背紧贴左腰后部，左臂经体侧缓慢充分上举成托掌（眼睛始终看左手背），然后左右臂经体侧下落还原，然后左右交换动作重复。练习时挺胸收腹直立，动作和缓舒展。根据患者康复程度和耐受度左右各4~5个为一组，早晚各一次。练习时以手臂上举托掌时同侧颈、肩及胁肋部有酸胀感为度。（图4–35）

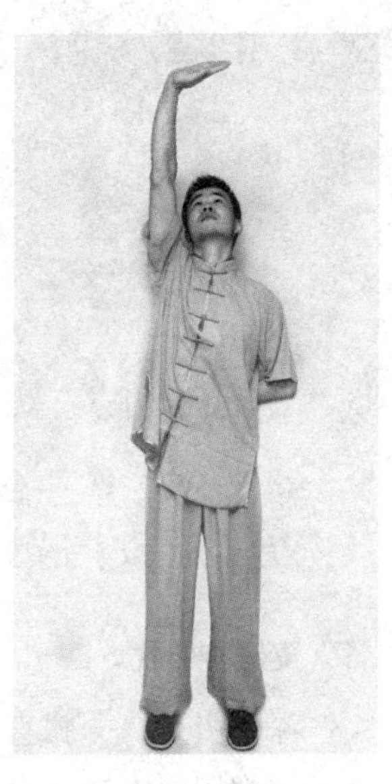

图4–35　铁臂单提式

7 双手托天式

深呼吸后，分腿直立（稍宽于肩），双手手指交叉于腹前，掌心朝上，两臂缓慢上提至脸前翻掌上托，掌心朝上，抬头挺胸，两臂带动上肢向左右各侧屈一次，然后两臂经体侧下落还原成预备姿势。练习时挺胸收腹直立，动作和缓舒展。根据患者康复程度和耐受度8~10个为一组，早晚各一次。练习后胸胁两侧及腰部肌肉有明显酸胀感，并放射至肩和上臂。（图4–36）

8 转腰推掌式

深呼吸后，分腿直立（稍宽于肩），双手握拳于腰部（拳心向上），右手立掌向前推出，掌心向前，同时上体向左转90°，眼视左后方，左肘伸向左后方，拳头顶于腰部，两臂成直线，然后还原，再出右立掌，右肘伸向右后方，然后还原。练习时挺胸收腹直立，动作和缓舒展。根据患者康复程度和耐受度左右各4~5个为一组，早晚各一次。练习时以转腰时腰部及肩背有明显酸胀感为度。（图4–37）

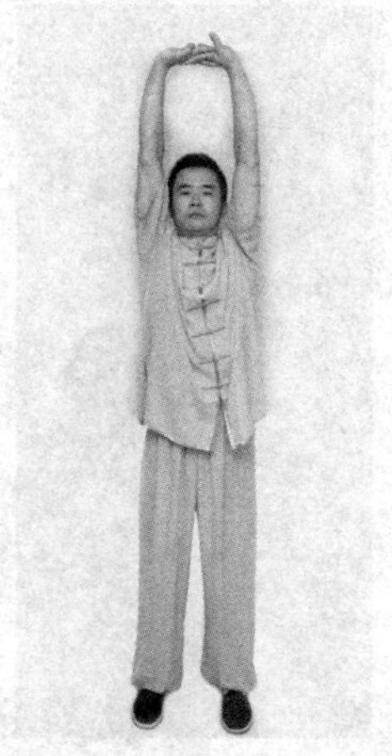

图4–36　双手托天式

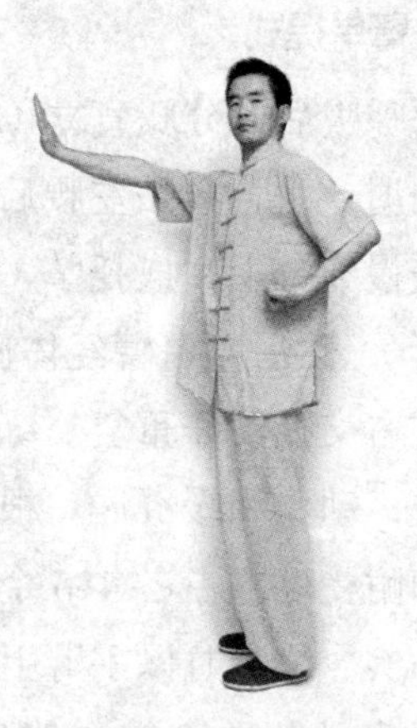

图4–37　转腰推掌式

9 叉腰旋转式

深呼吸后，分腿直立（稍宽于肩），双手叉腰，大拇指向前，两手依次用力推动骨盆顺时针绕圈一周，然后在逆时针绕远一周。

练习时两腿伸直，动作和缓舒展。根据患者康复程度和耐受度左右各 4~5 个为一组，早晚各一次。练习时以转腰时腰部有明显酸胀感为度。（图 4–38）

10 展臂弯腰式

深呼吸后，分腿直立（稍宽于肩），两手交叉于腹前（掌心向后），挺胸收腹，然后两臂前上举至最高点，眼视手背并随之抬头，腰部前挺，然后两臂外展至体侧下落至侧平举（掌心向上），然后上体弯腰前屈，两臂体前交叉触地，使两臂紧贴两耳，然后腰部伸直还原。练习时挺胸收腹直立，动作和缓舒展。根据患者康复程度和耐受度 8~10 个为一组，早晚各一次。练习后腰部肌肉有明显酸胀感，双手触地时腿后肌群有酸胀感。（图 4–39）

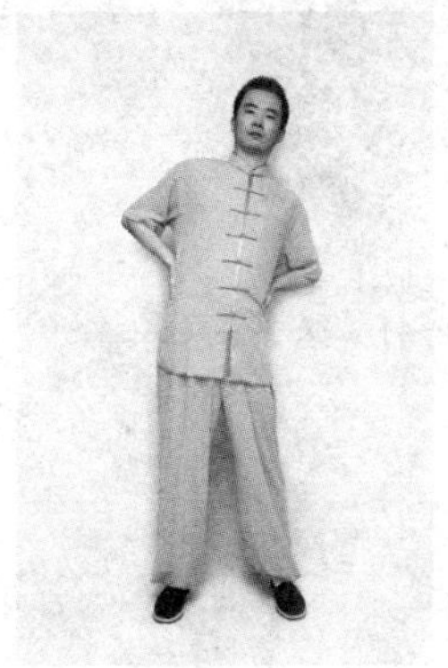

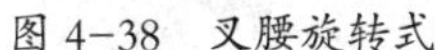

图 4–38　叉腰旋转式

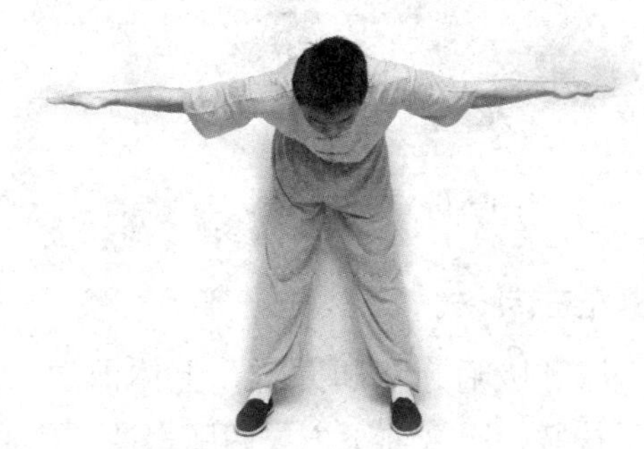

图 4–39　展臂弯腰式

11 弓步插掌式

深呼吸后，直立分腿一大步，双手握拳于腰部，上体左转成左弓步，同时右拳变掌向前上方插掌（掌心向内侧），然后还原，再右转成右弓步，右拳变掌向前上方插掌，然后还原。练习时抬头挺胸收腹，动作和缓舒展。根据患者康复程度和耐受度左右各 4~5 个为一组，早晚各一次。练习时以腰和腿有明显酸胀感为度。（图 4–40）

12 双手攀足式

深呼吸后，立正脚尖并拢，然后双手指交叉于腹前上提，经脸前翻掌上托，眼视手背，上体弯腰前屈，手掌尽量靠近脚背，然后腰部伸直还原。练习时挺胸收腹直立，动作和缓舒展。根据患者康复程度和耐受度 8~10 个为一组，早晚各一次。练习后腰部及腿后肌群有明显酸胀感。（图 4–41）

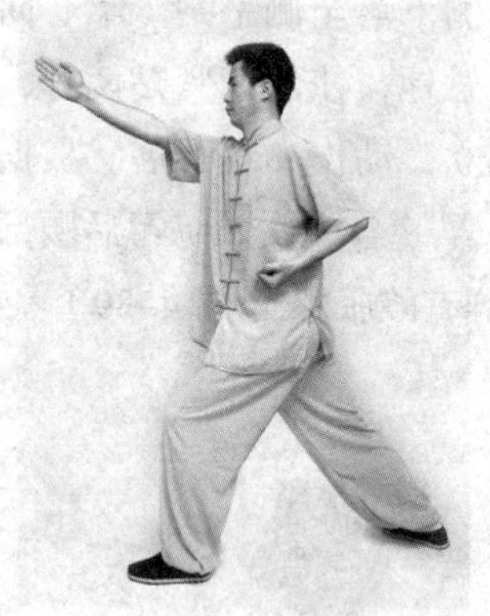

图 4–40　弓步插掌式

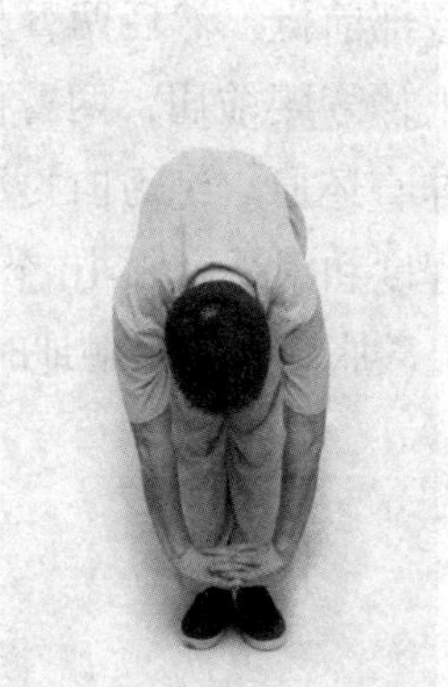

图 4–41　双手攀足式

13 左右转膝式

深呼吸后，双腿并拢，上体前屈，两手扶膝，眼视前下方，两腿弯曲，作顺时针方形环绕一周，然后双腿伸直，身体直立，再前屈扶膝，两腿弯曲后作逆时针方向环绕一周，然后还原。练习时动作和缓舒展。根据患者康复程度和耐受度左右各 4~5 个为一组，早晚各一次。练习时以膝、踝关节有酸胀感为度。（图 4–42）

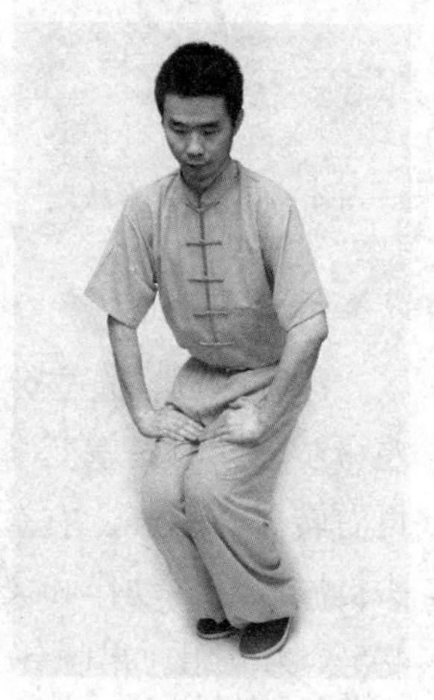

图 4–42　左右转膝式

14 仆步转体式

深呼吸后，直立分腿一大步，脚尖内扣，双手叉腰，大拇指向后，左腿成仆步，同时上体向左转 45°，然后还原，再右腿成仆步，上体向右转 45°，然后还原。练习时挺胸收腹，动作和缓舒展。根据患者康复程度和耐受度左右各 4~5 个为一组，早晚各一次。练习中仆步时伸直腿的内收肌群及屈腿的股四头肌均有酸胀感。（图 4–43）

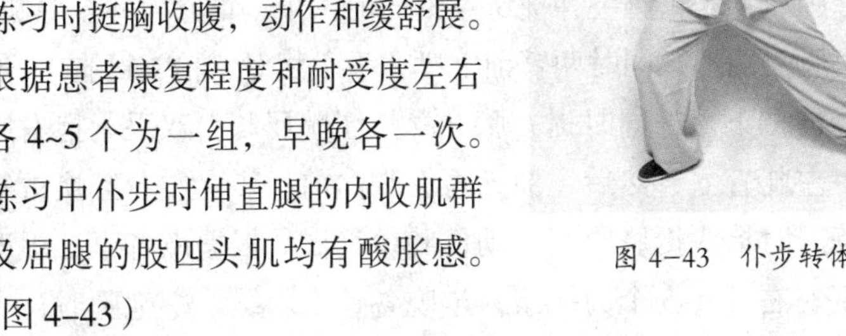

图 4–43　仆步转体式

15 俯蹲伸腿式

深呼吸后，立正脚尖并拢，上体前屈两手扶膝，然后屈膝全蹲，两掌贴向脚背，然后两腿逐渐伸直，伸直过程中尽量保持手掌贴脚背，腿伸直后还原立正。练习时挺胸收腹直立，动作和缓舒展。根据患者康复程度和耐受度 8~10 个为一组，早晚各一次。练习中全蹲时大腿的前肌群、膝关节有酸胀感，腿伸直时腿后肌群有明显的酸胀感。（图 4–44）

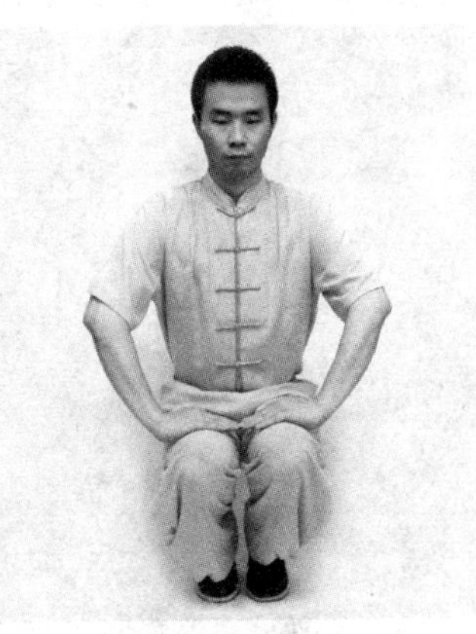

图 4–44　俯蹲伸腿式

16 扶膝托掌式

深呼吸后，分腿直立（稍宽于肩），上体前屈，右手扶左膝，上体正直，左臂前上举成托掌（虎口向体侧，眼视手背），同时屈膝，重心在两腿之间，然后上体前屈，两腿伸直，左手扶右膝，然后作右臂上举并托掌，同时屈膝。练习时动作和缓舒展。根据患者康复程度和耐受度左右各 4~5 个为一组，早晚各一次。练习中两腿股四头肌有明显酸胀，同时肩、腰也均有酸胀感。（图 4–45）

17 胸前抱膝式

深呼吸后，立正脚尖并拢，左脚向前一步，重心前移至左腿，右腿伸直脚尖踮地，同时两臂前上举（手心相对，抬头挺胸），然后两臂经体侧下落，同时提右膝并尽量屈髋屈膝，双手紧抱右膝于胸前，左腿直立，然后还原，再右脚向前一步，左右互换重复动作。练习时抬头挺胸收腹，动作和缓舒展。根据患者康复程度和耐受度左右各 4~5 个为一组，早晚各一次。练习中抱膝时，支撑腿后肌群及抱膝腿股四头肌有明显酸胀感。（图 4–46）

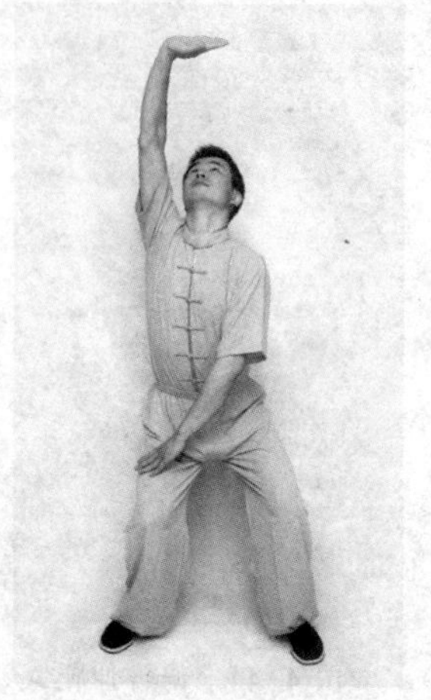

图 4–45　扶膝托掌式

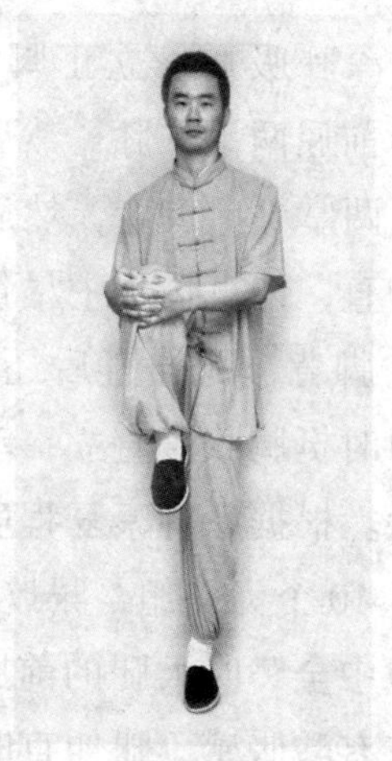

图 4–46　胸前抱膝式

18 雄关漫步式

深呼吸后，立正脚尖并拢，双手叉腰，大拇指向后，左脚向前一步，重心前移至左腿，右脚跟落地，稍屈右膝，重心后移至

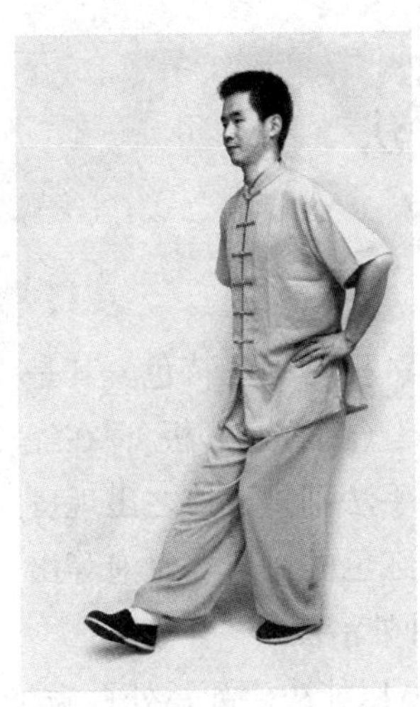
图 4-47　雄关漫步式

右腿，然后放低重心，同时左脚跟着地，然后还原立正，再右脚向前一步，左右互换重复动作。练习时抬头挺胸收腹，动作和缓舒展。根据患者康复程度和耐受度左右各 4~5 个为一组，早晚各一次。练习中重心放低时腿、踝关节均有明显酸胀感。（图 4-47）

练功十八法的主要体疗特征是有目的地通过各大关节肌群的柔韧性及力量练习，来改善软组织的血液循环，活跃软组织代谢和营养过程，以防治软组织挛缩、粘连、退行性变化和萎缩；提高运动系统的功能。其动作具有针对性强、活动全面，形式多样、节拍缓慢、动作连贯、简单易学。练习时应注意动作正确，要用“内劲”，动作幅度要大，要有得气感，练功要与呼吸配合。

（六）分部练功法

1. 躯干练功方法

颈项争力势（包括前伸探海、回头望月、金狮摇头等）、叉腰旋转势、仰卧架桥式（包括五点支撑式、三点支撑式）、飞燕点水式、双手攀足式等。

2. 上肢练功方法

双手托天式、双臂展翅式、左右开弓式、蝎子爬墙式、玉柱搅海式等。

3. 下肢练功方法

蹬空增力式、仰卧举腿式、白鹤摇膝式、双足翘立式等。

第八节　其他疗法

一、刮痧疗法

刮痧疗法是中医特色非药物疗法之一，极具中医特色。其是在中医经络腧穴理论指导下，用特制的器具（俗称刮痧板），在经络循行部位涂上介质，在体表进行相应的手法刮拭，使之出现皮肤潮红，或红色粟粒状，或紫红色，或暗红色的血斑、血泡等出痧现象，达到活血透痧、防治疾病等的一种外治法。

《灵枢·经脉》篇中所言："经脉者，所以能决生死，处百病，调虚实，不可不通"。经络是人体气血运行的主要通道，也是人体生理病理信息的主要传递通路。刮痧通过刮痧板刺激人体体表的经络腧穴，使阻滞经络的邪气从肌肤表面散开，起到调畅气机，疏经通络，活血祛瘀等作用。现代医学则认为刮痧可以促进身体的血液和淋巴循环，从而促进新陈代谢、提高人体免疫力、改善骨关节功能，对神经、肌肉、血管性疾病的康复疗效显著，因此在运动性损伤中应用广泛。

根据运动伤病的不同部位和不同类型，选取不同的经络和穴位进行刮痧，主要依据症状部位、损伤病理反应点、经络循行路径甚至神经纤维走行部位等。在操作过程中，可酌情选择平刮、竖刮、斜刮、角刮等方法。

具体操作如下：先在需要刮拭的皮肤表面涂抹介质（刮痧油），用刮痧板以一定的倾斜角（45~90°：选择的方法不同，角度亦不同）进行刮擦，从上到下，从里到外，不可逆向刮拭，刮时用力均匀，感到发涩时可增涂刮痧油，直到皮肤发红充血，出现点状、成块或成片的红色、深红色或紫青色斑点（即为痧点）。每部位刮拭 5 分钟（约 20~30 次），患者可自觉肌肤表面有灼热感。刮痧结束后，患者应稍作休息，适当饮用温水或姜汤，2 小时内避免接触冷水，切忌烦躁暴怒，饮食忌生冷、辛辣、油腻。

二、封闭疗法

封闭疗法也是临床上较常用的一种治疗方法，通过局部注射药物以达到抑制炎症渗出、改善局部营养状况、消肿止痛等作用的一种疗法。主要包括压痛点封闭、腱鞘内封闭、椎管内硬膜外封闭以及神经根封闭等。临床应用时应严格掌握适应证，严格无菌操作避免感染，并应熟悉局部解剖结构避免对重要脏器造成误伤。

三、物理疗法

物理疗法是通过各种物理因子作用于身体，引起所需要的各种反应，加速创伤的愈合、改善循环、镇痛、加强或恢复各种生理机能，影响病理过程，促进组织恢复，避免或减轻损伤后的各种并发症和后遗症。临床常用的主要有：干扰电疗法、超短波电疗法、微波电疗法、激光疗法、磁疗法等。

四、牵引治疗

是通过机械的力量牵引治疗肢体和关节，以舒筋活血、通利关节的一种治疗方法，目前普遍使用的主要有颈椎牵引和腰椎牵引。

五、手术治疗

在运动伤病的治疗中，对于通过正骨手法无法复位的骨折关节脱位、主要肌腱和重要韧带的撕裂伤、重要的神经血管损伤等，往往需要通过手术治疗，不在本书重点讨论范围，因此不作详述。

第五章 筋伤病

第一节 扭挫伤

一、概述

扭伤是指间接暴力使肢体和关节突然发生超出正常生理范围的活动，外力远离损伤部位，发病却在关节周围，使关节及周围的筋膜、肌肉、肌腱、韧带、软骨盘等过度扭曲、牵拉，引起撕裂、断裂或错位。扭伤多发于踝关节和膝关节等部位，多见于球类和田径等项目。挫伤是指直接暴力打击或跌扑撞击、重物挤压等作用于人体局部，引起该处皮肤、筋膜、肌肉、肌腱等组织损伤。挫伤症状以直接受损部位皮下或深部组织损伤为主，轻则局部血肿、瘀血；重则肌肉、肌腱断裂、关节错位或神经、血管严重损伤。挫伤多发于大腿、小腿、头部等部位，多见于篮球、足球、体操、武术等项目。由于受伤过程往往比较复杂，两者常兼有，故称为扭挫伤，常见于肩、肘、腕、膝、踝、颈、胸、腰等部位。其中，扭挫伤导致肌腱、韧带等撕裂及断裂者非本节讨论范围，详见筋断章节。

◆ **病因病机** ◆

1. 直接暴力

击打、跌扑撞击、重物挤压等直接暴力是造成挫伤的主要原因。如拳击比赛中受到对手直接打击造成的头面部、胸部、肢体局部挫伤，又如橄榄球运动员肩部在比赛中受到对手撞击导致的肩部挫伤，散打、格斗中挥鞭腿导致的腿部挫伤（图 5-1）。

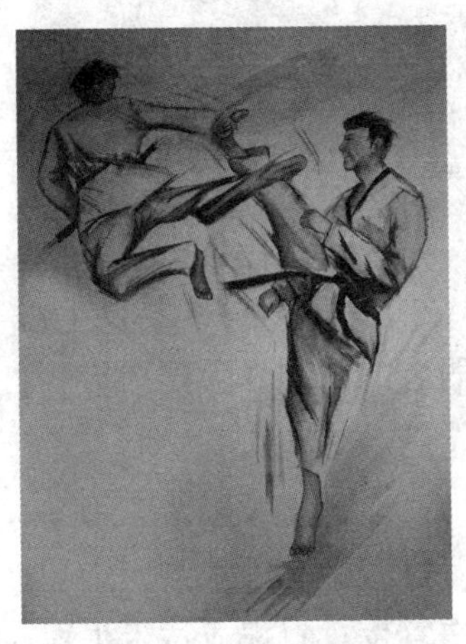
图 5-1 直接暴力致伤

在足球、篮球运动中运动员相互碰撞或被对方踢伤，体操、武术运动中人体与器械撞击或被器械击伤等。大腿前面肌肉及小腿都是容易受挫伤的部位。此时，头部和躯干部的挫伤可并发脑组织和内脏器官的损伤。

2. 间接暴力

扭曲、旋转、牵拉等间接暴力是导致扭伤的主要原因。如高山滑雪摔倒时旋转作用力导致膝部扭伤，足球或篮球激烈运动中膝部强力内、外翻造成的膝关节侧副韧带及半月板扭伤（图 5-2）。

3. 环境因素

环境的变化或不良的气候亦可影响诱发扭挫伤，如运动员外出比赛时，不适宜当地气候环境可导致扭挫伤发生率增加，环境因素还包括场地、光线、时差、海拔等条件。如户外越野比赛中，常因地形不平整，而导致运动员踝部扭伤。

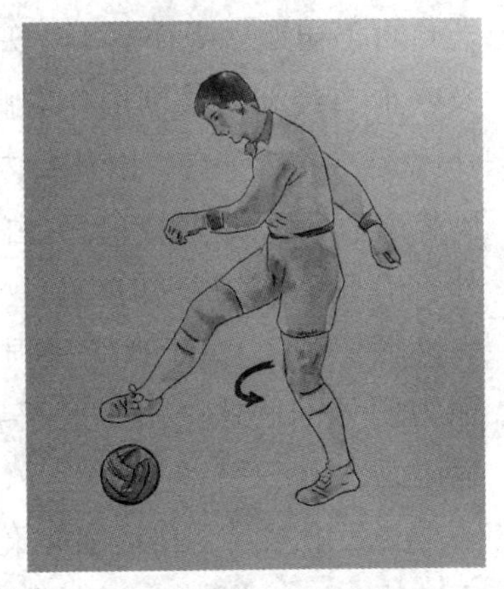
图 5-2 间接暴力致伤

4. 年龄

《灵枢·天年》曰："人生十岁，五脏始定，血气已通，其气在下，故好走；二十岁，血气始盛，肌肉方长，故好趋；三十岁，五脏大定，肌肉坚固，血脉盛满，故好步……六十岁，心气始衰，若忧悲，血气懈惰，故好卧；七十岁，脾气虚，皮肤枯。"青壮年筋骨强劲，运动中发生扭挫伤的概率低，老年人则筋骨衰退，同样的运动强度下老年人发生扭挫伤的概率更高。

5. 体质

《灵枢·经脉别论》在论述病因时指出："当是之时，勇者气行则已，怯者则着而为病也。"《灵枢·寿夭刚柔》曰："人之生也，有刚有柔，有弱有强。"说明体质不同，可以形成个体差异，身强力壮、筋骨坚强者，抗暴力能力较强，在运动过程中不易发生扭挫伤。若体质虚弱、筋骨柔弱或者脆弱者，则抗暴力能力较弱，易在运动过程中发生扭挫伤。

6. 运动特有因素

扭挫伤的发生还受到运动员自身因素和特有因素共同影响，其中自身因素包括身体过度疲劳、旧伤复发、犯规或技术失误、精神心理因素等；特有因素包括训练安排不当、对手犯规、队友误伤、赛程安排不合理、装备器材故障等。

扭挫伤病理分期：

（1）初期　受伤后 1~3 天，由于跌仆扭挫而致筋伤，必然伤及气血、经络，甚则内伤脏腑，故《杂病源流犀烛》指出："跌仆闪挫，卒然身受，由外及内，气血俱伤病也。""夫至气滞血瘀则作肿作痛，诸变百出。"由于气血瘀滞，经气闭阻，则痛，患处常有刺痛或刀割样疼痛，疼痛剧烈，且痛点固定不移。"气伤痛，形伤肿"，由于血脉受损，血离经隧，瘀血停聚，患处常表现为明显的肿胀，由于筋扭导致关节失束，可见肢体活动功能障碍。

（2）中期　受伤后 3~4 天，由于气血渐通而使皮肤温热，疼痛减轻，瘀血渐散，肿胀开始减退，肿势散浸，瘀血泛注皮下，可见青紫瘀斑。至受伤后 10~14 天，筋伤轻者，渐获康复；筋伤重者，肿痛也有明显减轻，肢体功能活动得到部分恢复。

（3）后期　受伤两周以后，瘀肿大部分消退，瘀斑由青紫转为黄褐色，疼痛渐不明显，功能可有轻度障碍，此种残余症状，经约 3~4 周，可全部消失，功能亦可恢复。少数患者，或由于气血虚弱，或由于肝肾亏虚，局部气血循行迟滞，使恢复期延长；

或由于复感六淫邪气，杂合为痹，使局部残留隐痛、微肿，或硬结如块，时日已久，最后成为慢性筋伤。

◆ 诊法 ◆

1. 外伤史

运动过程中受到击打、跌碰、牵拉、扭曲、翻转等外伤史。

2. 症状体征

伤处局部疼痛、肿胀，损伤范围较广者局部瘀肿，皮下常出现青紫，关节功能暂时受限。

单纯肌肉挫伤，轻者局部仅有疼痛、压痛、肿胀、功能障碍。重者，可因皮下出血形成血肿或瘀斑，疼痛和功能障碍都较明显。

复杂性挫伤是一种较为严重的损伤，如头部挫伤，轻者可发生脑震荡，严重者可有颅骨骨折或合并脑挫伤而危及运动员的生命；胸、背部挫伤可合并肋骨骨折或肺脏损伤，形成气胸或血胸；腰、腹部挫伤可合并肾挫伤和肝、脾破裂而引起内出血和休克；睾丸挫伤可因剧烈疼痛而引起休克；股四头肌、腓肠肌的严重挫伤，可引起肌肉或肌腱断裂，故应根据暴力大小和受伤部位判断伤势的轻重。

3. 辅助检查

如核磁共振可辅助诊断。

◆ 治法 ◆

1. 急救处理

处理原则主要是保护、止血、防肿、镇痛和减轻炎症。治疗方法可根据具体情况选用休息、冷敷、加压包扎、抬高伤肢中的一种或数种。这套方法越早使用越好，具体如下：

（1）休息　立即停止运动，使受伤处得到休息。

（2）冷敷　损伤后马上用湿毛巾包裹冰块，在伤处冷敷。

（3）加压包扎　用适当厚度的棉花或海绵放于患部，然后用绷带稍加压力进行包扎。24 小时拆除包扎固定，根据伤情再做进一步处理。

（4）抬高伤肢　以减少出血和肿胀。

2. 固定方法

扭挫伤初期局部肿痛较甚，通过固定可以起到局部制动，缓解肌肉痉挛，减轻疼痛，但固定时间不宜过长，一般 2~3 周为宜，以免引起关节僵硬。固定器具和材料应根据所伤部位及伤情可选用三角巾、弹力绷带、小夹板或石膏等（图 5-3），同时可配合冰敷、中药外敷。

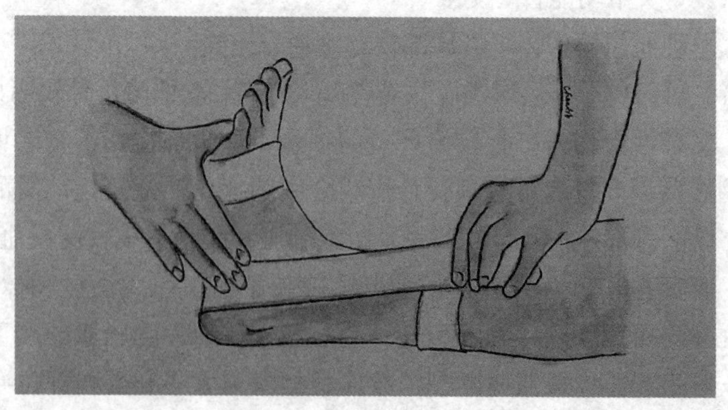

图 5-3　弹力绷带包扎固定

3. 内服药

主要是补虚泻实，常用的治法有活血化瘀，消肿止痛，舒筋通络，祛风散邪，温经散寒，健脾燥湿，清热解毒等。此外尚须根据全身和局部症状作宽筋补筋，养血荣筋，滋肝生筋以及辨证加减。

（1）初期

跌打损伤，必使血脉受损或为血瘀或为蓄血，恶血留滞，壅塞脉络，瘀血不去，则新血不生，甚则越络妄行，变症多端。《素问·至真要大论篇》记载："人有所坠堕，恶血留内，腹中满胀，不得前后，先饮利药。"王肯堂说："诸蓄妄证，其始也，予率以桃仁、大黄行血破瘀之剂折其锐气，而后区别治之。"故受损后有瘀血停聚，或蓄血妄行者，宜采用攻下逐瘀，泄热止痛，本法适用于扭挫伤重症，早期蓄瘀，便秘腹胀，或蓄血妄行，舌红、苔黄，脉数实的患者。常用方剂有桃仁承气汤、鸡鸣散等。

（2）中期

①和营止痛法：此法是扭挫伤中较重要的治法之一。《医宗金鉴·正骨心法要旨》所述："察其所伤有上下轻重深浅之异，经络气血多少之殊，唯先逐瘀血，通经络，和血止痛，然后调气养血，补益胃气，无不效也。"和营止痛法适用于损伤中期，虽经"下""消"之法而仍瘀凝气滞，肿痛尚未尽除者。常用方剂有和营止痛汤、七厘散等。

②舒筋活络法：本法主要是使用活血药与祛风通络药，并加理气药，以宣通气血，消除凝滞、舒筋通络，适用于扭挫伤有瘀血凝滞，筋膜粘连，或筋络发生强直，关节屈伸不利者。常用方剂有舒筋活血汤、舒筋汤等。

（3）后期

由于扭挫伤迁延日久必累及肝肾，"久伤多虚"而致肝肾虚损，气血虚弱，应治以补益肝肾、调理气血、温经散寒等法。常用方剂有健步虎潜丸、补筋丸、独活寄生汤等。

4. 外用药

作用与内服药物在某些方面相同，但对局部能直接发挥药效。

（1）种类

①敷药：活血化瘀，消肿止痛类的消瘀膏、双柏散膏等，常用于扭挫伤初期肿胀疼痛者。舒筋活血类的如舒筋活络药膏、活血散等，常用于扭挫伤中期。温经通络，散风除湿类的如温经通络膏等，常用于扭挫伤后期。

②膏药：扭挫伤常用的膏药多为舒筋活络，祛寒止痛类者，如万应膏、化坚膏等。

③熏洗药：常用于扭挫伤的中、后期治疗，以温经通络、散风祛湿、舒筋止痛，如海桐皮汤、上肢损伤洗方、下肢损伤洗

方等。

④擦药：常用的擦药如舒筋药水、跌打万花油等。

（2）方法

①冷敷法：将毛巾浸透冷水（视毛巾温度上升的情况随时更换），或将冰块装入热水袋或塑料袋内进行外敷，每次 20~30 分钟，也可用冰块在治疗部位来回移动（冰块按摩法），或将伤肢直接浸泡在冷水中，但时间应缩短。

②热敷法：将毛巾或敷料浸透热水或热醋后放于伤处，无热感时应立即更换，每次敷 30 分钟左右，每天 1~2 次，也可用热水袋热敷。

③蒸熏法：用配好的药物加水煮沸，将需治疗部位直接在蒸气上熏。每次治疗 20~40 分钟，每日 1 次。此法能使药物通过温热作用渗入局部而起到治疗作用，有时也可用稀释的温热药液直接浸泡伤处。

④中药电离子导入法：此法是通过直流电引导药物进入人体，兼具电疗和药物的双重功效，对许多慢性炎症性疾病疗效满意。

5. 理筋手法

扭挫伤早期禁用或慎用，急性肿胀期过后可酌情使用，具有消肿止痛、舒筋通络、剥离粘连等功效。常用的理筋手法包括按压法、揉擦法、托旋法、弹拨法、推扳法、摇转法、牵抖法、拍击法等。具体操作见第四章第三节理伤手法。

6. 针灸拔罐

在扭挫伤初期可用针刺痛点、手针、耳针方法，有良好的舒筋止痛作用；在扭挫伤中后期，循径取穴，可起到舒通经络、行气消肿、疏风定痛的作用，以利于肌肉、关节功能的恢复。如损伤后，兼有风寒湿邪者可配合艾灸或拔火罐等疗法。

7. 练功疗法

常用的练功方法包括颈项争力式、叉腰旋转式、仰卧架桥式、飞燕点水式、双手攀足式、双手托天式、双臂展翅式、左右开弓式、蝎子爬墙式、玉柱搅海式、蹬空增力式、仰卧抬腿式、白鹤摇膝式、双足翘立式、抓空增力式、仙人摇扇式以及太极拳、八段锦等。主要运用于扭挫伤中后期，有助于关节功能的恢复，需根据具体部位挑选合适的练功术式，具体操作见第四章第七节练功疗法。

二、肩部扭挫伤

肩部扭挫伤，古称肩骱筋扭伤，多因打击、碰撞、扭曲、旋转等暴力造成的肩部肌肉、肌腱、韧带、筋膜等组织损伤。如橄榄球运动中，常因肩部碰撞，造成肩部的挫伤；而在柔道、摔跤等运动中很容易出现肩部扭伤（图 5-4）。好发部位多在肩部外上方，并以闭合伤为其特点。

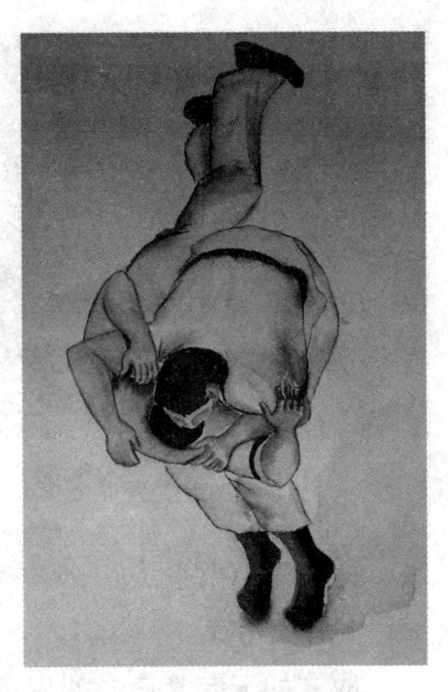

图 5-4　肩部扭挫伤

◆ 诊法 ◆

有明显的外伤史。肩部疼痛、肿胀逐渐加重。损伤范围较广者局部瘀肿、青紫，关节功能活动受限。

◆ 治法 ◆

1. 固定方法

扭挫伤较重者，局部可给予冷敷消肿，同时应用三角巾将伤肢屈肘 90° 悬挂胸前，以限制患肩活动 2~3 周。制动时间不宜太长，在病情允许下应尽早练功。

2. 内外用药

初期内服治宜舒筋活血、消肿止痛为主，用舒筋活血汤加减，中后期可服舒筋丸，局部疼痛畏寒者可服小活络丸，体弱血虚者可内服当归鸡血藤汤。初期肿痛较重时，外敷消瘀止痛膏、双柏散膏，或展筋丹局部外揉，中后期可外贴宝珍膏或痹症膏药等。

3. 理筋手法

急性期忌用手法或酌情以轻手法为主，中、后期可用较重手法。施法时，先用擦法、拿法，点按肩周诸穴，以活血舒筋，然后，术者一手拿患腕，一手拿患肩，在拔伸下，直臂摇肩 5~7 次。拿腕之手外展高举约 140° 后，将肘关节屈曲内收、后伸，再外展伸肘高举，作回旋运动，同时，拿肩之手在肩峰上，做掌按及揉散手法以解除组织痉挛，恢复其外展功能（图 5–5）。最后以肩部为重点，用抖法、搓法做结束手法。

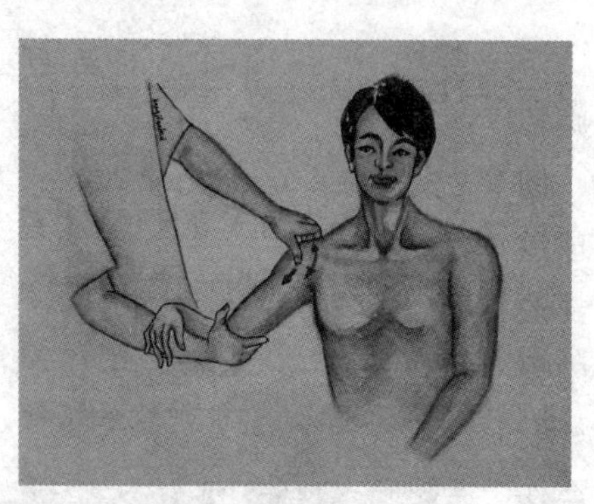

图 5–5　肩部理筋手法

4. 针灸治疗

取穴如天宗、肩俞、肩贞、肩臑、曲池等用泻法，提插捻转，以肩臂部酸麻胀痛为度，留针 20 分钟，畏寒者，可加艾灸。

5. 功能锻炼

肿痛减轻后，应做肩关节前屈后伸、内外运旋、叉手托上、弓步云手及耸肩等锻炼，动作幅度、速度及力度应循序渐进地进行，以尽早恢复活动功能。

三、肘部扭挫伤

肘部挫伤是由于打击、跌碰等直接外力造成，肘部扭伤是由于跌仆、失足滑倒、手掌触地导致肘部受到间接暴力而过度内外翻或扭转造成。肘部扭挫伤在运动伤病中较常见，如在拳击运动中肘部受到击打造成的肘部挫伤，在柔道、摔跤运动中肘部受到牵拉、扭曲暴力造成的肘部扭伤。

◆ 诊法 ◆

有明显的外伤史，肘部呈半屈曲位，患者就诊时多以健手托患肘，伤侧肘关节活动受限。肘部可呈弥漫性肿胀，或局限于一侧，部分可出现瘀斑。

◆ 治法 ◆

《医宗金鉴·正骨心法要旨》论述肘部外伤时指出："其斜弯之筋，以手推摩，令其平复，虽即时能垂能举，仍当以养息为妙。"说明肘部损伤后功能恢复不可操之过急，应根据损伤程度的不同，采用相应的方法加以调治。

1. 固定方法

初期患者三角巾悬吊，肘关节置于屈曲 90° 的功能位，以限制肘关节的伸屈活动。

2. 内外用药

肘部扭挫伤初期瘀血阻滞，作肿作痛，治宜散瘀消肿，和营止痛，内服跌打丸、七厘散等，外敷双柏散膏、定痛膏等，中、后期宜舒筋活络，可内服补筋丸或活血酒，并配合中药熏洗。

3. 理筋手法

肘关节扭挫伤，肿胀明显时，一般忌用手法，特别是粗暴的重手法治疗。如怀疑有关节的微小错缝，可在伸肘牵引下将肘部作一次被动屈伸活动，能起到整复作用，但不宜反复操作，尤其在恢复期，粗暴的被动屈伸活动会加重损伤，甚至导致筋强。

4. 练功疗法

两周后肘部肿痛减轻，可逐步练习肘关节的屈伸功能，使粘连组织逐步松解，以恢复关节的正常活动。如作被动伸屈活动，必须动作轻柔，以不引起明显疼痛为要，禁止作粗暴的各种主、被动活动。

四、腕部扭挫伤

腕部扭挫伤是指腕部受到打击、碰撞、扭曲等外力引起相应的腕部韧带、肌腱、筋膜等组织的损伤。运动员在运动过程中摔倒时手掌或手背着地，或用力过猛，迫使腕部过度背伸、掌屈及旋转活动，使腕部超出其正常活动范围，均可造成腕部的筋或筋骨附着点的扭伤，而腕部受到直接暴力打击，可致腕部的挫伤。如体操运动中摔倒时，手掌着地，容易导致腕部扭挫伤。

◆ 诊法 ◆

有明显腕部外伤史，根据受力的部位与方向的不同，在腕部相应或相反的部位发生肿胀、酸痛无力，局部有压痛，腕部功能活动受限等症状，如拧毛巾无力，有时可伴有皮下瘀斑。

◆ 治法 ◆

1. 固定方法

腕部扭挫伤较重者应制动休息，可外敷药膏后，用长方纸垫上下夹住伤腕，弹力绷带缠扎固定 1~2 周，后期护腕保护。

2. 内外用药

早期宜祛瘀消肿止痛，内服跌打丸、七厘散等；外敷消瘀膏。中、后期治宜消肿活络，用补筋丸并配合外用熏洗等。

3. 理筋手法

根据其腕部所伤部位的不同可选择性采用下列手法进行治疗。

（1）合筋法：患者正坐，伤腕伸出，掌心向下。术者站在患者前方，一手托握伤腕，并用中指扣在伤处（阳谷穴），另一手自小指侧拿住食、中、环、小指，由内向外，或由外向内环转摇晃 6 或 7 次，然后拔伸。在保持拔伸力量的同时，使腕部向桡侧屈，而后再快速向尺侧屈，同时托握腕之手的中指向桡侧揉按。

（2）顺筋法：患者正坐，伤腕伸出。虎口向下，术者站在伤腕外侧，一手自背侧握住伤腕，并用拇指扣住伤处（神门穴），另一手自背侧拿住手掌，环转摇晃6或7次，向指侧拔伸，然后使伤臂向上高举（手心向前），拿手掌之手使腕部掌屈，拿腕之手的拇指向下捋顺所伤之筋。

（3）顿筋法：患者正坐，伤腕伸出。掌心向下，术者站在患者前方，一手自小指侧握住伤腕，并用拇指扣在伤处（阳池穴），另一手自拇指侧拿住示、中、环、小指，由内向外环转摇晃6或7次，然后先将腕部掌屈拔伸，再迅速背伸，同时拇指向下揉按。

4. 练功疗法

护腕保护的同时可练习"抓空增力式"及"仙人摇扇式"等活动。

五、膝部扭伤

膝部扭伤多因膝部受到旋转、扭曲等外力造成的膝部韧带、半月板等组织损伤。中医称膝部为"膝骱"，由于膝部周围筋肌结构甚多，又有"膝为筋之府"之说。膝部扭伤在运动过程中非常多见，如篮球、足球等运动，当运动员变向、变速、急停过人时，膝部很容易因为突然的扭转而导致韧带及半月板的扭伤。

（一）膝部韧带扭伤

膝部韧带扭伤是指膝部受到旋转、扭曲、牵拉等外力造成的膝部韧带损伤，包括膝关节内、外侧副韧带和前后交叉（十字）韧带损伤。

◆ 病因病机 ◆

内侧副韧带：由股骨内上髁至胫骨内侧髁。韧带与关节囊、两侧半月板等结构相连。膝关节屈曲（130~150°），小腿突然外展外旋，或足及小腿固定，大腿突然内收内旋，都可使内侧 副韧带损伤。如踢足球时"二人对脚"，跳箱落地不正确，两腿没有并拢，单侧小腿于外展外旋位持重，身体重心失去平衡，或关节外侧受到暴力冲击等，均可造成损伤。扭转力大小与损伤程度有极密切关系。严重扭转力会使韧带完全断裂合并内侧半月板撕裂、前十字韧带损伤。

外侧副韧带：由股骨外上髁至腓骨小头外侧面。膝关节屈曲，小腿突然内收内旋，或大腿突然外展外旋，可发生外侧副韧带损伤。外侧副韧带如圆束，又有股二头肌腱与髂胫束加固，该韧带受损的机会较少。

前后交叉（十字）韧带：在关节囊内，共两条，位于胫骨髁间隆突的前后方，行至股骨髁间凹的内、外侧。主要功能是限制胫骨过度前移或后移。膝关节处于半屈曲位突然完成旋转及内收、外展动作是重要的损伤机制。单独损伤并不少见，常合并内侧副韧带或半月板损伤。

当膝部半屈曲位时，内侧副韧带松弛，小腿突然外翻、外旋，常使韧带发生扭伤。常见于滑雪、摔跤、足球等运动中。而外侧副韧带损伤多为膝部内翻引起，由于受到对侧下肢的保护及外侧髂胫束的有力保护，单独外侧副韧带损伤较内侧少见。一旦内翻暴力足够大，致使外侧副韧带断裂时，常合并腓骨头的骨折，严重者可使髂胫束及腓总神经受损。

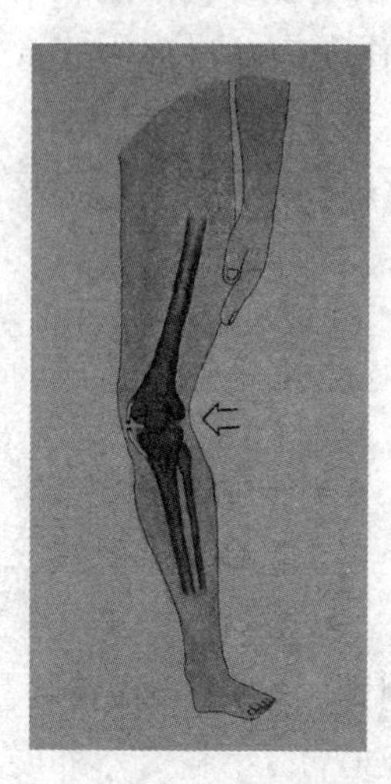

图 5-6　内侧副韧带损伤

由于膝关节有生理性外翻角，且膝外侧易受到暴力的打击或重物的压迫，因此运动伤中内侧副韧带损伤多见（图 5-6）。若为强大的旋转暴力，内侧副韧带完全断裂的同时易合并内侧半月板和前交叉韧带的损伤，称之为膝关节损伤三联症。

◆ 诊法 ◆

多有明显膝部扭伤史。轻度韧带扭伤时，膝部某处常突然疼痛，但是往往立即减轻，能继续坚持比赛，比赛后疼痛加重，能持重、行走。如果受伤时，膝内有啪啦声，同时伴有局限性撕裂样剧痛，患肢不能持重，不能行走，提示可能发生韧带完全断裂或膝关节联合损伤。可见局部疼痛、肿胀，有皮下瘀血及明显压痛。膝部内侧副韧带损伤后，膝部呈 30~45° 半屈曲位，主动或被动活动受限，小腿外翻时疼痛加重。一般外侧副韧带损伤症状较轻，易合并腓总神经损伤，可见足下垂和小腿外侧下 1/3 及足背外侧面的感觉障碍。侧方应力试验、抽屉试验阳性，核磁共振可辅助诊断。

侧方应力试验检查方法：令伤病员仰卧，膝关节伸直或屈曲 30° 位，检查者一手握住并固定踝部，另一手放于膝关节的外侧，被动外翻膝关节，如膝关节外翻活动异常与膝内侧痛，提示膝内侧副韧带断裂；若另一手放在膝关节的内侧，被动内翻膝关节，如膝内翻活动异常与膝外侧痛，则提示膝外侧副韧带断裂。如检查时膝关节无明显异常活动而仅有轻微疼痛，则多为韧带扭伤。这项试验需两侧对照检查，最好能在受伤时立即检查，以免出现假阳性。

抽屉试验检查方法：患者仰卧位，双膝屈曲，检查者用大腿抵住病人的足背，双手握住患肢胫骨上端用力前、后推拉。如果胫骨上端有向前移动，则证明前交叉（十字）韧带损伤（图 5–7）。反之，有向后过多的移动，则证明有后交叉（十字）韧带断裂。

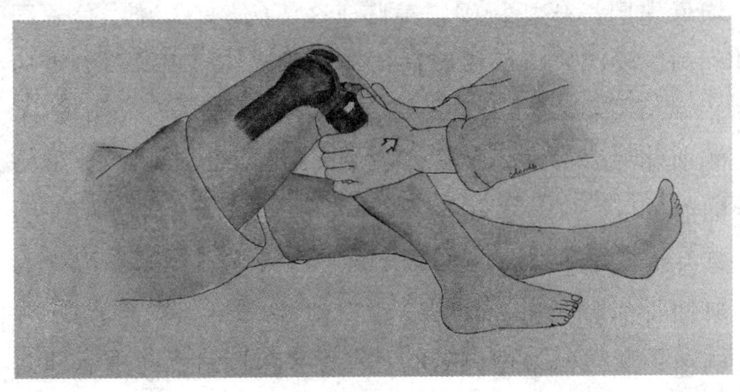

图 5–7　抽屉试验检查方法

◆ 治法 ◆

1. 固定方法

（1）轻微侧副韧带扭伤

疼痛较轻，肿胀不明显，侧向应力试验无异常，无关节屈伸功能障碍者，置患膝于微屈曲位，停止活动 2~3 天，外敷活血止痛中药。然后，开始步行锻炼，用舒活酒做按摩治疗。膝关节患处由远心向近心做轻推摩，大小腿肌肉用揉捏法。每日练习直膝抬腿及负重直抬腿、抗阻直膝抬腿 2~3 次，总时间 40~50 分钟。如参加比赛，应用粘膏支持带及弹力绷带保护。

（2）较重的侧副韧带扭伤

患处有较明显的肿胀，患膝呈半屈曲位，伸屈功能受限，侧向应力试验明显异常膝外翻或膝内翻活动，但于患膝有疼痛加剧倾向的病例，早期治疗着重于止血、止痛和保护受伤韧带不致进一步加重损伤。一般采用棉垫或橡皮海绵加弹力绷带压迫包扎，再用托板将患膝固定于微屈位然后抬高患肢休息。2~3 天以后去除压迫材料，开始按摩治疗，按摩方法与轻微扭伤同，隔日 1 次，亦可配合外敷和内服活血散淤、消肿止痛中药或理疗，继续托板固定。

（3）交叉（十字）韧带不完全断裂或完全断裂

均可先用长腿托板固定患膝于 30°（伸直为 0°）位 6 周。固定期间与解除固定后的按摩治疗和功能练习原则上与较重的扭伤相同。

侧副韧带完全断裂，合并十字韧带断裂，半月板损伤的病例应立即加压包扎与固定制动，转送到医院做进一步诊治。

2. 内外用药

早期宜活血消肿，祛瘀止痛、用行气活血法或和营止痛法，内服活血止痛汤、定痛和血汤，外用消伤痛擦剂或消瘀止痛膏外敷。中后期宜活血壮筋，宜用舒筋活络法，内服舒筋活血汤，局部可用海桐皮汤熏洗。

3. 理筋手法

损伤初期一般不作手法理筋，在中后期应作局部按摩舒筋，可先点按血海、梁丘、阴陵泉、阳陵泉及内外膝眼、悬钟等穴。内侧韧带损伤时，患者屈膝垂足，正坐床边。助手坐在患者伤侧，双手固定患者大腿下端。术者半蹲在患者前方，一手由外侧用拇、食二指圈住髌骨，并用拇指按住内侧副韧带损伤处，其余3指在腘部拿住伤处，另一手由两侧握住伤肢足踝部，轻轻环转摇晃伤肢6或7次，然后术者站在患者伤肢外侧，与助手用力相对拔伸，使伤肢盘膝，大腿外展、外旋，使足跟尽量靠近健侧腹股沟部，拿膝之手拇指沿内侧关节间隙推持，最后将伤肢拔直，用捋、顺、推、揉法按摩拿筋；外侧副韧带损伤时，患者面向术者，侧卧床边，伤肢在上。助手固定大腿下端，勿使晃动。术者用一手拇指按住外侧副韧带损伤处，其余4指在膝内侧拿住伤处，另一手握住足踝部，将小腿环转摇晃6或7次，再与助手用力相对拔伸，然后将膝部屈曲，同时助手撤去，使患者膝靠近胸部，足跟靠近臀部，拿膝之手的拇指用力向内归挤。最后将伤肢拔直，用捋、顺、揉、捻法按摩舒筋。

4. 练功疗法

初期膝部固定时可做股四头肌静力舒缩锻炼，去除固定后练习膝关节的屈伸活动，避免作膝部内、外翻动作。

当膝屈曲位抗阻力伸膝运动局部尚有疼痛时，主要应加强全身各健康部位的练习，以保存肌肉的紧张力与其他已获得的条件反射联系。同时，加强股四头肌与膝屈肌的静力性锻炼。一旦疼痛消失，即可在粘膏带支持及弹力绷带固定下参加一般训练。当参加一般训练2~3周无异常反应，伤处无深压痛，肌力亦基本恢复正常时，即可完全去除支持带，恢复正式训练和比赛。

5. 预防

重视对股四头肌及小腿三头肌与腘绳肌的肌力训练，使之强健有力，关节稳固而灵活。做好运动场地的医务监督，避免场地因素致伤。做好准备活动，使膝关节运动灵活而协调。当持久训练出现动作反应迟钝时，应终止基本部分练习，预防因动作不协调而致伤。防止粗野动作致伤。

（二）膝部半月板扭伤

半月板扭伤是指膝部受到扭曲、旋转、挤压、研磨等外力造成的膝部半月板损伤。如足球运动员高速跑动中急停或转身变向射门，篮球运动员转身跳跃、铁饼运动员用力投掷铁饼等过程发生。

◆ 病因病机 ◆

半月板是一对半月形软骨，边缘较厚，中间则很薄。它们分别填充在胫骨内、外髁与股骨内、外髁间隙内。半月板加深了胫骨平台的关节窝，增加膝关节的稳定性。膝关节半屈曲位小腿外展外旋或内收内旋时，两块半月板滑动不协调，就会使半月板夹在股骨髁和胫骨平台之间，受到急剧的研磨、捻转而撕裂。

半月板承受膝部的部分应力，其位置与形态随着膝部的运动而改变。当膝部处于半屈曲状态时，半月板向后方移动，如果此时突然将膝伸直，并伴有旋转，重力在受挤压的软骨上研磨，半月板即发生破裂。造成半月板损伤有 4 个因素：①膝的半屈；②内翻外翻；③挤压；④旋转（图 5-8）。研磨力是导致半月板损伤的主要原因，另外先天性盘状半月板因为其特殊结构容易出现损伤。

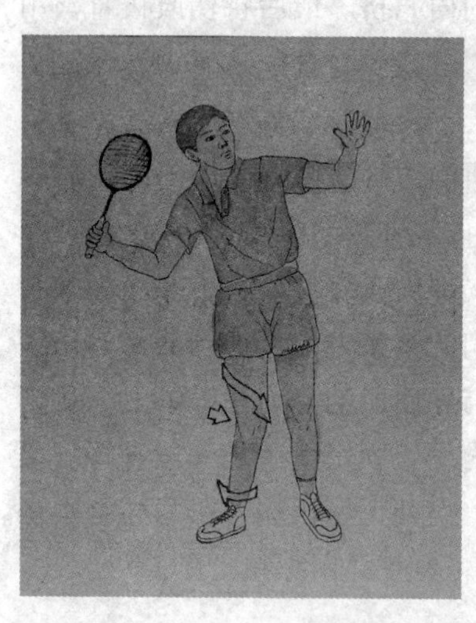

图 5-8　膝关节半月板损伤机制

◆ 诊法 ◆

半月板损伤多见于青壮年运动员，多有膝部突然扭伤史，伴有膝部肿胀、疼痛及功能障碍，膝部活动时可出现弹响、交锁。关节交锁的表现为偶然一次膝关节屈伸活动中，突然“卡住”于半伸屈状态。一些伤者在主动活动膝关节时，伴随“咔嗒”一声而再伸直，称为“解锁”。回旋挤压试验阳性，核磁共振可辅助确诊。

回旋挤压试验检查方法：患者取仰卧位，充分屈膝屈髋，检查者一手握住患肢足部，另一手扶在膝上，使小腿外展、外旋，将膝关节由极度屈曲而缓缓伸直，如关节隙处有响音（听到或手感到），同时出现疼痛，即表明内侧半月板损伤。反之，则为外侧半月板损伤。

◆ 治法 ◆

1. 固定方法

半月板损伤急性期患者可用夹板或石膏托将膝关节固定于功能位 2~3 周。

急性期难以得出明确诊断，要待急性期症状缓解以后才能进行全面检查。因此，急性期可参照重度扭伤处理。如有“交锁”征，必须“解锁”后才能固定，如系半月板边缘破裂尚有自愈可能。

2. 内外用药

（1）内服药：早期治宜消肿止痛，内服桃红四物汤或舒筋活血汤。中后期治宜温经通络止痛，内服健步虎潜丸或补肾壮筋汤。

（2）外用药：早期局部外敷三色敷药，局部红肿较甚者可敷以清营退肿膏。中后期可用四肢损伤洗方或海桐皮汤熏洗。

3. 理筋手法

同膝部韧带损伤。

4. 练功疗法

受伤初期固定期间可行股四头肌的静力舒缩锻炼，防止肌肉萎缩。去除固定后，继续行股四头肌收缩锻炼，并同时在医生指导下进行膝部的屈伸活动和步行锻炼，避免作下蹲扭转动作。

5. 针灸治疗

急性期远端取穴，中后期以局部取穴、邻近取穴为主。

六、踝部扭伤

踝部扭伤是指踝部受到扭曲、旋转等外力造成的踝部韧带等组织损伤，是运动中最易发生的外伤之一，如篮球运动中跳起落地时踩到他人脚上，很容易造成踝部扭伤，尤以外侧副韧带扭伤最为多见。

◆ 病因病机 ◆

踝关节外侧副韧带较内侧副韧带薄弱，足部内翻肌群较外翻肌群力量强，因此，当运动中踏空或双方对足，如果足踝部来不及协调位置，容易造成内翻位着地，使外侧副韧带遭受超强度的扭曲、牵拉而致伤。在跑、跳练习中，运动员处于腾空阶段时，足就自然有跖屈内翻的倾向。如果落地重心不稳，向一侧倾斜或踩在他人的脚上或踩球，陷入坑内等情况下，就会以足的前外侧着地、内翻，而导致胫腓前韧带损伤、跟腓韧带损伤。外踝扭伤占踝关节扭伤 80%（图 5-9）。

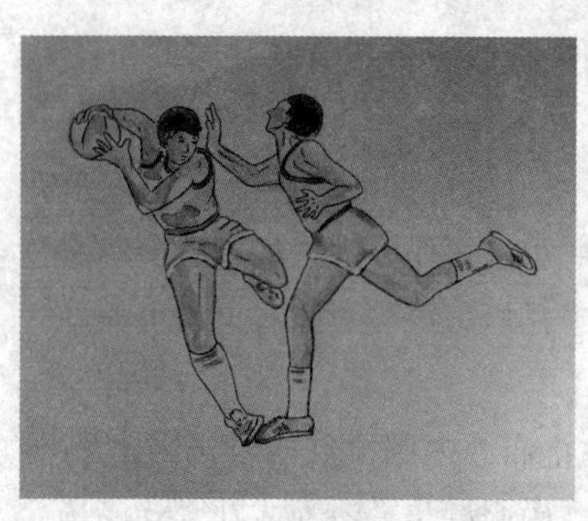

图 5-9　踝部扭伤机制

◆ 诊法 ◆

有明显的踝关节扭伤史，局部疼痛、肿胀，不能走路或尚可勉强行走，但疼痛加剧，局部压痛，伤后 2~3 天可出现皮下瘀斑、行走时跛行步态、伤足不敢用力着地、活动时疼痛加剧。内翻扭伤时，外踝前下方肿胀、压痛明显，若将足部做内翻动作时，则外踝前下方发生剧痛，外翻扭伤时，在内踝前下方肿胀、压痛明显，若将足部做外翻动作时，则内踝前下方发生剧痛；核磁共振可辅助诊断。

1. 踝外侧韧带扭伤

患足可以负重、跛行，足踝外侧轻度肿胀。踝关节强迫内翻试验（检查者一手握住踝关节上方固定小腿，另一手握住足外缘将踝关节内翻）可使疼痛加重，踝关节稳定，无异常活动。

2. 踝外侧韧带完全断裂（筋断伤）

患足不能承重，跳跃式跛行。外踝剧痛，肿胀严重而范围大，外踝和足背出现皮下瘀斑。踝关节强迫内翻试验时伤处剧痛，同时有踝关节不稳和距骨异常活动。踝关节前抽屉试验（患足稍跖屈。检查者一手握住小腿，一手握住足跟向前推拉，使距骨向前错动）如活动范围大，说明踝外侧副韧带完全断裂。

◆ 治法 ◆

1. 现场处理

伤后应当立即用拇指指腹压迫痛点（即韧带损伤处）止血。并趁局部疼痛尚轻，肿胀未明显，还没有出现踝关节两侧肌痉挛时，立即进行踝关节强迫内翻试验和前抽屉试验检查，以了解韧带是否断裂。如疑有韧带断裂，应立即用大块棉花垫或海绵垫压迫及绷带包扎，绷带缠绕的方向应与受伤暴力作用方向相反，如外侧副韧带损伤应将踝关节包扎于轻度外翻背伸位。如有条件，外面应再用一直角托板加强固定，抬高患肢。踝关节强迫内翻试验或踝关节前抽屉试验出现明显松动和“开口”感，或合并踝部骨折者，经现场急救处理后，及时转送医院诊治。

2. 固定方法

伤后局部尽快冰敷、冷敷，同时踝关节用弹力绷带包扎固定或石膏托固定（图 5-10），内翻损伤时采用外翻固定，外翻扭伤时采用内翻固定，并抬高患肢，以利消肿，暂时限制行走，固定时间根据损伤的轻重不同需 1~3 周。

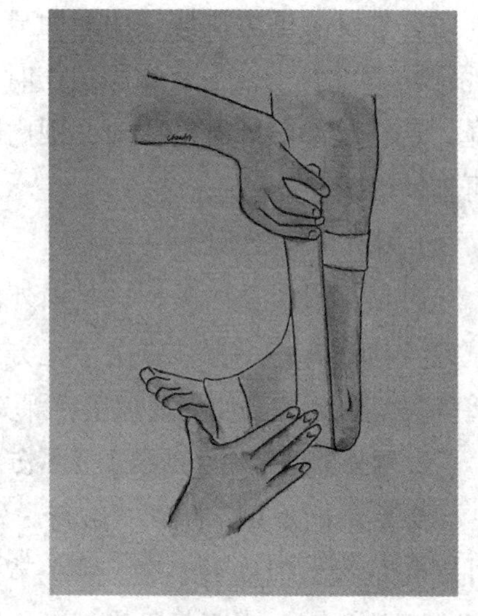
图 5-10 踝关节扭伤弹力绷带包扎固定

（1）外侧副韧带轻度扭伤，用绷带将踝关节包扎于轻度外翻背伸位，制动 4~7 天，亦可同时配合外敷消瘀膏。

（2）外侧副韧带较重的扭伤（踝关节强迫内翻试验出现轻微不稳），压迫包扎止血，并用托板将足固定于轻度外翻背伸位，抬高患肢休息，制动 2~3 周。

3. 内外用药

（1）内服药：早期治宜活血化瘀、消肿止痛，内服虎力散或愈伤灵胶囊。中后期治宜舒筋活络、温经止痛，内服小活络丹。

（2）外用药：初期肿胀明显者可使用消瘀膏。中、后期肿胀较轻，可配合活血舒筋的中药外洗，如苏木合剂。

4. 理筋手法

踝关节瘀肿严重者，忌用手法治疗。单纯韧带扭伤可进行手法理筋，患者侧卧，伤膝在上，助手双手握住患者伤侧小腿下端，固定伤膝，术者双手相对，拇指在上拿住足部，作踝关节摇法，然后在牵引下将足背伸、外翻，同时双手拇指向下按压伤处，最后以手拇指在韧带损伤处作捋顺法，反复进行数遍，再按摩商丘、解溪、丘墟、昆仑、太溪、足三里等穴。

5. 练功疗法

外固定之后，应尽早练习跖趾关节屈伸活动，进而可做踝关节背伸、跖屈活动。肿胀消退后，可在医生的指导下做踝关节内翻、外翻的功能活动，以防止韧带粘连，增强韧带的力量。解除固定后，在弹力绷带或护踝的保护下，逐渐参加一般锻炼。重压患处无疼痛，踝关节强迫内翻试验亦无疼痛时，可完全去除支持带恢复正常训练。

6. 针灸治疗

急性期远端取穴，中后期以局部取穴、邻近取穴为主。

7. 预防

平时重视踝周围肌肉力量和关节协调性训练，如负重提踵，跳绳，足尖走路等练习。做好运动场地医务监督，准备活动要充分，提高落地动作的技术水平。防止撞人犯规动作。

七、颈部扭挫伤

颈部扭挫伤是指颈部突然受到扭转或牵拉暴力致伤或受到直接暴力的冲撞、打击所引起的颈部肌肉、韧带、筋膜等组织损伤。如足球运动中争顶头球时或摔跤运动中扭斗时导致颈部扭挫伤（图5-11）。

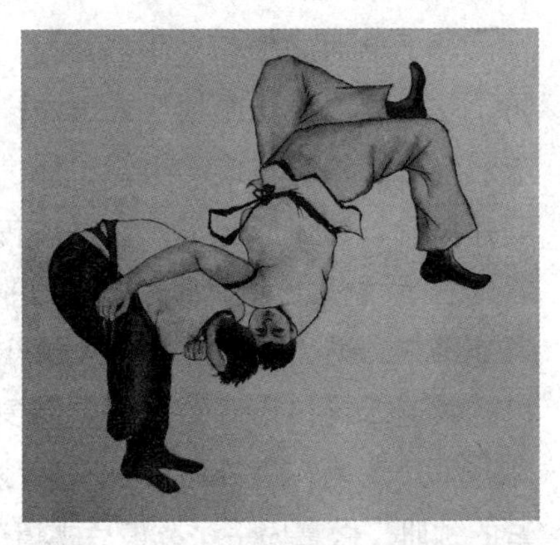

图 5-11 摔跤扭斗导致颈部扭挫伤

◆ 诊法 ◆

有明确的颈部扭挫伤史，扭伤者表现为不同程度的颈项部疼痛、强痛，伴颈项转侧及屈伸活动受限，在痛处可触及肿块或条索状硬结；挫伤者局部有轻度肿胀、压痛明显。伤后表现为不同程度的颈项部疼痛、强痛，伴颈项转侧及屈伸活动受限。检查时要注意有无手臂麻痛等神经根刺激症状，必要时摄 X 线片以排除颈椎骨折、脱位。

◆ 治法 ◆

1. 固定方法

颈部扭挫伤较重者可用颈托固定 1~2 周。

2. 内外用药

（1）内服药：早、中期治宜行气活血、舒筋活络，方用舒筋活血汤或四物汤加减，后期治宜补益气血、舒筋活络，方用八珍汤或当归补血汤加减。

（2）外用药：外用药物以祛瘀消肿止痛为主，以伤湿止痛膏外贴，或伤筋药水涂擦。

3. 理筋手法

对于早期的损伤，手法治疗的目的是舒筋活血、消肿止痛，防止软组织因损伤而粘连或挛缩；中后期手法治疗的目的主要是疏通经络，松解粘连的组织，促进康复。可选用擦揉拿捏法、分筋弹拨法、推理舒筋法，提端摇转法等。患者正坐，术者立于背后，右手扶住患者额部，左手以拇、中指轮换点压痛点及天柱、风池等穴，继而用左手拇、食指在患侧做由上而下的按摩，重复进行数遍。对扭伤者在压痛点周围可加用擦法和拿捏法，以小鱼际与掌尺背侧在患处做上下来回滚动，再以拇、食、中指对握痉挛的颈肌，做拿捏手法，最后视情况，可加用提端摇转法。

4. 针灸治疗

常取风池、大椎、合谷、昆仑等穴，双侧进针，用泻法，留针 10 分钟。

5. 练功疗法

可用颈项争力式（包括前伸探海、回头望月、金狮摇头等），具体详见第四章第七节。

八、胸部挫伤

胸部挫伤多因胸部受暴力的打击或冲撞而致胸部软组织损伤，

表现为胸胁部疼痛、胀闷为主的不适，常见于拳击、跆拳道、柔道、击剑等运动（图 5–12）。

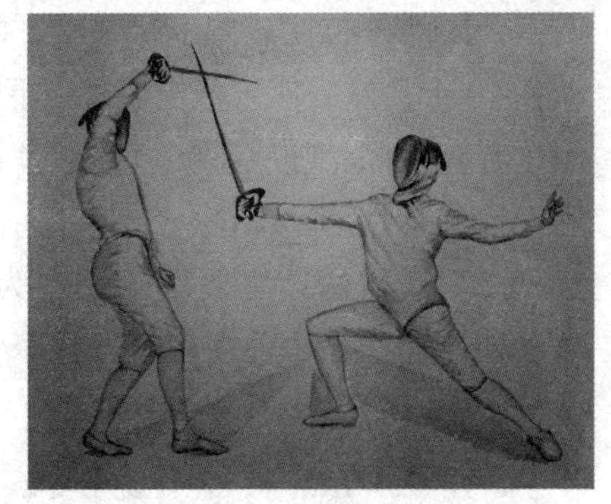
图 5–12　胸部挫伤

◆ 诊法 ◆

患者多有胸部挫伤史。伤后胸胁闷痛，或向肩部放射，身体侧倾或转体时尤为明显，好似胸中憋气不得舒缓，深呼吸或咳嗽时胸痛加剧，翻身转侧困难。特征性表现为痛有定处，压痛明显，局部微肿，有时可见皮下瘀斑青紫，重者可有咯血、吐血、低热等症状。

◆ 治法 ◆

1. 固定方法

早期疼痛甚重者，可用胸带外固定 1~2 周。

2. 内外用药

《证治准绳》云："凡胸脯骨为拳捶所伤，外肿内痛者，外用定痛膏，内服破血药利去瘀血。"所以损伤早期宜用行气活血法，内服复元活血汤加减，中后期及陈伤者可服顺气活血汤或柴胡疏肝散。

（1）内服药：方用复元活血汤或血府逐瘀汤加减。痛甚者加延胡索、郁金；咯血者加仙鹤草、蒲黄、丹皮等。

（2）外用药：胸部挫伤而局部瘀肿疼痛者，治宜消瘀退肿，行气止痛，常用的药膏有消瘀止痛膏、双柏膏等。宿伤隐痛及风寒湿痹痛者，宜温经散寒，祛风止痛，常用的有狗皮膏、万应膏等。

3. 理筋手法

（1）摇拍法：主要用于伤气为主者。患者正坐，术者先用手指点按患侧内关、缺盆、肺俞、肝俞、至阳等穴，再以手握伤侧手指，同时外拉使该侧手臂外展，由前向后或由后向前作环转摇动各 10 次，然后使该臂作快速上下抖动数次；再以同法作用于对侧。若有胸闷、呼吸不畅者，术者将右手五指并拢，以空心掌稍用力拍击患者后背数下。

（2）揉摩法：主要用于伤血为主者。患者仰卧，术者以手掌沿伤侧肋间隙由前向后施行揉摩 3 分钟，随后集中于疼痛部位揉摩。

4. 针灸治疗

取内关、公孙，配支沟、阳陵泉等穴，用强刺激手法。

5. 练功疗法

避免外伤、负重过度或骤然闪挫等活动。发病后应适当休息与练功活动，鼓励患者做深呼吸、咳嗽、唾痰。在不引起剧烈疼痛的情况下，多做上肢活动及扩胸动作，预防胸膜和筋膜等组织的粘连，以免长期遗留胸痛。常用的练功方法包括双手托天式、双臂展翅式。

九、腰部扭挫伤

腰部扭挫伤是指腰部肌肉、筋膜、韧带、椎间小关节、腰骶关节的急性损伤，属中医“闪腰”“岔气”范畴，也是运动常见伤病。《伤科汇纂》记载：“挫闪者，非跌非打之伤，乃举重劳力所致也。或挫腰瘀痛，不能转侧，或手足拗闪，骨窍扭出，其伤虽属寻常，若不即时医治，失于调理，非成痼疾，即为久患也。”如举重运动员在托举、挺举杠

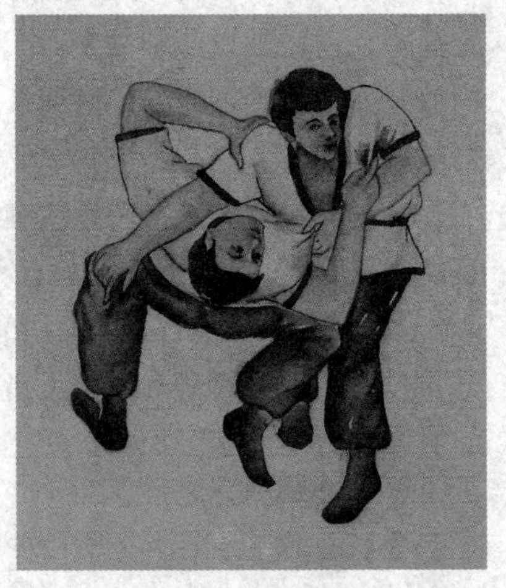

图 5-13　腰部扭挫伤

铃起身的瞬间，或者投掷运动员在转体出手瞬间很容易导致腰部急性扭伤(图5–13)。腰部扭伤多因突然遭受间接暴力致腰肌筋膜、韧带损伤和小关节错缝；腰部挫伤多为直接暴力所致，但也要注意严重腰部挫伤会出现以血尿为典型表现的肾挫伤。

◆ 诊法 ◆

多有腰部扭挫伤史。腰部一侧或两侧疼痛剧烈，腰部在活动、咳嗽、打喷嚏，甚至深呼吸时疼痛加剧。轻者伤时疼痛不明显，数小时后或次日症状加重，严重者腰部当即呈撕裂样疼痛，不能坐立、行走，疼痛有时可牵涉到一侧或两侧臀部及大腿后侧。腰肌呈紧张状态，有时可见脊柱腰段生理前曲消失，甚至出现侧弯。患者常用两手撑腰，借以防止因活动而发生更剧烈的疼痛，休息后疼痛减轻但不消除，遇寒冷加重。严重者卧床难起，辗转困难。腰部挫伤合并肾脏者，可出现血尿等症状。

◆ 治法 ◆

腰部扭伤患者以手法治疗为主，配合药物、固定和练功疗法，腰部挫伤患者以药物治疗为主。

1. 固定方法

腰部扭挫伤严重者应绝对卧硬板床2~3周，原则上不少于7~10天，然后腰围固定3~4周；中度者可采用卧硬板床休息，以减轻疼痛，缓解肌肉痉挛，防止进一步损伤；轻度者可休息数天后，用腰围保护起床活动。

2. 内外用药

治宜活血化瘀，行气止痛。挫伤者侧重于活血化瘀可用桃红四物汤加血竭，扭伤者侧重于行气，可用舒筋汤加枳壳、香附、木香等；兼便秘腹胀者，如体质壮实，可通里攻下，用桃仁承气汤，外贴宝珍膏。后期宜舒筋活络，补益肝肾，内服疏风养血汤、腰伤二方或补肾壮筋汤，外贴跌打风湿类膏药，亦可配合熏洗。

3. 理筋手法

选用适当的手法治疗腰部扭伤，其疗效显著。患者俯卧位，术者用两手在脊柱两侧的竖脊肌，自上而下进行按揉、拿捏手法，以松解肌肉的紧张、痉挛；接着按压揉摩阿是穴、腰阳关、命门、肾俞、大肠俞、次髎等穴，以镇静止痛；最后术者用左手压住腰部痛点，用右手拖住患侧大腿，同时做反方向扳动，并加以摇晃拔伸数次。如腰两侧俱痛者，可将两腿同时向背侧扳动，最后揉散、捋顺、拍打、牵抖等手法收功。在整个手法过程中，痛点应作为施术重点区，急性期症状严重者可每日推拿 1 次，轻者隔日 1 次。

4. 针灸拔罐

针灸治疗局部取穴或循经取穴，常用穴位有肾俞、命门、志室、腰阳关、委中、承山、昆仑、阿是穴，多用强刺激的泻法，留针 10 分钟。拔罐选取肾俞、命门、腰阳关、大肠俞、环跳、委中及阿是穴等拔罐，留罐 10 分钟。

5. 练功疗法

损伤后期宜做腰部前屈后伸、左右侧屈、左右回旋、飞燕点水等各种腰背肌功能锻炼，以促进气血循行，防止粘连，增强肌力。

腰部扭挫伤强调以预防为主，劳动或运动前做好充分准备活动，应量力而行。平时要经常锻炼腰背肌，弯腰搬物姿势要正确。伤后应注意休息与腰部保暖，勿受风寒，佩戴腰围保护并配合各种治疗。

第二节　牵拉伤

一、概述

肌肉主动强烈的收缩或被动过度的拉长所造成的肌肉微细损伤、肌肉部分撕裂或完全断裂，称为肌肉拉伤，属中医牵拉伤范畸，严重者产生撕裂、断裂或移位的损伤（具体见筋断）。牵拉伤多发于大腿后群肌肉、腰背肌、小腿腓肠肌和上臂肌等，多见于短跑、跨栏、跳远、体操等项目。

◆ 病因病机 ◆

牵拉伤是运动过程中由于肌肉的猛烈而不协调的收缩，使肌肉、肌腱、韧带、筋膜、关节囊过度牵拉而引起损伤。多由肌肉内在猛烈收缩造成，如在跑跳运动项目中，大腿前肌群股四头肌的拉伤主要发生起跳一瞬间肌肉收缩；或在劈叉、压腿、跨栏运动时大腿后部肌肉群外在被动拉长而致伤，骑行运动员髂胫束拉伤，瑜伽练习中的肌肉韧带过度牵拉致伤等。

在体育运动中，由于准备活动不当，某部肌肉的生理机能尚未达到适应运动所需的状态；训练水平不够，肌肉的弹性和力量较差；疲劳或过度负荷，使肌肉的机能下降，力量减弱，协调性降低；错误的技术动作或运动时注意力不集中，动作过猛或粗暴；气温过低湿度太大，场地或器械的质量不良等都可以引起肌肉拉伤。

在完成各种动作时，肌肉主动猛烈地收缩超过了肌肉本身的负担能力；或突然被动的过度拉长，超过了它的伸展性，都可发生拉伤。如举重运动弯腰抓提杠铃时，骶棘肌由于强烈收缩而拉伤；在做“压腿”“劈叉”等练习时，突然用力过猛，可使肌肉过度被动拉长而发生损伤（图 5–14）。

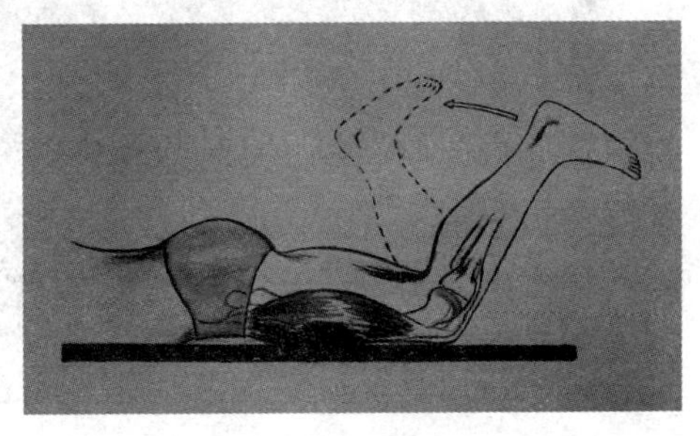
图 5–14　大腿前肌群牵拉伤

在体育运动中，大腿后群肌肉的拉伤最为常见，近年研究材料表明，大腿前后群肌肉力量不平衡；左右侧同名肌力量不平衡，弱侧容易受伤。多关节肌（如半腱肌、半膜肌、股二头肌长头）因其运动协调能力较低，也容易发生拉伤。

大腿内收肌、腰背肌、腹直肌、小腿三头肌、上臂肌都是肌肉拉伤的易发部位，与运动技术动作有密切关系。

◆ 诊法 ◆

一般都有明确的运动损伤史，损伤部位呈现疼痛、肿胀、关节功能障碍。

局部疼痛、压痛、肿胀、肌肉紧张、发硬、痉挛，功能障碍。当受伤肌肉主动收缩或被动拉长时疼痛加重。肌肉收缩抗阻力试验阳性，即疼痛加剧或有断裂的凹陷出现。有些伤员伤时有闪痛、撕裂样感，肿胀明显及皮下瘀血严重，触摸局部有凹陷及一端异常隆起者，可能为肌肉断裂（见筋断伤）。

◆ 治法 ◆

1. 包扎固定

早期用冷敷、加压包扎（图 5-15），还要把患肢放在使受伤肌肉松弛的位置以减轻疼痛。怀疑有肌肉、肌腱完全断裂者，应在局部加压包扎，固定患肢，立即送医院确诊，必要时还要接受手术治疗。

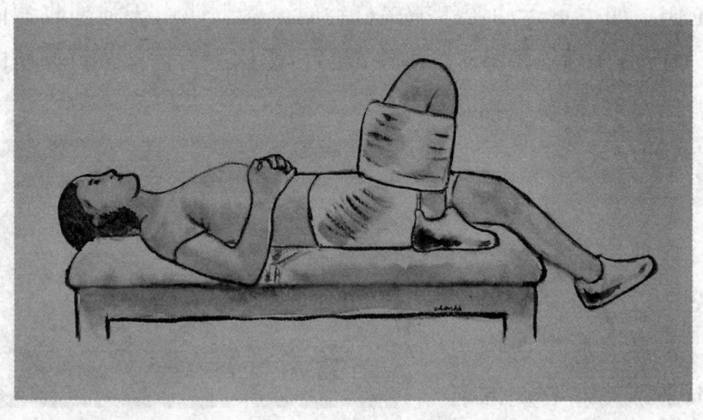

图 5-15　早期冷敷、加压包扎

2. **手法治疗**

对于牵拉伤患者初期慎用重手法治疗，中后期手法治疗的目的主要是疏通经络，松解粘连的组织，恢复组织的生理功能。

3. **功能锻炼**

早期功能锻炼应不活动关节以肌肉舒缩活动（静力收缩）为主，以预防肌失用性萎缩；中期注意逐渐增加运动幅度、次数；后期功能锻炼以恢复关节活动度及肌力为主。

部分断裂者，局部停训 2~3 天，健肢及其他部位可以继续活动。以后逐步进行功能锻炼，但避免那些重复受伤的动作。一周后可逐渐增加肌肉的力量和柔韧性练习。在做伸展练习时以不增加伤部疼痛为度。10~15 天以后，症状基本消除，可以逐渐进行正规训练。训练时伤部必须使用保护支持带，并充分做好准备活动。肌肉、肌腱完全断裂或撕脱骨折者，应立即停止训练，完全休息，积极治疗，伤后训练和专项训练都应在医生指导下进行。

注意加强屈肌和易伤部位肌肉的力量和柔韧性练习，使屈肌和伸肌的力量达到相对平衡，这是防止肌肉拉伤的有效措施。同时应充分做好准备活动，合理安排运动量，纠正和改进动作和技术上的缺点等，才能达到预防的目的。

4. **药物治疗**

（1）内服药

①血瘀气滞证：局部肿胀明显，瘀斑，疼痛拒按，动则引痛。舌暗红，苔薄，脉弦。治宜活血祛瘀，行气止痛，方用活血舒筋汤。

②风寒痹阻证：反复劳损或伤后日久而发，局部筋紧，活动受限，静时痛增，动则痛缓，喜按喜揉，或见恶寒头痛。舌苔白，脉浮紧。治宜祛风散寒，除湿通络，方用蠲痹汤加减。

③瘀热入络证：伤后迁延日久，局部可触及硬块，灼热红肿，活动受限，活动后疼痛加重，口干不欲饮。舌暗红，苔薄黄，脉弦数。治宜化瘀消肿，清热解毒，方用仙方活命饮之类。

④血不濡筋证：伤后日久未愈，肌萎筋缓，活动欠力。舌淡苔少，脉细。治宜养血壮筋，方用壮筋养血汤加减。

（2）外用药

早期可用消瘀止痛药膏、双柏散、消炎散、云南白药喷剂等外敷；中后期外用海桐皮汤熏洗。

二、肱二头肌牵拉伤

肱二头肌牵拉伤多见于短头损伤，肱二头肌短头肌腱起自喙突，向远端移行为肌腹，当上臂做旋转活动时，肱骨的小结节与肌腱摩擦发生损伤。

◆ 病因病机 ◆

运动员多由于动作不协调，在上臂上举并旋外的情况下，如投掷铅球、铁饼，肱二头肌肌腱在受到突然的牵拉、扭转外力的作用下，发生肌腱的扭转损伤，甚至发生部分肌纤维的撕裂。

◆ 诊法 ◆

损伤后出现肩部的疼痛，肩关节功能障碍。自觉肩部、上臂疼痛，严重者肩部肌肉痉挛疼痛或呈持续性的钝痛。压痛部位主要在喙突处，患者常为减轻疼痛而使肩关节保持在内收、内旋位，肩关节外展及后伸功能受限。

◆ 治法 ◆

1. 固定方法

损伤早期疼痛较重者可用三角巾将伤臂悬吊在胸前，做短期制动。

2. 手法治疗

患者屈曲肘关节，术者一手握其腕上，另一手拇指按于其喙突处，使上臂后伸、外展。顺外下方向用分筋、理筋法整复，再续以摇肩法做各个方向的运动。

3. 功能锻炼

①耸肩　动作由小到大，由慢到快，在悬吊期内即可开始。

②环绕　两臂侧平举，屈肘，以指松散接触肩部按顺逆时针方向环绕。

③展旋　单侧或双侧，手心始终向上，自腰侧旋向后方伸直，移向侧方，屈肘，手心仍向上，手背从前方过头、伸肘，顺滑至侧方，沿前方降下，手心仍向上，回复原势。重复进行，双臂同时做亦可，展旋时配合左右弓步及上身前俯后仰。

4. 药物治疗

损伤初、中期以散瘀消肿、生新止痛为主，内服舒筋活血汤，疼痛难忍时加服云南白药，外敷消瘀止痛药膏或三色敷药。后期以活血舒筋、通络止痛为主，可内服麻桂温经汤或小活络丸，并配合骨科外洗一方熏洗热敷。

三、股内收肌牵拉伤

股内收肌牵拉伤多为大腿突然过度外展而致的损伤，过去以骑马者常见，故称之为“骑士损伤”。体育运动中多见于俯卧式跳高，武术中的仆步按掌、足球竞技伸腿抢球等不规范动作。

◆ 病因病机 ◆

股内收肌损伤多由于间接外力所致，如在练习劈腿、跨木马等动作时，使大腿过度外展而将内收肌拉伤，发病较急。由于劳累复受风寒引起者，发病较缓。

◆ 诊法 ◆

外伤后，大腿内侧疼痛，局部有压痛。当患者于仰卧位时，检查者一手握拳，横置于患者双膝间，作抗阻力内收伤肢，如内收肌损伤时，则疼痛加剧。髋、膝关节稍屈曲、外旋，行走呈跛态。

◆ 治法 ◆

急性损伤患者疼痛较剧时，应嘱咐患者暂时卧床休息，以中药内服外用为主，暂不宜施行重手法和局部热敷治疗。

1. 固定方法

一般不用严格的固定，但患者早期应卧床休息，以利损伤组织修复。

2. 手法治疗

如肿胀大部分已消除，疼痛减轻时，术者可立于伤者的患侧，使伤侧髋关节适度地被动外展、内收、外旋 3~5 次。再作屈膝，屈髋，同时术者用拇指顺延有压痛或较硬的内收肌群作由远端向近端推的顺筋手法，然后再做屈髋活动 5~10 次。

3. 练功疗法

早期疼痛减轻后可主动地进行股四头肌功能锻炼，中、后期可加强患肢股内收肌的功能活动，以促进功能的恢复。

4. 药物治疗

治宜用舒筋活络法，内服舒筋活血汤等，外用伤湿止痛膏。

四、股四头肌牵拉伤

股四头肌是人体最大、最有力的肌群之一，股四头肌牵拉伤是常见的运动损伤。体育运动中多见于俯卧式跳高，武术中的仆步按掌、足球竞技伸腿抢球等不规范动作。

◆ 病因病机 ◆

股四头肌的拉伤主要发生在跑跳运动项目中，起跳或后蹬一瞬间肌肉（尤其是股直肌）猛烈收缩，往往在准备活动不充分的情况下容易拉伤，此外长时间的跑跳致使股四头肌疲劳，局部兴奋性下降，协调性遭到破坏，在此种情况下较小作用力也可以导致损伤。

◆ 诊法 ◆

局部突然发生疼痛，甚至肿胀，伤肢的功能活动受限。伸小腿、屈大腿时疼痛加重。久之可使股四头肌无力甚或有萎缩。若发生有股直肌断裂时，在股管上或髌骨上缘处可扪到凹陷痕迹（见筋断）。

X 线片可以排除附着处的骨质撕脱。

◆ 治法 ◆

对牵拉伤的病例，可作手法、药物和功能锻炼治疗。若有部分断裂，一般均在股直肌，股内侧肌和外股侧肌完好，可石膏固定 6 周。若完全断裂者，应早期手术，修复伸膝装置。

1. 固定方法

肌纤维部分断裂在伤后早期按封闭软组织损伤的处理原则进行冰敷、加压包扎，将患肢处于放松的位置。扭伤患者早期应适当卧床休息，有部分撕裂或手术后的病例，应用石膏或夹板固定患肢髋、膝关节半屈曲位 6 周。

2. 手法治疗

中后期可适当对伤肢进行理筋手法。患者仰卧床上，术者立于患侧，面向患侧髋关节，近侧手按髂骨，远侧手握踝上，牵引下肢，并由下外向上内旋转摇晃 5~7 次。然后改用远侧上臂夹着小腿远端，手扶膝下后方，使其屈髋，同时移近侧手，四指在外，拇指指腹按在股直肌向近端推以顺筋。重点在肌腱处，反复屈髋顺筋数次

3. 练功疗法

早期应以股四头肌的静力收缩活动为主，以预防股四头肌失用性萎缩，后期做主动的伸膝锻炼。手术修补后的病人，可在 2 周后开始股四头肌锻炼，解除固定后再主动进行伸膝功能锻炼。

4. 药物治疗

治宜用舒筋活络法，内服舒筋活血汤等，外用伤湿止痛膏。

5. 其他疗法

可循径取穴和邻近取穴，起到舒通经络、活血消肿、疏风定痛的作用，以利于肌肉、关节功能的恢复。

第三节　劳损伤

一、概述

劳损伤是因肌肉、韧带、筋膜等组织长期受到扭挫、牵拉、磨损等造成的一种慢性损伤，主要表现为局部疼痛不适和功能障碍。劳损伤好发于活动多、负重大的关节，尤其是筋骨附着点处。《素问·宣明五气篇》说："久视伤血，久卧伤气，久坐伤肉，久立伤骨，久行伤筋，是谓五劳所伤。"指出了劳逸不当，气血筋骨活动不调，可造成劳损。劳损伤也是常见的运动伤病，运动员由于职业原因，需长期进行某一特定动作，很容易导致肢体某一部位出现劳损伤。常见肩部劳损伤、背膂筋伤、腰部劳损伤、网球肘、高尔夫球肘、跳跃膝、足球踝、筋热、筋粗等。

◆ 病因病机 ◆

1. 积累性劳损

指长期、反复、轻微的应力作用于人体某部位而造成损伤，多属于慢性损伤，是劳损伤的主要原因。如举重、投掷运动员长期训练比赛可导致慢性腰肌劳损，射击运动可造成肩部劳损伤（图 5–16）。

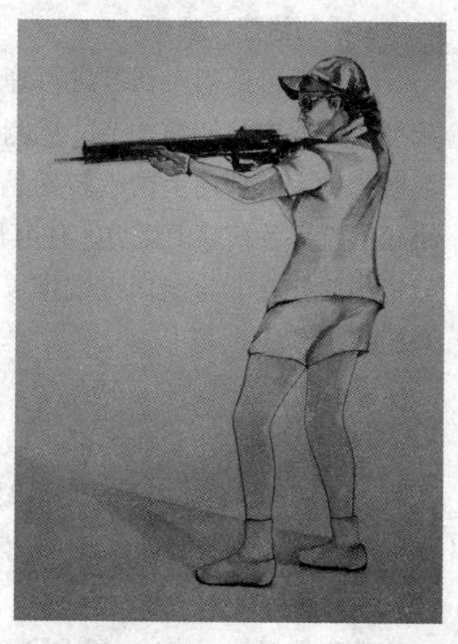

图 5–16　射击运动可造成肩部劳损伤

2. 年龄及体质

劳损伤的发生与年龄及体质因素亦有一定关系，青壮年、体质强者的运动员较老年、体质弱者发生劳损伤的概率低。

总之，跌打损伤，久行疲极而劳损，外邪留于经络、骨节之间，脏腑虚损影响筋节的退变等，皆为劳损伤的主要病因。外伤同时合并脉络损伤内外出血，或伴有骨裂与周围神经等损伤；强制性体位的工作或操劳过度形成的各种劳损；外邪除风寒湿邪侵袭留注外，尚有热痹表现为红肿热痛，寝卧湿地的环境因素而使筋节强直硬化；肝肾气衰而致筋骨退变，发生在中老年以上，其病变为负重部位，范围广泛，有时由于诱因而急性发作。

◆ 诊法 ◆

1. 病史

否认急性外伤病史，并有肌肉、韧带的长期扭挫、牵拉、磨损等劳损史。

2. 症状体征

临床常表现为损伤局部或酸痛、胀痛或麻痛、麻木、隐隐作痛；肿胀多不明显，或轻度肿胀；筋节活动不利，病史较长的患者由于失用性原因可出现肌肉萎缩。

3. 辅助检查

如核磁共振可辅助诊断。

◆ 治法 ◆

1. 理筋手法

理筋手法具有消肿止痛、舒筋通络、剥离粘连等功效。劳损伤常用的理筋手法包括按压法，揉擦法，托旋法，弹拨法，推扳法，摇转法，牵抖法，拍击法等。根据具体部位挑选合适的手法进行施治，具体操作见第四章第三节。

2. 内外用药

（1）内服药：劳损伤多以素体虚弱、筋失荣养为内因，以积累性疲劳为外因，或为急性筋伤迁延日久所致。根据“急则治其标，缓则治其本”的原则，劳损伤常用的治法包括以下两种。

①补益法 《黄帝内经》云：“虚则补之”，“因其衰而彰之”，“形不足者，温之以气；精不足者，补之以味。”根据劳损伤的临床特点常用的补益法有三。

补气养血法：本法是使用补气养血药物，使气血旺盛而濡养筋骨的方法。不论疲劳筋伤，或陈伤日久，必致体质虚弱而出现各种气血亏损之症，故宜采用补气养血法。补气、补血虽各有重点，但亦不能截然划分，气虚可致血虚，血虚可致气损，故在治疗上常补气养血并用。常用方剂有四君子汤、四物汤、八珍汤、十全大补汤等。

补养脾胃法：脾主四肢、肌肉。《灵枢·本神》：“脾气虚则四肢不用。”《素问·痿论篇》：“阳明虚则宗筋纵，带脉不引故足痿不用也。”由于损伤日久，耗伤正气，气血脏腑亏损，加之伤后缺少活动，可导致脾胃虚弱，饮食不消，运化失职，营养之源日绌，故出现四肢疲乏无力，形体虚羸，肌肉萎缩，局部组织修复缓慢，甚至萎而不用，脉象虚弱无力等，故治痿有独取阳明之说，治疗宜采用补养脾胃，以促进气血生化，使筋脉组织损伤加速恢复，常用方剂有参苓白术散、健脾养胃汤、归脾汤等。

补益肝肾法：本法又称强壮筋骨法。《素问·上古天真论篇》说：“肝气衰，觞不能动。”《素问·脉要精微论篇》说：“腰者肾之府，转摇不能，肾将惫矣。”《素问·痿论篇》：“肝气热，……筋膜干则筋急而挛，发为筋痿。……肾气热，则腰脊不举，骨枯而髓减，发为骨痿。”故凡筋伤患者损伤日久，或素体虚弱，肝肾亏虚表现为筋骨痿软无力、腰脊不举，肌酸、痉挛、疼痛日久的常采用补益肝肾法。肝为肾之子，《难经》说：“虚则补其母。”肝肾同源，补肾即是补肝，故肝虚，应养血柔肝，滋肾水以并肝水。常用方剂有壮筋养血汤、生血补髓汤、左归丸、右归丸等。

②温通法 《素问·调经论篇》曰：“气血者，喜温而恶寒，寒

则泣而不行，温则消而去之。”《素问·痹论篇》曰：“痛者，寒气多也，有寒故痛也。”“凡痹之类，逢寒则虫，逢热则纵。”说明疼痛性疾病的发生，多与寒邪有密切关系。《素问·至真要大论篇》曰：“寒者热之”，“劳者温之”。温经通络法使用温性、热性的祛风、散寒、除湿药物，并佐以调和营卫或补益肝肾之药，以求达到祛除注于骨节经络之风寒湿邪，使血活筋舒，关节滑利经络畅通。常用方剂有麻桂温经汤，乌头汤，大红丸，大活络丹，小活络丹。

（2）外用药

①敷药：劳损伤多选用温经通络，散风除湿类的外敷药，如温经通络膏等。

②膏药：劳损伤常用的膏药多为舒筋活络，祛寒止痛类者，如万应膏、化坚膏等。

③熏洗药：具有温经通络、散风祛湿的作用，很适用于劳损伤患者。如海桐皮汤、上肢损伤洗方、下肢损伤洗方等。

④擦药：具有促进局部血液循环、活血止痛作用，且使用方便。常用的擦药如舒筋药水、跌打万花油等。

3. 针灸拔罐

劳损伤患者可循经取穴，起到舒通经络、活血消肿、疏风定痛的作用，以利于肌肉、关节功能的恢复。兼有风寒湿邪者可配合艾灸或拔火罐等疗法，常能取得较好疗效。

4. 练功疗法

劳损伤病程多较长，练功疗法，不但可以防止肌肉萎缩，而且有助于关节功能的恢复。常用的练功方法包括颈项争力式、叉腰旋转势、仰卧架桥式、飞燕点水式、双手攀足式、双手托天式、双臂展翅式、左右开弓式、蝎子爬墙式、玉柱搅海式、蹬空增力式、仰卧举腿式、白鹤摇膝式、双足翘立式以及八段锦等。需根据具体部位挑选合适的练功术式进行治疗，具体操作见第四章第七节。

二、肩部劳损伤

肩部劳损伤是指肩部肌肉、筋膜、韧带长期受到牵拉、磨损而导致肩部疼痛、活动受限的慢性病证。唐·蔺道人所著《仙授理伤续断秘方》指出："劳伤筋骨，肩背疼痛。"即是指本病，常见于标枪、链球、铅球等投掷类运动员（图 5–17）。

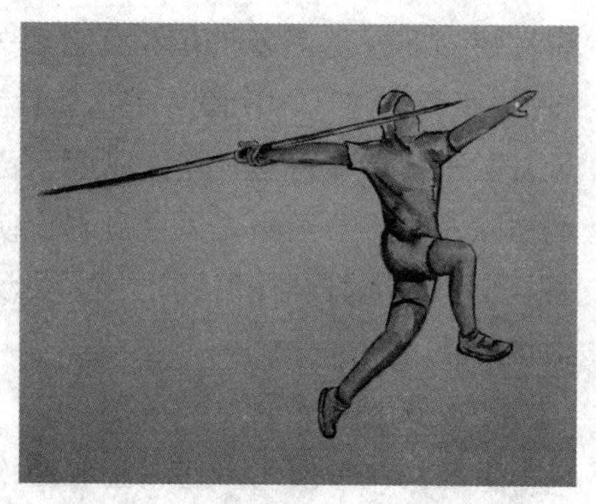

图 5–17　投掷类运动易致肩部劳损伤

◆ 病因病机 ◆

由于肩部长期反复遭受慢性牵拉、磨损，日久形成劳损，劳则气耗，气耗则肩背局部气血运行凝滞，不通而痛，特别是中年以后，气血渐亏，例如冈上肌腱等肩部软组织发生缺血性硬化，不同程度的弹性纤维消失，纤维变粗糙、肿胀，尤其大结节部的纤维退行性变更为明显，甚至部分纤维撕裂而患病。

◆ 诊法 ◆

肩部劳损伤病史，多为缓慢发病，或受轻微外伤发病。肩外侧疼痛，局部压痛，用力肩外展时疼痛明显加重，可出现疼痛弧，即当肩外展 60°~120° 时发生疼痛，甚至可因疼痛不能完成外展及上举动作，但可被动外展及上举，肩外展小于 60° 或大于 120° 时，则疼痛不明显。病程较长者，疼痛常因受凉或寒湿而骤然发生，并常与劳累有关，休息后减轻，日久可发生肩部肌肉萎缩。

◆ 治法 ◆

1. 理筋手法

由于本病多为慢性病证，因此可用较重手法。施法时，先用擦法、拿法，点按肩周诸穴，以活血舒筋，然后，术者一手拿患腕，一手拿患肩，在拔伸下，直臂摇肩 5~7 次。拿腕之手外展高举约 140° 后，将肘关节屈曲内收、后伸，再外展伸肘高举，作回旋运动，同时，拿肩之手在肩峰上，作掌按及揉散手法以解除组织痉挛，恢复其外展功能。最后以肩部为重点，用抖法、擦法做结束手法。

2. 内外用药

急性发作时，治宜舒筋活血、消肿止痛为主，用舒筋活血汤加减，外敷消瘀止痛膏、双柏散膏，或用展筋丹局部外揉。非急性期可服舒筋丸，局部疼痛畏寒者可服小活络丸，体弱血虚者可内服当归鸡血藤汤，外贴宝珍膏或痹症膏药等。

3. 针灸治疗

取天宗、肩俞、肩贞、肩臑、曲池等穴，提插捻转，以肩臂部酸麻胀痛为度，留针 20 分钟，可加艾灸。

三、背膂筋伤

背膂筋伤，系指背部脊梁骨与肩胛骨中间之筋脉损伤。《医宗金鉴・正骨心法要旨》曰："背者，自身后大椎骨以下腰以上通称也。其骨一名脊骨，一名膂骨，俗称脊梁骨。"背膂筋伤因此而得名。如举重运动员，在日常的训练比赛过程中背部肌肉长期用力，而出现本伤病。

◆ 病因病机 ◆

背膂部受到长期慢性微小损伤，使肌肉、筋膜组织产生纤维化或瘢痕化，形成劳损病灶或纤维结节扳机点，轻微刺激可引起疼痛，又因局部经络气血凝滞，气血运行不畅而致疼痛，或因久

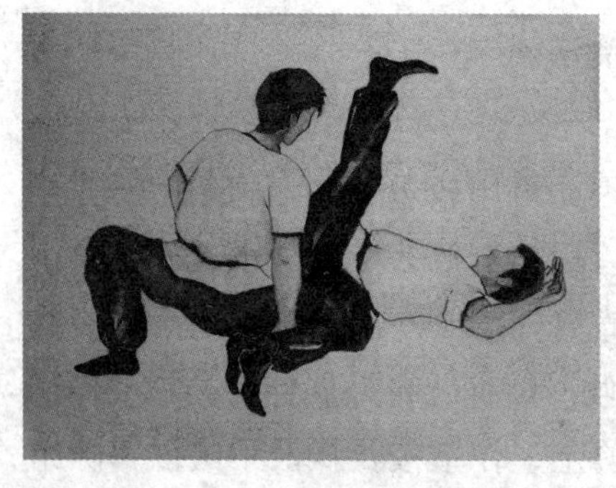

图 5–18　背膂筋伤

处湿地、贪凉受冷或劳累汗出复感风寒，局部经脉寒凝阻遏，久之则血脉不通，气机受阻，肌肉酸痛，故阴雨天常使疼痛加剧或诱发疼痛（图 5–18）。

◆ 诊法 ◆

有长期背部肌肉劳损病史，症状以肩胛骨脊缘疼痛，常有酸胀感。但疼痛并非经常性，其严重程度常随气候的变化而改变。局部无红肿现象，用力压迫或用手指提捏、挤压受累肌肉时可出现触痛，捻发感，捻发音。菱形肌、斜方肌和肩胛提肌最常受累，严重者局部肌肉紧张，有广泛性压痛，项背部筋强。

◆ 治法 ◆

1. 理筋手法

患者正坐于凳子上，先用按法，再用点穴法取风池、天柱等穴。助手一人站于患者健侧，一手扶肩，一手掌心扶于胸前。术者站于患者患侧，一手拿腕，另一手扶患肩。拿腕之手在水平方向上牵引，并用摇法摇肩 6 或 7 次。然后术者以膝顶于患者腋窝，和拿腕之手形成对抗牵引，将肩在外展 90° 位横向拔伸，然后再使肩高举，屈肘内收，使手触及对侧肩部。在屈肘时，使上臂后伸，同时用拿肩部之手的小鱼际肌按压在肩胛骨脊侧缘，用力向前戳按，助手在胸前之手迎之即可。最后拿肩腕之手将上肢向斜上方拔伸，同时拿肩之手虎口张开，用食指及拇指腹用力，沿肩胛脊侧由上向下捋顺。施法时须连贯，可重复 2 或 3 次。最后用弹筋拨络法、拿捏舒筋法、捻散拍打法等做结束手法（图 5–19）。目的在于舒筋活络、活血通经、缓解肌肉痉挛而减轻疼痛、捋顺肌纤维、防止炎症粘连。每日 1 次，症状缓解后逐渐减少手法次数。

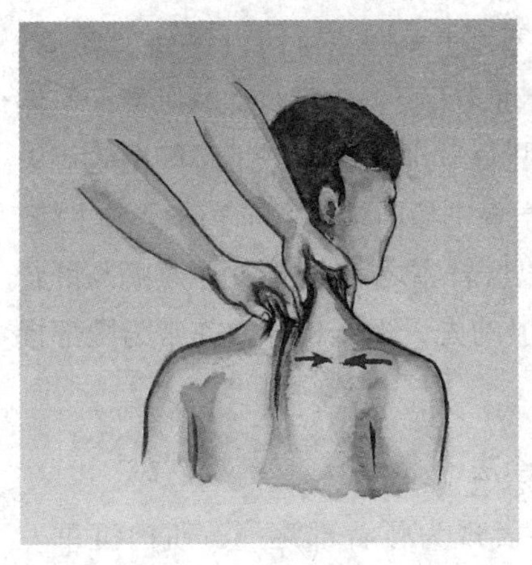

图 5-19　拿捏舒筋法

2. 内外用药

治宜用舒筋活络法，内服舒筋活血汤等，外用伤湿止痛膏。

3. 针灸拔罐

常取曲垣、夹脊穴、天宗、肩中俞、肩外俞、曲池、外关、阿是穴等，注意进针角度和深度、避免发生气胸。取针后在患侧颈肩部及肩胛骨内侧缘给予局部闪罐至皮肤泛红即可。

4. 练功疗法

主要是加强项背部锻炼，如做双臂展翅式、左右开弓式、五禽戏、太极拳、八段锦等，锻炼时要注意避免受凉或感冒。

四、腰部劳损伤

腰部劳损伤是指因长期腰部姿势不良或长期从事腰部持力及弯腰活动而引起腰背筋膜、肌肉劳损。《素问 · 至真要大论篇》曰其“腰尻痛”,《素问 · 脉要精微论篇》曰其“腰脊痛”。腰部劳损在运动伤病较为常见，如举重运动员因长期腰部屈伸负荷运动而出现腰肌劳损。

◆ 病因病机 ◆

若长期腰部姿势不良或从事腰部持力及弯腰活动等工作，可引起腰背筋膜肌肉劳损，或者筋膜松弛或有瘀血凝滞，或有细微损裂，以致腰疼难愈腰部急性损伤后，未能获得及时而有效的治疗，迁延日久而成陈伤腰疼；若汗出当风，露卧贪凉，寒湿侵袭痹阻督脉，久而不散，肌筋转趋血弱，而患者劳作如故，则血弱之肌筋易引起损伤，使劳损与寒湿并病。《素问·上古天真论篇》指出："七八，肝气衰，筋不能动，天癸竭，精少，肾脏衰，形体皆极。"，五旬以上中老年人，肝肾亏虚，骨髓不足，气血运行失调，督脉失养，引起腰痛。《医学衷中参西录·腰痛》曰："肝主筋，肾主骨，腰痛为筋骨之病，是以肝肾主之"，也说明了本病与肝肾亏虚密切相关。另外腰骶部骨骼的先天性结构异常亦常为腰部慢性劳损的潜在因素。

◆ 诊法 ◆

有腰部劳损伤病史，主要表现为腰背部疼痛，肌肉沉重发酸且有板直感，腰部活动时间稍久或单一姿势过久则加剧。《灵枢·经脉》曰："脊痛、腰似折"，说明腰部疼痛是本病主要症状。疼痛与天气变化有关，如阴雨、潮湿、风寒等因素可使症状加重。早晨疼痛较甚，但稍加活动，腰痛、肌肉板直感等有所减轻，喜温喜按，但在疲劳后症状又重，腰背部压痛范围较广泛。

◆ 治法 ◆

1. 理筋手法

手法治疗的目的在于舒筋活血，理顺肌筋，松解粘连。手法操作大致与治疗腰部扭挫伤的腰背揉按法（图5-20）、循经摈推法、局部弹拨法、散手拍打法、卧位牵板法等手法相同，但此类患者喜柔、喜按、喜温，忌用强劲暴力，在施以手法时应加以注意。

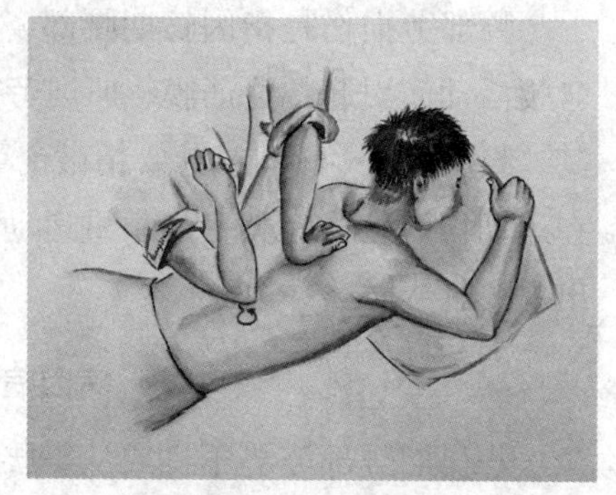

图 5-20　腰背揉按法

2. 内外用药

治宜舒筋活络止痛内服小活络丹及活血酒，局部贴宝珍膏；

对寒湿偏胜者，治宜宣痹温经通络，可用羌活胜湿汤或独活寄生汤；对体质虚弱者，治宜养气血、补肝肾、壮筋骨，可选服当归鸡血藤汤或健步虎潜丸。

3. 针灸疗法

邻近取穴为主，如肾俞、志室、气海俞、命门、腰阳关、阿是穴等，针刺后可加拔火罐，以散瘀温经止痛，隔日 1 次，10 次为一疗程。

4. 练功疗法

积极进行腰部练功活动是治疗腰部劳损伤行之有效的方法，其可增强腰部肌力，以促进气血流通，可选用五点支撑式、三点支撑式、飞燕点水式、仰卧架桥式等进行锻炼，练功因循序渐进、持之以恒，具体操作见第四章第七节。

五、肘部劳损伤

（一）网球肘

网球肘，又名肱骨外上髁炎，是由于肱骨外上髁处附着的腕伸肌总腱劳损及牵拉导致的慢性病证。肱骨外上髁为前臂伸肌群总腱的附着点，经常反复伸、屈腕关节，尤其是用力伸腕而又同时需要前臂旋前、旋后，就更容易引起这种损伤。如网球、羽毛球、乒乓球运动中，由于“下旋”“反拍”，回击急球时，球的冲力作用，使肌腱纤维受到反复牵扯而发生劳损。常见于运动强度大的网球运动员，因此得名。

◆ 诊法 ◆

有肘、腕部长期屈伸旋转病史，初期肘外侧疼痛，休息后缓解，以后疼痛转为持续性，轻者不敢拧毛巾，重者提物时有突然“失力”现象。疼痛呈持续性酸痛，可放射至前臂、腕部或上臂，一般在肱骨外上髁部有局限的压痛点，压痛可向桡侧伸肌腱总腱方向扩散。腕伸肌紧张试验（抗阻力伸腕痛）阳性。

◆ 治法 ◆

1. 固定方法

急性发作期应使用颈腕带悬吊制动 1~2 周，注意保暖。

2. 理筋手法

术者在肘外侧部做侧按，痛点部做指按及揉捻法，使局部有发热感，然后用指做按法点按曲池、外关等穴位，使之“得气”。以达到行气活血、舒通经络的作用。用拨络法弹拨刺激桡侧腕伸肌等，以达到剥离局部粘连的作用，如有明显压痛点可用拇指剥筋。术者与患者相对，一助手拿患者上臂，术者一手拿其患侧腕部（右手拿患者右腕或左手拿患者左腕），另一手拿住肘部痛点，用屈肘摇法旋前及旋后摇晃肘部 5~7 次，然后在拔伸下使肘部屈曲，在旋后位使肘部突然伸直，以撕脱局部粘连。最后以柔散法、捋顺法等结束。

3. 内外用药

（1）内服药：治宜养血舒筋，除痹通络，内服舒筋汤加减，若体弱者内服补益气汤。

（2）外用药：局部制动时，外敷消炎止痛膏或用海桐皮汤熏洗患处。

4. 练功疗法

急性期患肢暂停训练，待症状消退后伤肢可做一般活动，伤后三周内不做重复受伤的动作，以后可以增加“反拍”动作的练习，两个月后可参加专项训练。伤后训练期间，前臂可用粘膏支持带保护。为防止肘部僵硬及周围软组织粘连，每日主动进行握拳、屈肘、旋前、用力伸直出拳等锻炼。

5. 小针刀疗法

对一些顽固性肱骨外上髁炎患者，可试用小针刀疗法松解治疗。

6. 预防

加强腕部力量训练，防止前臂肌肉疲劳积累，做好准备活动，提高肌肉的反应性。正确掌握“反拍”击球技术，早期发现病例，及时治疗。

（二）高尔夫球肘

高尔夫球肘又名肱骨内上髁炎，是由于肱骨内上髁处附着的腕屈肌总腱慢性劳损及牵拉导致的慢性病证。当高尔夫球运动员挥杆击球时，肘、前臂、腕关节长期猛然用力屈曲旋转所致，因此得名（图 5–21）。

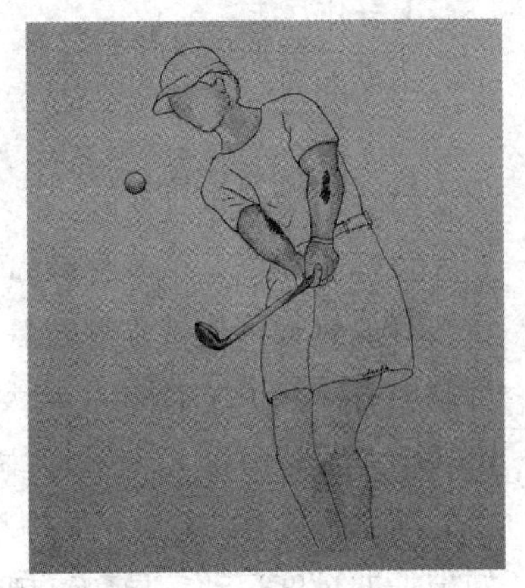

图 5–21　高尔夫球肘

◆ **诊法** ◆

患者肘内侧骨突部疼痛，向前臂内侧远方扩散，可达前臂中段。肱骨内上髁部有压痛，外观无明显红肿。腕屈肌紧张试验（抗阻力屈腕痛）阳性。

◆ **治法** ◆

1. 理筋手法

（1）弹拨法：以右侧为例，术者与患者相对而坐，术者左手握患者患肢，右手在肘部内侧痛点先用指揉法，放松周围软组织，然后用单侧拇指垂直屈肌附着点行分盘手法，以松解周围粘连。

（2）屈肘旋后过伸法：患肢取旋后位，掌心向上，术者右手拿患者患侧手腕，左手托肘尖，使患肢旋前屈肘，然后旋后伸肘，同时左手向上用力推托肘尖，随之可听到肘内侧有撕布样的声响。

2. 内外用药

（1）内服药：治宜养血舒筋，除痹通络，内服舒筋汤加减，若体弱者内服补益气汤。

（2）外用药：局部制动时，外敷消炎止痛膏或用海桐皮汤熏洗患处。

3. 练功疗法

主动屈肘、伸肘和前臂旋转活动等，每日 5~10 次。

六、膝部劳损伤

膝部劳损多见于髌骨劳损和髌腱炎。髌骨劳损系髌骨周缘腱止装置的慢性损伤性病变及髌骨软骨病。它们既可单独发病，也可同时存在，其病因和症状大致相同。本病多见于排球、篮球、田径（尤其是田赛）、体操、举重等常需做跳跃和膝半蹲位扭转发力的项目。故有“篮球膝”“跳高膝”之别称。髌腱炎，是由于髌韧带长期过度运动而导致髌韧带止点胫骨粗隆处疼痛不适、膝部活动障碍、行走跛行、蹲跳疼痛或髌下深压痛为主要症状的慢性伤病。患者多有反复跳跃伤病史，故又称之为跳跃膝，好发于从事反复蹲、跳等需要重复性屈伸膝部的运动员。

◆ 病因病机 ◆

髌骨周缘腱止装置，即是股四头肌肌腱在髌骨周缘的各部分止点。该肌于股骨下端合成一扁腱，跨越膝关节前面而止于胫骨粗隆。腱包绕髌骨，腱的髌上部叫股四头肌腱，腱的髌下部即髌韧带，髌上部的腱一部分越过髌骨上端止于其表面，另一部分形成腱膜向髌骨两侧延续成伸膝腱膜（筋膜）。腱的各部分均参与伸膝及固定髌骨，加强膝关节囊及稳定膝关节。髌周腱止点装置慢性损伤的机制主要有两方面因素：做跳跃运动时，尤其是踏跳及起跳瞬间，髌骨周缘腱止点末端区（含腱围组织）承受的拉力很大，长期反复大量进行跳跃训练，过度牵拉该区组织，即可引起髌骨上缘腱止点处损伤与疼痛（亦称股四头肌肌腱止点末端病）或髌尖下缘髌腱附着点、髌腱及其腱围损伤与疼痛（亦称髌腱腱围炎）；膝关节经常于半蹲位扭转发力过多的运动员，腱膜纤维反复受到牵扯，髌股关节面亦反复捻转与摩擦，更易引起伸膝腱膜纤维炎与髌骨软骨病。腱止点末端区遭受过度牵拉时，血管受刺激，引起血管痉挛，发生局部缺血变性，为腱止装置慢性损伤的主要病理。

髌骨与股骨关节面相互接触的为软骨结构，膝关节做伸、屈运动时，髌骨软骨面自外上向内下沿股骨滑车关节面滑行。膝处于 130~150° 时，伸膝的力量最大，髌股关节面的接触范围及髌骨软骨面承受的压力也最大。体育运动很多动作要膝关节处于半蹲位 130~150° 角的位置上“发力”。例如篮球运动员滑步防守、急停、踏跳上篮；跳高运动员最后一步制动与踏跳转体；铁饼运动员半蹲转体，排球运动员半蹲起跳与救球；起跑、跑台阶或山坡等。这类活动，使髌骨与股骨相对应的关节面之间反复撞击挤压与捻转摩擦，长期作用下会使软骨细胞被挤压变性或坏死，失去正常代谢机能，从而导致这部位软骨软化、破坏。

中医认为，由于膝部长期反复负重屈伸、牵拉、磨损，日久形成劳损，劳则气耗，气耗则局部气血运行凝滞，不通而痛，特别是中年以后，气血渐亏，肝肾亏虚，精髓不足，气血运行失调。肝主筋，肾主骨，膝为筋之府，久行伤筋，久立伤骨，膝部劳损为筋骨之病，与肝肾亏虚密切相关。

◆ 诊法 ◆

1. 有明确的蹲跳劳损史

与集中安排过多的跑、跳和半蹲位发力的专项训练有关。

2. 膝关节酸软疼痛

疼痛部位多在髌骨周缘及髌骨下极。病变早期，做准备活动常出现膝关节酸痛，但关节活动至发热时酸痛即可消失，能照常参加训练。在训练过程中，做半蹲位发力起跳与落地时，可发生一过性膝痛或“腿打软”，但仍能坚持训练。然而，当训练结束后膝关节酸软疼痛再度出现，上下楼梯和半蹲时疼痛加重。休息一夜后，疼痛缓解甚至消失。如未能重视早期膝痛膝软征象并调整训练，疼痛会逐渐加重。完成半蹲位发力的动作如起跑、慢跑、踏跳、滑步、急停、上篮等动作有困难，继而出现动作失调，反应迟钝，经休息后膝痛能减轻。少数病例疼痛与天气变化有关。病变严重时，走路及任何膝关节活动都感到膝痛。

3. 髌尖、髌骨周缘压痛

髌尖、髌骨周缘有压痛时，提示髌尖骨质增生，髌骨下极变长。

4. 髌骨压迫痛

髌骨软骨病变时，检查者用手掌垂直方向压迫髌骨或让髌骨侧向移动、错动，病人感到髌骨疼痛者为阳性。

5. 髌骨软骨摩擦试验

用手掌按压髌骨，令患者伸屈膝关节或错动髌骨，若有粗糙的摩擦音或摩擦感者为阳性。

6. 伸膝抗阻试验

大多数在膝伸直 110°~150° 之间出现疼痛。

7. 单足半蹲痛

下蹲试验阳性。

8. 少数患者因长期膝痛不敢用力而肌肉萎缩或有少许关节积液。

◆ 治法 ◆

1. 理筋手法

患者仰卧，患肢伸直，股四头肌放松。术者可在其膝部周围及痛点处施以按法、揉捻法等舒筋手法，擦摩、揉捏股四头肌。穴位按摩取血海、梁丘、阿是穴。在髌骨周缘用弹筋、刮、切等手法，脂肪垫区用拇指按压法，手法强度从轻到重，最后搓和推摩股四头肌及其肌腱。按摩方向是前、外侧宜从上而下，内侧宜由下而上。并以手掌轻轻按压髌骨做研磨动作，以不痛为度，每次 5~10 分钟。然后点按膝部周围经穴，最后用旋转屈伸及捋顺等手法结束。

2. 内外用药

（1）内服药：治宜消肿、活血、散瘀，可内服和营止痛汤、羌活胜湿汤、当归鸡血藤汤或健脾除湿汤加减。

（2）外用药：急性期外敷双柏散膏，慢性期可外贴万应膏或用熨风散热敷。

3. 练功疗法

以股四头肌静力收缩为主，以防止肌肉萎缩。初期症状尚轻，仅在训练开始和训练结束以后以及大强度训练中出现膝软膝痛者，应及时调整训练，暂时控制或减少跳跃量和膝关节半屈曲位扭转发力动作。对凡属半蹲位发力的动作即出现膝痛或髌骨摩擦试验、髌骨压迫试验出现膝痛者，一般应停止训练，进行治疗。优秀运动员可练治结合，即酌情减少训练时间和减小运动强度，停止或部分停止半蹲位发力动作练习，同时加强身体其他部分的全面素质锻炼，在不加重疼痛的情况下加强股四头肌力量练习，如静蹲、快速全蹲起立等。对做任何膝关节活动都出现膝痛者，宜停止训练进行体疗。

4. 预防

（1）在全面身体素质（力量、耐力、速度和灵敏）训练的基础上发展专项训练。

（2）加强对髌骨周缘腱止装置适应牵拉力量的训练，如负重静蹲或起蹲练习。

（3）注意训练节奏，循序渐进，不搞“单打一”训练方法。制定专项训练计划时，应把握运动员股四头肌的力量情况，做到分别对待。

（4）掌握正确的动作要领。有人研究，跳高时膝关节制动角为170~150° 起跳角为150° 左右时，成绩最好，膝关节的起跳角度越小，对髌腱的牵拉力则越大。

（5）每次训练课前、课后安排运动员做单足半蹲试验，以便早期发现患者，及时处理。

（6）选拔新运动员时，采用单足半蹲试验检查，凡有膝痛、膝软者，应进一步确定是否有髌骨劳损或先天性髌骨异常，才决定能否人选。

七、踝部劳损伤

踝部劳损伤是由于长期剧烈的运动，踝关节过度的跖屈，背伸，内外翻造成关节软骨损伤，多见于足球运动员，因此称“足球踝”，在体操、滑雪等运动中亦可发生。由于后期距骨常出现骨赘，故本病又被称为踝关节撞击性骨疣。

◆ 诊法 ◆

多有踝关节劳损伤病史，踝关节运动时疼痛和活动受限是本病的主要症状，早期为活动时疼痛，以后即使休息时也发生疼痛，疼痛部位踝前居多，正脚背踢球时，踝后部骨赘与软组织撞击挤压产生疼痛，急跑和跳跃时，胫前唇和距骨颈撞击产生疼痛，随着骨赘增生，滑膜囊增厚及游离体形成，关节活动受限日渐明显，直至关节活动度明显减少。

◆ 治法 ◆

1. 理筋手法

患者取侧卧位，伤肢在上，助手双手握住患者伤侧小腿下端，固定伤膝，术者双手相对，拇指在上拿住足部，做踝关节摇法，然后徐徐使足跖屈内翻，然后在牵引下将足背伸、外翻，同时双手拇指向下按压伤处，最后以手拇指在韧带损伤处做捋顺法。患者再取平卧，术者一手托住其足跟，另一手握住其足尖部，环旋摇晃踝关节，并做踝关节的背伸、跖屈及内翻、外翻动作。

2. 内外用药

（1）内服药：血瘀气滞证治以活血行气、消肿止痛，方选用活血止痛汤加减；血不濡筋证治以补血荣筋，方选用当归鸡血藤汤加减。

（2）外用药：外用消瘀止痛膏、接骨续筋膏等，中后期可用外擦剂或泡腾洗剂。

3. 针灸疗法

取穴足三里、阴陵泉、阳陵泉、血海、风市等。

八、筋热

筋热是指肢体受到外因和内因等影响而导致肢体出现以局部体表皮温升高为典型表现并伴肿胀、疼痛、活动受限等症状的病证，常发于膝部，类似于现代医学的膝关节滑膜炎。如运动员膝部皮温升高、局部肿胀、疼痛、活动受限等症状即为膝部筋热，下面以此为例进行介绍。

◆ 病因病机 ◆

本病多因外感风、寒、湿、热等邪气导致闭阻经络而生热，影响气血运行从而导致筋失血养；或由于劳损外伤致使气血不畅，日久化瘀，壅滞于膝关节，导致膝关节疼痛、肿胀、发热。由于脾气虚弱寒湿留注关节引起气血痰湿凝滞，经脉瘀阻而生热，脾脏功能失调，脾失健运，从而湿浊内生，湿浊之邪流注于肌肉、筋骨、关节，导致气血运行不畅，发生酸痛、重着、屈伸困难，关节红肿灼热。《内经》云：“经筋之为病，寒则筋自反折，热则纵弛不收。”“反折筋急”即是指寒邪的收引之性使筋缩短，紧张度增高；“纵弛不收”指的是热邪损害阴液导致筋脉得不到津液濡养而出现筋脉驰长无力的现象，这里的寒邪和热邪也可以替换成为阴邪和阳邪。清代吴谦等著《医宗金鉴·正骨心法要旨》分为“筋强、筋柔、筋歪、筋正、筋断、筋走、筋粗、筋翻、筋寒、筋热。”

◆ 诊法 ◆

多有某部位的运动劳损伤病史，膝部筋热患者表现为膝部皮温升高、肿胀、疼痛，活动受限。膝部筋热辨证如下。

1. **瘀湿互结证：** 膝部肿胀，疼痛拒按，肤色不变，活动不利。舌淡红，苔薄白或厚腻，脉濡缓。

2. **气滞血瘀证：** 膝部青紫肿胀，疼痛拒按，痛如针刺，活动不利。舌质暗红，边有瘀点，苔薄白，脉弦涩。

3. **湿热壅盛证：** 症见肿势弥漫，胀痛，灼热拒按，皮色欣红，触之中软，屈伸不利，步履艰难。身热口干，小溲短赤。脉弦数或濡数，舌红，苔黄腻。

◆ 治法 ◆

1. 固定方法

急性发作期应将膝关节固定于功能位制动 1~2 周，卧床休息，抬高患肢，并禁止负重，以减轻症状。但不能长期固定，以免肌肉萎缩。

2. 理筋手法

以活血化瘀、消肿止痛、预防粘连。患者取仰卧位，术者先点按髀关、伏兔、双膝眼、足三里、阴陵泉、三阴交、解溪等穴；然后将患者髋、膝部屈曲 90°，术者一手扶患者膝部，另一手握其踝上，在牵引下摇晃膝部 6~7 次；将膝部充分屈曲，再将其伸直。最后，在膝部周围施以点按法、揉捻法、捋顺法等。动作要轻柔，以防再次损伤滑膜组织。

3. 内外用药

（1）内服药

① 瘀湿互结证　治疗应行瘀清热，利湿消肿，方以四妙丸

加减。

② 气滞血瘀证　治疗宜清热消肿、活血通络，方用桃红四物汤加减。

③ 湿热壅盛证　治疗应清热利湿，舒筋通络，方以白虎桂枝汤加味。

（2）外用药

早期可外敷消瘀止痛膏、金黄膏。

4. 练功疗法

发病后应及时休息、制动或减少活动。早期膝部肿胀明显时，主要以股四头肌静力收缩为主。肿胀消退后，练习直腿抬高和踝关节用力背伸，每日数次，每次 5~10 分钟。

九、筋粗

筋粗是指肢体某部位因长期劳损而导致以局部肌肉、肌腱、筋膜、韧带增粗、质地变硬为典型表现伴疼痛、活动受限等症状的病证。下面以足跟部筋粗和腕臂部筋粗为例进行介绍。

（一）足跟部筋粗

足跟部筋粗是指因跟腱长期受到牵拉而导致的跟腱增粗、质地变硬为典型表现伴疼痛、活动受限等症状的病证，常见于如跑步运动员，类似于现代医学的慢性跟腱炎。

◆ 诊法 ◆

患者多有跟腱长期牵拉劳损伤病史，可见跟腱周围变硬、增粗，局部肿胀、疼痛，捻发感，疼痛在跟腱紧张时加重，即患足不敢承重，足尖蹬地时患处疼痛。

◆ 治法 ◆

1. 理筋手法

患者俯卧于床上，术者左手握其前足，使足呈外旋位，右手拇指揉、按压跟腱处 7~8 次；然后弹拨跟腱止点处，拇指由跟腱止点内侧向外侧，垂直跟腱轻轻弹拨 1 或 2 次；最后用右手拇指从跟腱止点处向四周推运，主要向上推运，以透热为度。

2. 内外用药

（1）内服药：治宜养血舒筋、消肿止痛，内服伸筋胶囊。

（2）外用药：外用苏木合剂熏洗患足跟部。

3. 针灸疗法

局部取穴以肾经为主，取穴太溪、大钟、复溜、水泉、昆仑，针用平补平泻法。远部取穴以任脉为主，取穴中脘、气海、关元、肾俞、命门，针用补法，并酌情加灸法。

（二）腕臂部筋粗

腕臂部筋粗是指腕臂部桡侧伸肌群因长期频繁活动而造成肌腱增粗、质地变硬为典型表现，伴疼痛、活动受限等症状的病证，常见于伸腕运动频繁的网球运动员，类似于现代医学的桡侧腕伸肌腱周围炎。

◆ 诊法 ◆

患者多有腕臂部伸肌长期劳损病史，可见前臂桡背侧下 1/3 处的桡侧腕伸肌腱呈条索状肿胀，疼痛，有明显压痛、局部灼热感，腕部活动受限。嘱患者握拳并做腕关节强力伸屈时，腕部疼痛加重，并可闻及摩擦感和捻发音。

◆ 治法 ◆

1. 固定方法

发病后若肿痛严重者，用硬纸板或夹板两块固定腕关节 1~2 周，待捻发感消失后去除固定。

2. 理筋手法

一助手握患肢前臂上端，术者一手握拇指，与助手相对拔伸牵引，用另一手拇指沿桡侧腕伸肌腱自下而上反复用推法，直至桡腕关节活动时捻发音消失或减轻为止。肿胀消退后做拿捏和理顺手法。

3. 内外用药

（1）内服药：治宜祛瘀消肿、舒筋止痛，内服舒筋丸。

（2）外用药：局部外敷消炎止痛膏，肿痛减轻时可用海桐皮汤煎水熏洗。

第四节　筋断

一、概述

筋断是指损伤引起筋的部分或完全断裂而失去连续性，如肌肉、肌腱、筋膜、韧带等的撕裂或断裂等。《伤科汇纂·经筋》中有关筋伤的描述“在肩则肩不能举，在膝则膝不能屈伸，皆筋之病也，亦不可不明”，筋断属筋伤中较重的伤病类型，导致严重功能障碍，预后不良，应积极治疗。

◆ 病因病机 ◆

1. 间接暴力

运动过程中多因突然发力肌肉剧烈收缩而引起，轻者可致牵拉伤，重者可致筋断伤，如羽毛球运动中突然起跳扣杀落地瞬间引起跟腱断裂。

2. 慢性劳损

因长期、频繁的劳损引起组织退变，导致肌腱强度和韧性降低，低强度运动即可引起损伤，如投掷运动中肩部反复劳损引起肩袖撕裂。

◆ 诊法 ◆

伤后局部疼痛剧烈并迅速肿胀，可见皮下瘀斑。慢性劳损引起者缺乏典型的早期症状，仅表现为隐痛、酸楚和轻度肿胀，肢体功能障碍程度因周围组织代偿不如暴力损伤明显，如肩袖撕裂引起患侧肩外展功能障碍，股四头肌腱断裂引起伸膝功能障碍等。伤后 3~5 天瘀血渐化，肿胀开始消退，瘀斑转为青紫，疼痛减轻。伤后 2 周肿胀大部分消退，瘀斑消失或转为黄褐色，疼痛逐渐消失。少数患者恢复期长，局部形成硬结，残余隐痛，残留部分功能障碍，迁延不愈，转为慢性损伤。

◆ 治法 ◆

1. 早期固定

筋断早期应妥善固定，避免断端间的相对运动并减小断端张力，为重建连续性创造条件。对于大多数损伤固定 4~6 周即可，并保证稳定基础上，将固定范围降至最低（既能有效固定，又能让肢体其他部分进行必要的功能活动）。筋断最初 48 小时内应冷敷，缓解伤后肿胀；48 小时后可行热疗，促进局部循环和肿胀吸收。

2. 药物治疗

固定期（4~6 周内）早期除内服桃红四物汤、活血化瘀汤等理气活血、消肿止痛类汤药外，还应结合伤处药物外敷，如神应膏有助于消肿定痛，大红膏对于筋脉挛急、肌肉肿硬且疼痛难忍者疗效明显，尽快减轻病痛、消除局部肿胀。肿痛缓解后则以补筋丸、补肾壮筋汤等接骨续筋药剂促进损伤修复。

恢复期（6 周后）此期主要运用补虚扶正的方药，通过补益气血、滋补肝肾、强筋健骨的方法，以治疗后期各种虚证，如补中益气汤、六味地黄丸、右归丸等。还可配合外用熏洗和外擦药物，如海桐皮汤外洗，跌打酒外擦。

3. 练功疗法

固定期　此期间肢体需维持稳定，减小断端的张力，主要以健侧肢体和远离损伤部位的关节功能锻炼为主，以促进气血运行，达到消肿止痛的目的。

恢复期　筋的连续性基本完成重建，但邻近关节活动度减小伴周围肌肉萎缩，拆除固定物后应开展相应的功能锻炼，逐步恢复关节活动度和肌力。锻炼时应按照循序渐进、由弱到强的原则，避免加重损伤。此外，还应加强全身锻炼，使气血流畅、益气养精、筋骨强壮、增强体质，更快更好的恢复损伤肢体功能。

4. 理筋手法

理筋手法主要适用于恢复期，急性期忌用。理筋手法可活血散瘀、消肿止痛、宣通散结、剥离粘连，亦可作用于全身，充分调动人体内正气，加快肢体、关节和脏腑功能恢复，提高抵抗力，达到提高疗效、缩短疗程、增强体质、防止复发的目的。手法用力要恰当，避免过猛、过重而加重损伤，特别在损伤早期手法要轻，对于慢性劳损或损伤后期，手法可重一些。治疗过程中应观察患者表情、询问患者感受，随时调整手法强度。

5. 其他疗法

筋断者可根据中医经络循行特点、腧穴的远治作用及其特殊治疗作用，在远离损伤部位的腧穴进行针灸、拔罐、刮痧等治疗，或循经进行手法按摩，促进组织愈合和功能的恢复。对于断端明显回缩、分离明显者，预期保守治疗效果不佳，应考虑手术治疗。

二、肩袖损伤

肩袖又称旋转腱袖，由冈上肌、冈下肌、小圆肌、肩胛下肌的肌腱组成，附着于肱骨近端，止于肱骨大小结节，维持肱骨头稳定并协助肩关节外展和旋转功能。肩袖撕裂除局部疼痛外，往往引起肩关节外展功能障碍。

◆ 病因病机 ◆

体操、投掷、举重、游泳等运动技术要求肩关节反复完成超常范围的运动，而肩袖肌腱周围有肩峰、喙肩韧带。反复超常开展运动使肌腱袖与骨、韧带不断摩擦，或肌肉的反复牵拉使肌腱、

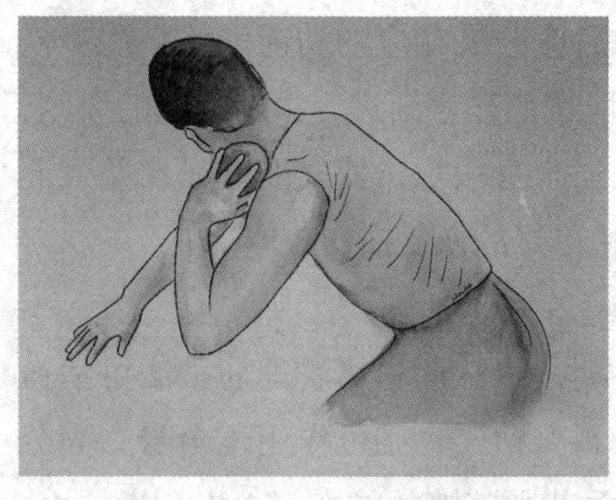
图 5-22　投掷运动可致损伤的典型机制

滑囊发生微细损伤、劳损。体操的转肩、举重时肩突然过度后伸、投掷的出手动作，都是引起这种损伤的典型机制（图 5-22）。

中医认为，上述伤病以间接暴力多见，引起脉络受损，气血凝滞，营血离经，阻塞经络，如投掷铅球或铁饼引起肩袖撕裂。也可在肩袖退行性变的基础上引发，尤其冈上肌肌腱损伤多见，如射箭运动反复劳损引起肩袖撕裂。

◆ 诊法 ◆

多数伴外伤史，慢性劳损表现为轻度疼痛和关节活动受限，易被忽略，延误治疗，严重者疼痛明显，甚至夜间剧痛，向周围及上臂放射，肩外展 60°~120° 范围疼痛加重（疼痛弧），此范围外疼痛减轻。撕裂时患者多自觉有撕裂声响，活动肩部时伴弹拨感，有时可见皮下瘀斑，外展外旋抗阻试验阳性。急性期常伴有三角肌痉挛疼痛；慢性期继发三角肌萎缩乏力。肩袖肌腱断裂少见，完全断裂者，肩外展失败，出现“耸肩”肩外展韵律紊乱征。

◆ 治法 ◆

1. 早期固定

肩部外展、前屈、轻度外旋位，用肩外展支架或“人”字形石膏固定约 4~6 周，使肩袖破裂部位充分愈合。怀疑有肌腱断裂者要送医院进一步检查和处理。

2. 药物治疗

参照前述筋断相关药物治疗。

3. 练功疗法

急性期暂停训练。急性期过去后，逐渐开始做肩关节下垂放松的回环、旋转及举臂等活动。症状完全消失时，可做负重练习。慢性期做肩关节各个方向的运动，但应避免引起某些疼痛的动作。专项训练开始动作难度要小，局部负担量要调节好，还可以改变技术动作形式，以减轻局部负担量。要注意发展小肌肉的力量及肩关节的柔韧性，但不能引起局部疼痛为原则。训练前、后要做局部按摩，以补充准备活动之不足和消除疲劳。少数肩袖肌腱断裂者，经合理治疗之后，三个月以上才能参加正规训练。

固定期以患侧手的抓握、腕及肘关节屈伸锻炼为主，恢复期进行肩关节功能锻炼，增加关节活动度和肌肉力量，辅以全身练功以促进恢复，3 个月内应避免做提举重物等动作。

4. 手法治疗

恢复期按摩可用推、揉、搓、擦等手法，配合选用肩髃、肩内陵、曲池、阿是穴等，最后活动运拉肩关节和上肢。并配合肩外展及上举被动运动，促进肩关节功能的恢复。

三、肱二头肌断裂

肱二头肌断裂可发生于长头、短头和远端附着处，以长头多见，其在狭窄的结节间沟内反复摩擦、勒压而退变，肱二头肌强力收缩或肘关节突然被动伸直，引起撕裂或断裂。

◆ 病因病机 ◆

肱二头肌断裂好发于运动员、杂技演员等，在未做好准备的情况下，肱二头肌强力收缩致肱二头肌断裂。其断裂部位可发生在肌腱与肌肉连接处、肌腹处或肌腱处。间接暴力多见，肝肾亏虚，气血不足，肌腱或已有退变，即使在较轻的外力作用下，肱二头肌肌腱亦可引起撕裂或断裂。

◆ 诊法 ◆

损伤时常可听到肌腱断裂声，伴肩前内侧疼痛，并沿上臂前侧放射至肘部，屈肘力量减弱，断裂处肿胀，压痛明显，肩外旋

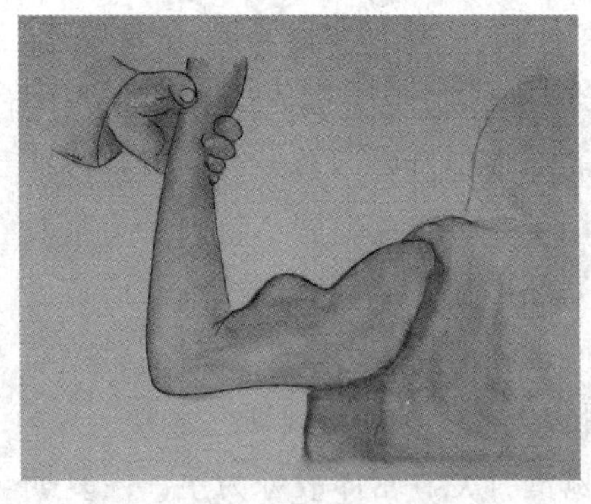
图 5-23　肱二头肌肌腱断裂

外展受限，肱二头肌肌腹向远端回缩呈现隆起的肿块，屈肘时明显（图 5-23）。

◆治法◆

1. 固定方法

闭合性肱二头肌不完全断裂，用三角巾悬吊患肢于肘关节屈曲 90° 位 3 周，3 周后开始功能锻炼；完全断裂应手术修补；开放性肱二头肌断裂，即行清创缝合术，术后石膏托固定患肢于肘关节屈曲 90° 位 4~6 周，6 周后开始功能锻炼。

2. 药物治疗

（1）损伤初期　局部肿胀、疼痛，治宜活血化瘀，通经止痛，内服桃红四物汤加桂枝 6g，羌活 10g，茯苓 12g。闭合性损伤，外贴活血接骨止痛膏。

（2）损伤后期　局部酸痛不适，关节屈伸不利，治宜养血活血，通经活络，内服养血止痛丸。外用舒筋活血汤温洗；亦可外贴活血接骨止痛膏。

3. 理筋手法

恢复期以轻柔手法为主，疼痛不适等逐步缓解后手法可稍重。施行手法时，先用拿法，由远至近捏拿肱二头肌肌腱及肌腱，以疏松筋络，然后由上臂的远端向肩部顺推 5~6 次，以理顺筋络，舒筋活血。

4. 练功疗法

固定期以患侧手的抓握和腕部功能锻炼为主，辅以耸肩和肩关节悬吊钟摆运动。恢复期加强肘关节和肩关节的各项功能活动，开始以被动活动为主，逐渐过渡到主动运动，增加关节活动度和肌力，恢复患肢功能，并辅以全身练功以促进恢复。

四、手指筋断伤

手指肌腱部分或完全断裂在运动伤中并不少见，最常见的锤状指即为伸指肌腱损伤，早期而有效的治疗是恢复手指功能的关键。

◆ 病因病机 ◆

锐器切割伤或手指在伸直位时突然受到暴力冲击指端，如篮球、排球运动中手指戳伤，指伸、屈肌腱强烈收缩，可造成指伸、屈肌腱的断裂。在正常情况下，手指充分伸屈时，肌腱滑动的范围较小，随着不同区域的肌腱断裂，其临床表现也不尽相同。指伸肌腱断裂时，常将其止点所附着的骨骼撕脱。指屈肌腱断裂后，其肌腱回缩是非常明显的。

◆ 诊法 ◆

有明显的外伤史。指伸肌腱在掌指关节近侧断裂时，掌指关节不能伸直，而指间关节因蚓状肌及骨间肌牵拉仍可伸直；指伸肌腱的中央束断裂，则近侧指间关节不能伸直，而远侧指间关节反被侧腱束拉成过伸畸形；指伸肌腱在远侧指间关节平面断裂时，末节手指下垂屈曲畸形，不能主动伸直，临床上又称之为“锤状指”。指伸肌腱断裂时，常将其止点所附着的骨骼撕脱，X线摄片常可见末节指骨基底部之背侧有小骨片被撕脱。

◆ 治法 ◆

1. 固定方法

对闭合性手指远节伸肌腱全断者，术后可用铝板条或指骨夹板，将患指近侧指骨间关节尽量屈曲，远侧指骨间关节过伸位固定 4~6 周（带有撕脱小骨片者，固定方法相同）。指浅、深屈肌腱全断者，术后患指固定于屈曲位 4~6 周。对于手指肌腱部分断裂者，可按上述方法做适当固定。

指伸、屈肌腱断裂无论手术与否，都应将患手或患指固定，固定的体位很重要，其关系到断裂的肌腱两端能否相互贴近。固定的时间也很重要，原则上应达 4~6 周以上，以保证两断端之间充分黏合。肌腱断裂后，手指的功能恢复时间比较长，易引起指间关节僵硬，解除外固定后应积极、主动进行活动，尽早恢复功能。末节撕脱性损伤应固定于近侧指间关节屈曲、远侧指间关节过伸位，固定时间为 4~6 周。

2. 药物治疗

初期宜活血祛瘀、消肿止痛，内服七厘散。后期因指节损伤，气血运行不畅，或气血凝滞，内服麻桂温经汤。肌腱愈合拆除外固定后，可配合外用药物，如海桐皮汤熏洗，跌打酒外擦。

3. 练功疗法

解除固定后开始练习手指的伸屈活动，1 周后逐渐加大活动量，进行手指灵活度和关节活动度训练。

五、股部筋断伤

股部筋断伤多因股四头肌、股二头肌突然猛烈收缩引起的肌肉肌腱部分撕裂或完全断裂而失去连续性。

◆ 病因病机 ◆

运动中以间接暴力为主，多见于跳高、跑步等跑跳项目以及足球和篮球等激烈对抗性运动，因股四头肌、股二头肌突然强烈收缩引起，有时还可致肌肉或肌腱起止点的撕脱性骨折，如髂前下棘、坐骨结节和髌骨上极、胫骨粗隆的撕脱性骨折。

◆ 诊法 ◆

外伤后局部疼痛伴明显肿胀，膝关节屈伸活动受限，主动伸膝乏力。X 线片及 CT 检查有助于诊断和排除撕脱性骨折。

◆ 治法 ◆

1. 固定方法

（1）新鲜闭合性股四头肌不完全断裂，石膏托固定患肢于膝关节伸直位 3~4 周。

（2）股四头肌完全断裂或开放性损伤，可行手术修补，术后石膏托固定膝关节伸直位 4 周。

2. 药物治疗

新鲜闭合性部分断裂，初期治宜活血化瘀、消肿止痛。内服活血灵汤，外贴活血接骨止痛膏。

损伤后期或陈旧性损伤，治宜养血活血、通经利节。内服养血止痛丸，外用苏木煎温洗。

3. 练功疗法

固定期间以患侧踝关节及足趾屈伸活动为主，后期可逐渐开始股四头肌静力收缩锻炼；恢复期应积极主动进行髋膝关节屈伸活动及股四头肌的肌力锻炼，如直腿抬高锻炼等，辅以全身练功以促进恢复。

4. 理筋手法

损伤后期或陈旧性损伤，术者一手按髂骨，一手握踝上，牵引下肢，并由下外向上内旋转摇晃 5~7 次。然后一侧上臂夹着小腿远端，手扶腘窝屈髋，另一手沿股四头肌、股二头肌向近端推以顺筋，重点在肌腱处，反复屈髋顺筋数次。

六、跟部筋断伤

跟腱，俗名脚挛筋，“其筋从跟骨过踝骨，至腿肚里”是人体最强有力的肌腱之一，止于跟骨结节，主要支持踝关节跖屈提踵运动和维持人体直立。

◆ 病因病机 ◆

运动中间接暴力多见，网球或羽毛球等运动中起跳落地或突

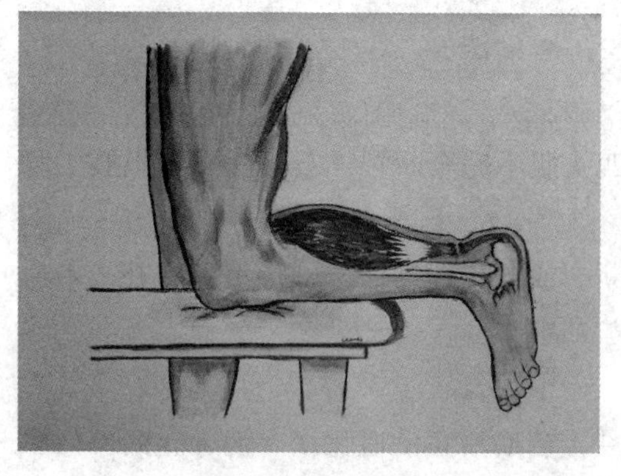

图 5–24 跟腱断裂

然变向，腓肠肌强烈收缩引起跟腱损伤。或因跟腱慢性退变，如短跑运动员长期慢性劳损引起循环不佳，肌腱营养不良，引起肌腱退变或末端钙化，强度和韧性降低，当其受到骤然猛烈牵拉，如起跑蹬腿发力或高处跳下足前触地背伸猛烈牵拉跟腱，均可造成跟腱断裂(图 5–24)。

◆ 诊法 ◆

跟腱断裂时，伤病患者常听到或感到小腿或足跟部有响声，随之疼痛，不能站立行走，主动伸屈踝关节疼痛加重。检查见断裂跟腱部肿胀、压痛明显，局部凹陷或跟腱变细。如完全断裂，小腿后侧肌肉较健侧显著隆起，肌腹上移，踝跖屈力消失，踝背伸活动范围较健侧增加；如不完全断裂，踝跖屈力减弱。

根据受伤史、临床症状与检查即可确诊。核磁共振可辅助诊断，必要时可摄 X 线检查排除跟骨结节撕脱性骨折。

◆ 治法 ◆

1. 早期固定

（1）跟腱闭合性部分断裂或完全断裂，近端回缩不明显者，用石膏托固定患肢于膝关节屈曲、踝关节跖屈位 3 周，以松弛小腿三头肌腱使断端接触，便于损伤跟腱的修复，此期禁止作踝关节背伸活动。3 周后改用膝下石膏固定踝关节于中立位 2~3 周，此期可进行小腿三头肌的收缩锻炼。

（2）新鲜跟腱完全断裂，近端回缩显著或陈旧性跟腱完全断裂，须早期手术修复。开放性跟腱断裂应即行清创缝合术。术后石膏托固定患肢于膝关节屈曲、踝关节跖屈位3周。3周后更换膝下石膏固定踝关节于中立位2~3周。

2. 药物治疗

新鲜损伤初期，治宜活血化瘀、消肿止痛，内服活血灵。闭合性不完全断裂，外贴活血接骨止痛膏。后期治宜养血舒筋，内服养血止痛丸，外用苏木煎温洗。

3. 练功疗法

固定期间主要以患肢抬高及足趾屈伸功能锻炼为主，3周后（石膏调整后）加膝关节屈伸功能锻炼，但应注意强度和范围，不可强力伸膝，避免跟腱再次断裂；恢复期着重于恢复患肢各关节的活动度和肌肉力量训练，并逐渐恢复跟腱的强度和正常行走。

4. 理筋疗法

跟腱断裂后期治疗以松解粘连、舒筋活血为主，可行按摩活筋，施用轻柔的拿捏、揉摩，小腿肌腹处作正常肌肉的按压、捋顺；后期以理筋手法配合功能锻炼，促进功能恢复。

第五节　筋结筋聚

一、概述

筋结筋聚是指伤后气血凝滞，出现的局限性肿块。肝主筋，肝失调达，血气凝结而成。《杂病源流犀烛·筋骨皮肉毛发病源流》："肝之经脉不调，气血失节，往往有筋结之患，不论骸体间，累累若胡桃块状是也。"筋结对人体循环造成很多不利。诸多因素如：姿势不良、运动不足、肌肉缺乏锻炼、乳酸堆积、工作劳损或撞击瘀伤、风寒侵入等，使局部气血循环不好，筋肉成硬块组织或呈现条索状，即所谓"筋结现象"。西医学上腱鞘囊肿、腱鞘炎、滑囊炎，可参考本节辨治。

◆ 病因病机 ◆

筋结筋聚的发生多与运动项目特点和训练组织不当使局部组织劳损有着密切关系。如：举重运动员举杠铃锁腕和小口径步枪射击时的托枪动作，都有手背伸并向桡侧倾斜，使拇短伸肌与拇长展肌腱在桡骨茎突部弯曲约 105°，并在狭窄的沟内来回滑动，不断摩擦，从而引起桡骨茎突部腱鞘炎；中国式摔跤和常练鞍马的运动员，训练时手指常处在用力抓持状态，使手指屈肌腱来回摩擦和受到掌骨头的挤压而产生屈指肌腱鞘炎；在体操运动中吊环、单杠、双杠、高低杠的转肩动作；举重运动中的抓举，以及排球、乒乓球、羽毛球的高位扣球等，都有肩关节长期超范围的转肩活动或臂上举后又突然向后伸，使股二头肌长头肌腱在结节间沟内不断抽动或横向滑动，加上训练安排不当，局部负担过重，致使该肌腱的腱鞘受到反复摩擦而产生肱二头肌长头肌腱腱鞘炎。

此外，田径运动中经常用足尖跑跳的运动员，容易发生腓骨长短肌、胫骨后肌、踇长屈肌腱腱鞘炎；竞走运动员训练或比赛时，因足跟先着地，则可发生胫骨前肌和踇、趾长伸肌腱腱鞘炎。

中医认为，由于劳伤筋脉，或寒湿刺激，致使经脉阻滞，气血运行失畅，筋膜肌腱失其濡养，导致腱鞘或滑膜发生变性而成本病。现代医学认为腱鞘囊肿的发病原因不甚清楚。除部分病例有外伤史外，无明显诱因，多为劳伤，引起腱鞘内的滑液增多后发生结缔组织的变性或囊性疝出等。

1. 气滞血瘀

外伤或劳损所致，伤及气血，气滞不行以致血运障碍，而出现既有气滞又有血瘀的证候。

2. 痰湿聚结

当关节频繁活动、疲劳受损，易导致津液代谢失调，痰湿内聚，积聚肿胀，可出现如筋聚、筋结、筋粗等。

3. 气血亏虚

体质虚弱之人，损伤日久，久病耗上气血，而致气血两亏。

4. 肝肾亏虚

损伤较后重，治疗不及时，加之劳役过度、加重伤肢负荷，日久累及肝肾。

◆ 诊法 ◆

1. 疼痛和压痛

在急性期更为明显，如桡骨茎突部腱鞘炎，则在桡骨茎突部有疼痛和压痛，疼痛有时向同侧肩、肘部和全手放射，局部皮下可触及一腱鞘肥厚发硬肿块及摩擦音；手指屈肌腱腱鞘炎，则在掌指关节或指间关节掌侧部有疼痛和压痛，其疼痛可向同侧腕部放射，但病程长者疼痛可消失，仅遗留弹响现象；肱二头肌长头肌腱腱鞘炎，在肩关节前部肱骨结节间沟处有明显疼痛和压痛，上臂外展上举做反弓动作时疼痛加剧，其疼痛可向上臂的前方和三角肌下放射，踝部腱鞘炎，由于病变的部位不同，其疼痛和压痛的表现各异，如胫骨前肌、趾长伸肌腱腱鞘炎，表现为踝前部疼痛和压痛；腓骨长、短肌腱腱鞘炎为外踝后部疼痛和压痛；胫骨后肌、踇长屈肌、趾长屈肌腱腱鞘炎，则为内踝后部疼痛和压痛。

2. 肿胀

急性期局部肿胀明显，病程长者则肿胀减轻或消失，仅遗有腱鞘增厚发硬现象。

3. 功能障碍

急性期由于局部炎性病变，活动时疼痛加剧而引起；慢性期则因腱鞘增厚管腔狭窄，使活动不便所致。

◆ 辨证论治 ◆

急性期局部应休息或制动，积极治疗，以免发展为慢性。对一般患者则应减少局部的活动，适当改变训练的内容和方法，有利于提高疗效。一般应在活动时局部无疼痛的情况下，才能从事原项目的正规训练。

同时可采用局部热敷或中药熏洗，并配合按摩和关节的屈伸活动，每日 1~2 次，效果较好。取阿是穴作针刺或艾灸，也有一定疗效。

《素问·至真要大论》云："结者散之"，即结聚之病应当消散，故筋聚筋结之病当以调和气血，补虚肝肾，使气血通畅，筋经得到濡养，而筋聚筋结散矣。

1. 气滞血瘀型：患部常可见瘀斑，疼痛，多为刺痛，痛有定处，拒按，夜间痛甚，面色不华，舌质紫暗，或有瘀斑，脉多细涩或弦涩。

治则：活血化瘀，通络止痛。

方药：化瘀通痹汤加减。

2. 痰湿聚结型：患部常可见瘀斑，疼痛，多为刺痛，痛有定处，拒按，夜间痛甚，面色不华，舌质紫暗，或有瘀斑，脉多细涩或弦涩。

治则：活血化瘀，祛风除湿。

方药：蠲痹汤加减。

3. 气血亏虚型：多为体质羸弱之人，损伤日久，可见神情倦怠、面色苍白、筋肌无力，舌淡胖、脉细弱。

治则：益气养血，通络止痛。

方药：黄芪桂枝五物汤加减。

4. 肝肾亏虚型：可出现伤处入夜时疼痛、捶打或活动后疼痛能缓解，舌质红有裂纹、苔剥，脉细数。

治则：益精补肾，滋阴熄风。

方药：左归丸加减。

二、腱鞘囊肿

腱鞘囊肿是在关节或腱鞘附近发生的囊性肿物，病名出自《儒门事亲》，俗称“筋团子”。囊内含有无色透明或微白色、淡黄色的浓稠状物体，或厚黏液素。因其内容物如桃胶，故中医又称其为胶瘤，俗称筋疙瘩、筋瘤，古称“腕筋结”“筋聚”“腕筋瘤”等。此病多发于手或足背，是关节囊及腱鞘的一种退行性病变，常与外伤和劳损有关。

◆ 诊法 ◆

可触摸到一外形光滑、边界清楚的圆形肿块，表面皮肤可推动，无粘连，压之有酸胀或痛感。囊肿多数张力较大，肿块坚韧，少数柔软，但都有囊性感。

1. **手腕部：**多发生于腕背侧，少数在掌侧。最好发的部位是指总伸肌腱桡侧的腕关节背侧关节囊处，其次是桡侧腕屈肌腱和拇长展肌腱之间。腕管内的屈指肌腱鞘亦可发生囊肿，压迫正中神经，诱发腕管综合征。少数腱鞘囊肿可发生在掌指关节以远的手指屈肌腱鞘上，米粒大小，硬如软骨。

2. **足踝部：**以足背腱鞘囊肿较多见，多起源于足背动脉外侧的趾长伸肌腱腱鞘。跗管内的腱鞘囊肿可压迫胫神经，是跗管综合征的原因之一。

◆ 治法 ◆

1. 辨证论治

治宜调养气血、舒筋活络为主，内服药物可用桂枝汤加当归、何首乌、威灵仙等，局部可外用海桐皮汤熏洗。

2. 手法治疗

适用于囊薄而病程短者。发生在腕背者，令患者极度掌屈腕关节；若发生在足背，则令患者极度跖屈踝关节及跖跗关节。医者以双手拇指指间关节内侧扣压于囊肿近侧，用力向远端推挤，囊壁即可破裂，囊肿消失。再反复推按揉挤 2~3 次，以驱散残余囊液，然后行局部加压包扎 1~2 周。如一个方向推挤不散，可改变方向推挤，往往可以奏效。

3. **针刀疗法**

适用于囊厚而病程长者。以腕背侧腱鞘囊肿为例：先在囊肿正中做好标记，腕关节处于掌屈位，下垫一软垫，使囊肿隆起较明显，戴无菌手套，皮肤常规消毒，在治疗点以 1% 利多卡因 2ml 浸润麻醉，然后左手拇食指固定囊肿，右手持针刀在囊肿正中垂直刺入，通过皮肤达皮下组织，刺破囊壁，即有一落空感，此时缓慢进针刀，感觉刀下有轻微阻塞感时，即达腱鞘囊肿的基底部，也是囊肿生发组织层，纵疏横剥三刀，范围 0.5cm，以破坏囊肿的生发组织层，然后稍提针刀，按“+”字形分别穿破囊壁四周后拔出针刀，压迫局部止血 3 分钟，用创可贴覆盖针眼。术后位于屈腕位，医生用拇指强力按压囊肿 2 次，用纱布块压在囊肿面，加压包扎 7 天后再松开。

4. **针刺疗法**

对于囊壁厚，病程长，手法无效果者。可用三棱针火针，刺破囊壁，挤出内容物，或用粗针头吸出内容物，用纱布加压包扎固定。

5. **练功疗法**

手法、针刺或针刀治疗 24 小时后，疼痛减轻即可练习腕关节活动，包括伸、屈腕，旋转前臂等功能锻炼。

三、腱鞘炎

腱鞘就是套在肌腱外面的双层套管样密闭的滑膜管，是保护肌腱的滑液鞘。在日常生活或运动过程中，肌腱长期在此过度摩擦，即可发生肌腱和腱鞘的损伤性炎症，引起肿胀，称为腱鞘炎。发生在拇短伸肌和拇长展肌腱鞘，称为桡骨茎突狭窄性腱鞘炎；发生在拇指或手指的屈指肌腱腱鞘炎，又称为“弹响指”“扳机指”。

◆ 诊法 ◆

1. 桡骨茎突狭窄性腱鞘炎

桡骨茎突处疼痛，可向前臂及拇指放射痛，活动腕及拇指时疼痛加重，不能提重物。桡骨茎突处明显隆起压痛，有时可触及硬结节。握拳尺偏试验阳性（图 5–25）。

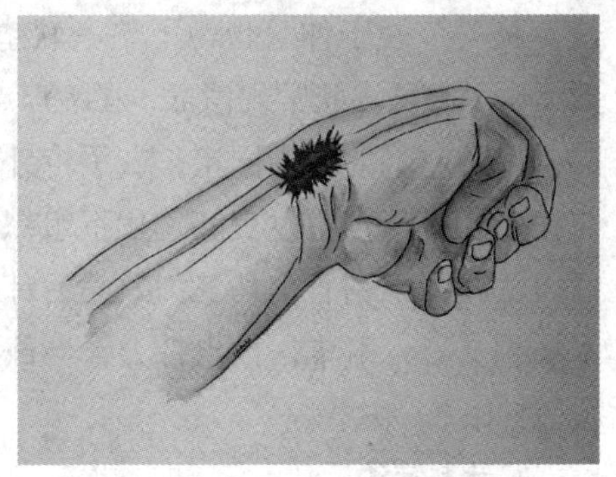

图 5–25　握拳尺偏试验阳性

2. 屈指肌腱腱鞘炎

初起为患指伸屈不利，用力伸屈时疼痛，并出现弹跳动作，以晨起、遇凉水后症状较重，活动或热敷后症状减轻。在掌骨头的掌侧面明显压痛，并可触到米粒大的结节。压住此结节，再嘱患者做充分的屈伸活动时，有明显疼痛，并感到弹响由此发出。由于伸屈受限给工作和生活带来不便，严重者患指屈曲后不能自行伸直，需健手帮助伸直。

◆ 治法 ◆

1. 辨证论治

治宜调养气血、舒筋活络为主，内服可用桂枝汤加当归、何首乌、威灵仙等；局部可外用海桐皮汤熏洗，或外涂擦消伤痛擦剂。

2. 手法治疗

患者正坐，术者一手托住患手，另一手于腕部桡侧疼痛处及其周围做上下来回地按摩、揉捏；然后按压手三里、阳溪、合谷等穴，并弹拨肌腱 4~5 次；再用左手固定患肢前臂，右手握住患手，在轻度拔伸下缓缓旋转及伸屈腕关节；最后用右手拇、食二指捏住患手拇指末节，向远心端拉伸，起舒筋解粘、疏通狭窄的作用，结束前再按摩患处一次，理筋手法每日或隔日一次。

3. 针刀治疗

以桡骨茎突狭窄性腱鞘炎为例：先在桡骨茎突压痛明显处定位，腕关节处于伸直位，下垫一软垫，使桡骨茎突隆起较明显，戴无菌手套，皮肤常规消毒，在治疗点以1%利多卡因2ml浸润麻醉，然后左手拇食指固定，右手持针刀在标记点垂直刺入，刀口与桡动脉平行，通过皮肤达皮下组织，感觉刀下有韧性感，用提插刀法在纤维鞘管上切三刀，然后针刀达到骨面，在腱鞘内纵疏术横剥3刀，术毕，拔出针刀，局部压迫止血3分钟，用创可贴覆盖针眼。

4. 针刺疗法

取阳溪为主穴，配合谷、曲池、手三里、列缺、外关等，得气后留针15分钟，隔日一次。

5. 功能锻炼

腱鞘炎患者平时做手部动作要缓慢，避免劳累，少用凉水，以减少局部刺激。对发病时间短、疼痛严重的病人更要充分休息，有助于损伤筋腱的恢复。

四、滑囊炎

滑囊炎是指滑囊的急性或慢性炎症。滑囊是结缔组织中的囊状间隙，是由内皮细胞组成的封闭性囊，内壁为滑膜，有少许滑液。少数与关节相通，位于关节附近的骨突与肌腱或肌肉、皮肤之间。在日常生活或运动过程中，常因外伤或劳损引起该病。常见的有肩峰下滑囊炎、尺骨鹰嘴滑囊炎、髋关节滑囊炎、膝关节滑囊炎等。

◆ 诊法 ◆

患者多有慢性损伤史，关节附近的骨突处有呈圆形成圆形，边缘清楚大小不等的肿块，急性者疼痛，压痛明显，慢性者则较轻，患肢可有不同程度的活动障碍，浅表性滑囊可测出有波动感，深部滑囊或因囊内压较高时常不易触及波动，穿刺可得黏液或血性黏液，有助确诊（图 5–26）。

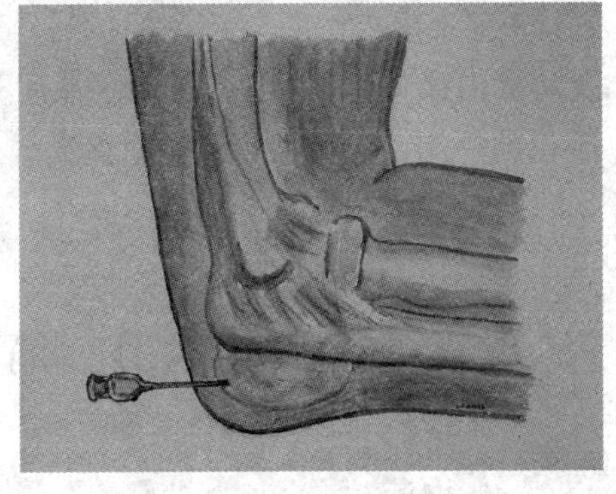

图 5–26　尺骨鹰嘴滑囊炎（筋聚）

◆ **治法** ◆

1. 辨证论治

（1）急性滑囊炎治宜活血凉血化瘀消肿。

①内服药　可用活血灵合解毒饮，一日一剂水煎服。

②外用药　可用黄半膏外敷局部，每日更换一次；或地龙膏外敷，每日更换一次。

（2）慢性滑囊炎治宜通经活络散结。

①内服药　可用橘术四物汤加穿山甲、桂枝，水煎服。

②外用药　舒筋活血祛痛膏撒展筋丹少许，贴患处，每天更换一次。

2. 固定疗法

急性患者应以腕颈带悬吊患肢制动。

3. 手法治疗

以尺骨鹰嘴滑囊炎为例：肘关节伸直位，以一手拇指紧压于积液肿胀之深囊壁上，在维持拇指压力的同时，迅速屈曲肘关节，可使囊壁破裂，积液迅速消散，然后再反复屈伸肘关节数次，使积液彻底消散，加压包扎一周。

4. 练功活动

适用于肘关节功能受限者，患者应每天坚持做适量的有意识的肘关节屈伸及前臂旋转功能活动，以通利关节。可采用双手托天式与铁臂单提式进行功能锻炼。

5. 其他疗法

囊内穿刺：囊内穿刺抽出积液后，注射醋酸泼尼松25mg，加压包扎一周。对慢性难愈性滑囊炎，且有明显不适者，可行手术切除滑囊。

第六节　筋出槽

一、概述

筋出槽，是指筋的空间位置变化为主，可伴有形态结构或功能活动发生了异常改变，清·吴谦《医宗金鉴·正骨心法要旨》记载："筋之弛、纵、卷、翻、挛、转、离、合，虽在肉里，以手扪之，自悉其情。"本病则属离位伤筋之疾，可表现为筋强、筋歪、筋走、筋弛、筋纵、筋卷、筋挛、筋转等，既可以作为疾病名，又可作为筋损伤后的病理变化。运动伤中的肱二头肌长头肌腱滑脱，腓骨长短肌腱滑脱都属于中医伤科的"筋出槽"。

◆ 诊法 ◆

筋出槽部位可有轻微疼痛、伴有条索、结节肿胀改变，筋出槽临近关节处可伴有活动受限。依据外伤史、临床症状和典型体征，可作诊断。

◆ 治法 ◆

1. 手法治疗

筋出槽的手法治疗，先用揉、推、按等手法放松局部，再以循经横向弹拨，循经走向做分筋理筋手法，使硬结出槽的筋柔软，筋松软后容易复位归槽。

2. 固定方法

患者早期应适当卧床休息，可用弹力绷带包扎固定患处。

3. 练功疗法

初期功能锻炼应不活动关节以肌肉舒缩活动为主，以预防肌失用性萎缩；中期逐渐增加活动幅度及次数；后期功能锻炼以恢复关节活动度及肌力为主。

4. 药物治疗

初期可内服七厘散、活血丸；中后期可服用舒筋丸，或六味地黄丸、八珍汤等。新伤可外敷消瘀膏，隔日换药 1 次，2~3 周停药。对中后期及陈伤者，均可配合海桐皮汤、伤科熏洗汤进行熏洗，每日 2 次。

二、肱二头肌长头肌腱滑脱

本病又称肱二头肌长头肌腱脱位，是指肱二头肌长头肌腱滑离结节间沟，停留于肱骨小结节或肩胛下肌腱之上，亦称“筋跳槽”“筋走”“筋翻”。

肱二头肌长头肌腱起于肩胛骨盂上结节，向下越过肱骨头进入结节间沟。结节间沟的内侧为小结节、肩胛下肌和胸大肌，外侧为大结节、冈上肌和冈下肌，沟的前侧覆盖横韧带，肱二头肌长头肌腱走行就处于此纵行的骨纤维管内。肩关节活动时肌腱在沟内有一定的滑动，尤其是肩外展、外旋时滑动的范围较大。

◆ 病因病机 ◆

本病的发生主要是在退行性变的基础上，遭受外力损伤所致。多因肱骨小结节发育不良，肱二头肌腱长头有腱鞘炎，横韧带变性，或肱骨外科颈骨折后，都能使骨纤维管变浅。加上外力使上臂外展、外旋，致使结节间沟前方的横韧带破裂，肌腱滑脱于腱沟之外。长期滑动摩擦则腱鞘发生炎性改变，可形成肱二头肌长头腱鞘炎。

◆ 诊法 ◆

有急性外伤史，伤后局部疼痛，肩前有肿胀。前臂旋后位伸肘时疼痛加剧，甚至滑脱的肱二头肌长头腱发生交锁，肩关节不能活动。如将在外旋位上举的上臂放下或前屈外展时，可感知长头腱在小结节上滑动之弹响。

◆ 治法 ◆

1. 手法治疗

令患者坐位。术者一手四指放于患侧肩上部，掌心对着腋前侧，拇指放于三角肌前缘的 1/3 处，用力抵住肱骨颈部（肱二头肌长头肌腱处），另手握患腕部，掌心向前，肩外展至 60°，并前屈 40°，两手对抗牵引。在牵引下将患者前臂逐渐旋后，并将肩放回至 40° 外展位，将放下的前臂尽量旋后。此时，用拇指掌面桡侧用力向外上推滚滑脱的肱二头肌长头肌腱，同时将患肢作内旋活动，即可复位。

2. 固定方法

屈肘位三角巾悬吊 上肢制动 1~2 周。

3. 练功疗法

解除制动后，可进行上肢主动的功能活动，避免外展、外旋。

4. 药物治疗

初期治宜活血化瘀、消肿止痛，内服活血灵汤，外贴活血接骨止痛膏。后期或陈旧性损伤，治宜养血活血、通经利节，内服养血止痛丸，外用苏木煎温洗。

三、腓骨长短肌腱滑脱

腓骨长短肌腱滑脱，是指腓骨长短肌腱滑脱至外踝前方而产生临床症状的一种疾病。腓骨长肌起于腓骨小头及腓骨上 1/3 的外侧面和小腿深筋膜，肌束向下移行于长的肌壁，经腓骨短肌的后面，行于外踝的后方，经腓骨上支持带的深面的骨性纤维管，弯至足底内侧。

◆ 病因病机 ◆

常见于运动损伤，如滑雪、滑水、踢足球等剧烈运动时，足踝部处于过度内翻位，受到突然强力背伸之外力，引起腓骨长短肌猛烈地反射性收缩，腓骨肌腱冲破上支持带的限制，滑向外踝前方。由于腓骨肌上下支持韧带及骨性纤维管韧带发育不良，沟管过浅，支持带松弛，容易在腓骨肌肌腱紧张向前滑脱。

◆ 诊法 ◆

明显的外伤史，局部软组织肿胀，皮下有瘀血斑，外踝下端压痛，主动外翻或拉阻力外翻，局部疼痛加重。急性损伤，跛行步态，外踝处疼痛、肿胀，外踝前方可触到移位的腓骨肌腱，并有明显的压痛，可伴有弹响。慢性期，足部易发生疲劳，局部疼痛，轻度跛行，局部或有肿胀，背伸趾屈足踝时，可听到肌腱滑动弹响声，并可触到滑脱的肌腱及压痛。

◆ 治法 ◆

1. 手法治疗

患者仰卧，一助手固定小腿中下段，术者手握住足跟，另手握住足的跖跗关节部，先作拔伸摇晃踝关节。然后使足跖屈外翻，握足之手的拇指从外踝的前上向后下方推脱位的肌腱，使其复位。之后使足内翻背屈，按压肌腱之手再用力沿肌腱向后，上方推按，使肌腱回纳原位。

2. 固定方法

（1）新鲜损伤　在局麻下将滑脱肌腱复位，复位后用一棉垫压住外踝后方，防止肌腱再次滑脱，石膏托固定患足于轻度外翻跖屈位 2~3 周。

（2）陈旧性损伤　腓骨肌腱已形成习惯性滑脱，经非手术治疗无效者，必要时可行手术治疗。

3. 药物治疗

急性损伤期，治宜活血化瘀、消肿止痛。内服活血灵，外贴活血接骨止痛膏。

陈旧性损伤，治宜益气养血舒筋。内服养血止痛丸加加味益气丸，外用苏木煎温洗。

4. 练功疗法

新鲜损伤，解除固定后，可行按摩活筋，并配合外揉展筋丹或外搽展筋酊，同时加强踝关节自主伸屈功能锻炼。也可穿垫高鞋跟的矫形鞋进行步行锻炼，慢慢恢复足的正常功能。

第六章　骨伤病

第一节　骨折伤

一、概述

骨折是指骨骼的完整性破坏和连续性中断，引起疼痛、肿胀和肢体功能障碍。随着全民健身运动的兴起，运动过程中发生的各类骨折伤日趋多见，如足球、篮球等运动中的对抗撞击，马术、高低杠、吊环等运动中的高处坠堕，以及竞走、马拉松等运动的慢性劳损，均可以引起不同类型的骨折伤。

根据骨折损伤机制和部位的不同，骨折断端可出现不同程度的移位，常见形式有如下五种：

1. 成角移位

两骨折段纵轴线交叉成角，角顶的凸向即为成角方向，如向前、向后、向内或向外成角。

2. 侧方移位

一般以近侧骨折断端为参照，远侧骨折断端可出现向前、向后、向内或向外侧方移位。

3. 短缩移位

两骨折断端互相重叠或嵌插，使其短缩。

4. 分离移位

两骨折断端在同一纵轴上互相分离。

5. 旋转移位

骨折段围绕骨之纵轴发生旋转。

◆ 病因病机 ◆

运动中出现的大多数骨折，致伤主要原因无外乎以下四种：

1. 直接暴力

暴力直接作用于肢体而造成骨折，多表现为横断和粉碎性骨折，伴不同程度的软组织损伤，如散打中前臂遭受击打引起桡尺骨干骨折。

2. 间接暴力

暴力通过传导、杠杆、旋转等作用或肌肉收缩，造成远离作用部位的骨折，如跑步跌倒时手掌撑地，暴力向上传导引起桡骨远端或锁骨骨折。

3. 肌肉强烈收缩

肌肉突然而强力的收缩，产生强大的张力而引起末端附着处撕脱骨折，如跨栏运动员跨步时因肌肉猛烈收缩引起髂前上棘撕脱骨折。

4. 积累性劳损

骨骼受到长期、反复、轻微的直接或间接应力刺激而引起骨折，也称为应力性骨折或疲劳骨折，如竞走、马拉松运动中引起的跖骨骨折。

除以上主要原因，骨折伤还与运动环境、训练水平、运动员生理心理状态、脏腑功能、气血津液盛衰等诸多因素相关，已在总论部分讨论。

◆ 诊法 ◆

1. 疼痛

骨折当时疼痛较轻，稍停即加重。

2. 肿胀

由于软组织损伤和血管破裂，局部可出现肿胀，皮下瘀血。

3. 功能障碍

骨完全断裂，失去杠杆和支持作用，加上疼痛，因而出现功能障碍。

4. 畸形

骨折处由于外力和肌肉痉挛，断端可发生移位，与对侧相比，可有成角、旋转或变短等畸形。

5. 压痛和震痛

骨折处有明显压痛，有时在远离骨折处轻轻震动或捶击，骨折处也可出现疼痛（图 6-1）。

6. 异常活动及骨擦音

完全骨折时局部可出现类似关节的活动，移动时可产生骨摩擦音。

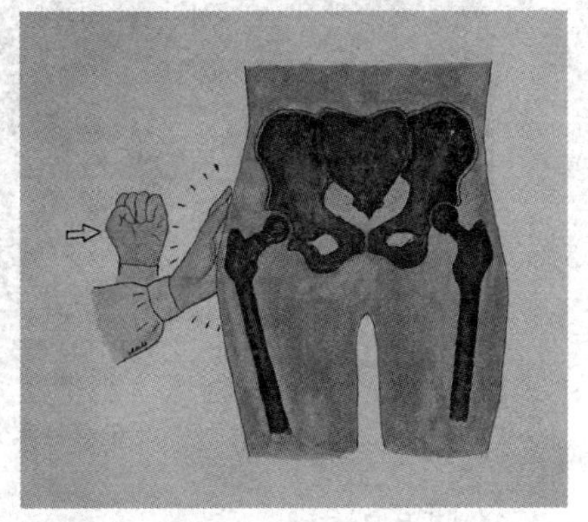

图 6-1　骨折处压痛、震痛、叩击痛

总之，局部的疼痛与压痛、肿胀与瘀斑、功能障碍等一般症状，以及畸形、异常活动、骨擦音或骨擦感等特有体征，可明确诊断并判断损伤程度；还应详细询问患者所参与的运动项目及损伤的大致经过，明确骨折特点，“先问其为跌扑，或为闪错，或为打撞，摸检其所伤之骨节，知其骨脱、骨断、骨碎、骨歪、骨整、骨软、骨硬”，有条件者通过影像学检查有助于明确诊断。

◆ 治法 ◆

1. 正骨手法（具体手法请参照第四章第三节）

正骨手法应用过程中整复动作须轻柔，切忌使用暴力而加重损伤，通过手摸心会的方法分步矫正各种畸形。复位后通过肢体的外形，抚摸骨折处的轮廓，与健侧肢体进行对比并测量肢体长度，或结合现代影像学检查，了解骨折复位情况。若伤肢肿胀严重，或局部出现张力性水泡、血泡等，暂不宜整复者，先作临时固定或牵引，抬高患肢，处理软组织损伤，待肢体肿胀缓解、皮肤条件改善后再行手法整复或切开复位。手法整复后往往需要进一步通过理筋手法，顺骨捋筋，调理旋转曲折的软组织，以达到筋骨并治的目的（图 6–2）。

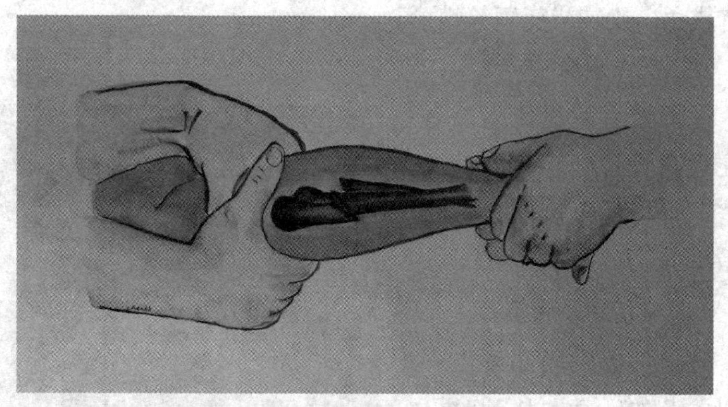

图 6–2　正骨手法

2. **固定方法**

手法整复后，还需要良好的固定以维持复位，遵循“动静结合”的原则，在骨折稳定的基础上，把固定的时间和范围减至最小，既能有效控制不利于骨折愈合的活动，又能让其他未损伤肢体进行必要的功能活动。

（1）夹板固定　夹板固定是从肢体功能出发，通过扎带对夹板的约束力、固定垫对骨折端防止或矫正成角畸形和侧方移位的效应力，并充分利用肢体肌肉收缩活动时所产生的内在动力克服移位因素，使骨折断端复位后保持稳定。夹板无须固定上下关节，稳定性好，有利于早期锻炼，是中医骨伤科应用最广的固定方法。

①固定垫使用方法　使用固定垫时，应根据骨折的类型、移位情况，在适当的位置放置固定垫。常用的固定垫放置法有一垫固定法、二垫固定法及三垫固定法。

一垫固定法：主要压迫骨折部位，多用于肱骨内上髁骨折、外髁骨折，桡骨头骨折及脱位等。

二垫固定法：用于有侧方移位的骨折。骨折复位后，将两垫分别置于两骨折端原有移位的一侧，以骨折线为界，两垫不能超过骨折端，以防止骨折再发生侧方移位。

三垫固定法：用于有成角畸形的骨折。骨折复位后，一垫置于骨折成角突出部位，另两垫分别置于靠近骨干两端的对侧。三垫形成杠杆力，防止骨折再发生成角移位。

②包扎方法　固定垫放置妥当后，于凸起骨面或组织较薄处（如桡骨茎突等）隔以薄层棉纱，避免皮肤受压破溃。一般先放置掌、背侧夹板（以前臂夹板为例），再放置桡、尺侧夹板，然后绷带由远向近蛇形包绕，遵循内松外紧的原则。最后以 3~4 条布带加固，保持布带有约 1cm 的移动度，避免捆扎太紧影响血运。固定后第一周，特别是前 3~5 天，应密切观察患肢血循，如出现患肢末梢肿胀严重、疼痛剧烈、肢体远端皮肤青紫或苍白、感觉麻木等，应视为捆扎过紧，立即拆除夹板重新固定。固定后期肢体肿胀逐渐消退，也应及时调整，避免包扎过松而造成固定不稳。

（2）石膏固定　石膏通过固定上下关节并在肢体表面均匀加压以维持肢体的稳定，宽度应包围肢体周径的 2/3，部分不稳定骨折需以石膏夹板甚至石膏管型固定。固定时应将肢体远端（如手指、足趾）露出，以便以观察肢体血循、感觉和功能锻炼。固定早期也应密切观察患肢血循，避免包扎过紧；后期肿胀消退，应及时调整或更换石膏，保持固定稳定。

（3）支具固定　支具作为新型固定物，操作简便，可根据肢体恢复程度和时间的不同调整固定范围和关节运动幅度，在各类骨折中应用广泛。

3. 药物治疗

骨折后按三期辨证用药：瘀去期（2~3 周）宜活血祛瘀、消肿止痛；新生期（3~6 周）宜接骨续筋；骨合期（6~8 周）宜补气养血、壮骨舒筋。

（1）瘀去期：活血祛瘀、消肿止痛，用于伤后气滞血瘀，局部肿痛，无里热实证；或宿伤而有瘀血内结，脉象浮紧或涩等证。

常用复元活血方、柴胡疏肝散、膈下逐瘀汤等。肿胀严重，血运不佳者加三七、丹参，并重用祛瘀、利水、消肿的药物，如茅根、木通之类；瘀血凝聚较重，宜服桃红四物汤加木瓜、田七、三棱、莪术等，或配服田七粉、云南白药、伤科七厘散等。关节内骨折大量积血肿胀严重，宜服大剂量活血化瘀、消肿止痛的药，如活血化瘀汤加薏苡仁、茯苓、防己、车前子、茅根、通草等；开放性骨折早期应在活血化瘀药物基础上加以清热凉血、祛风解毒之品，如银花、连翘、蒲公英、地丁、防风、黄连等。

骨折局部以接骨肿痛膏于夹板固定前外敷并定期更换，更换过程中应注意维持骨折稳定；如局部有较大的张力性水泡，可穿刺抽液后外敷生肌红玉膏等。

（2）新生期：接骨续筋，用于损伤中期筋骨已连接理顺而未坚实真，局部尚有瘀血未去，瘀血不去则新血不生，新血不生则筋不能续，骨不坚。常用新伤续断汤、补筋丸、补肾壮筋汤等。

（3）骨合期：补气养血、壮骨舒筋，用以补益人体阴阳气血、脏腑筋骨的衰弱，以治疗骨折后的各种虚证，常用补中益气汤、六味地黄丸、右归丸等。

局部可配合舒筋活络或通利关节的中药熏洗或以中药电离子导入疗法治疗，合并骨化性肌炎者可用散瘀和伤汤熏洗患肢。

4. 练功疗法

（1）瘀去期：骨折断端多不稳定，靠外固定维持复位，在此期间患肢应保持稳定，避免不合理的活动造成骨折再移位，如前臂桡尺骨骨折后应避免前臂旋转，桡骨远端骨折后应避免腕关节屈伸等。此期主要以健侧肢体和远离损伤部位的关节功能锻炼为主，结合患处肌肉静力收缩锻炼，促进气血运行，达到消肿止痛的目的。

（2）新生期：骨折基本稳定，开始骨折邻近关节功能活动，如肱骨髁上骨折 3~4 周后调整夹板固定范围，开始肘关节屈伸功能锻炼等。锻炼应在外固定保护下进行，避免急于求成而粗暴锻炼，遵循循序渐进的原则逐步增加活动范围和运动强度，促进肢体功能的恢复。

（3）骨合期：骨折已达临床愈合，去除外固定后应积极进行患肢肌力以及邻近关节全范围的功能锻炼，力求达到或接近损伤前的功能水平。应加强全身练功锻炼，对机体组织器官起到调节和强壮的作用，使气血流畅，益气养精，筋骨强壮，增强人的体质，更快更好的恢复肢体的功能。

5. 其他疗法

大部分骨折固定期间（瘀去期和新生期）虽然因固定物遮挡，除定期更换外敷药物外，不宜在局部开展理筋手法、针灸、拔罐、刮痧等治疗，但根据中医经络循行特点、腧穴的远治作用及其特殊治疗作用，可以在这些远离损伤部位的腧穴进行治疗，疏通经络、调理气血，从而促进骨折的愈合和功能的恢复。如踝关节骨折取对侧踝解溪穴、丘墟穴，以及手腕阳池穴等；肱骨中下段骨折取对侧曲池穴和小腿条口、承山等腧穴；髌骨骨折可取对侧内膝眼、外膝眼、膝阳关、足三里等。

二、锁骨骨折

锁骨，古名锁子骨，“横卧于两肩前缺盆之外，其两端外接肩解”，呈“S”形，是连接肩胛带与躯干的唯一骨性联系。锁骨骨折亦称缺盆骨损伤或锁子骨伤，“或击打损伤，或驱马误坠于地，或从高坠下，或撞扑砍磕，骨断骨叉乘者”，间接暴力损伤多见，如高低杠坠堕或球场跌扑伤等，手掌或肩外侧着地，暴力传导至锁骨，与身体重力交汇于锁骨，造成骨折，以斜行或横断骨折多见。骨折还可能引起周围血管、神经损伤。

◆ 诊法 ◆

锁骨位置浅表，骨折后锁骨上下窝因肿胀变浅或消失，断端或有隆起，或伴瘀斑，疼痛明显。因骨折重叠短缩，患者肩部常内收变窄，活动受限，患者常以健侧手托患侧肘以缓解疼痛，颈部向患侧倾斜，可触及骨折周围明显压痛伴肌肉紧张，或触及骨擦感，肩外展上举受限。此外，还应注意辨别邻近血管神经损伤。X 线片有助于明确诊断。

◆ 治法 ◆

1. 正骨手法

（1）膝顶复位法：患者抬头挺胸叉腰，助手将膝部顶于两肩胛之间，握住两肩拔伸外展后伸，纠正重叠和成角移位；术者捏住骨折远近端，用捺正手法矫正移位（图 6–3）。

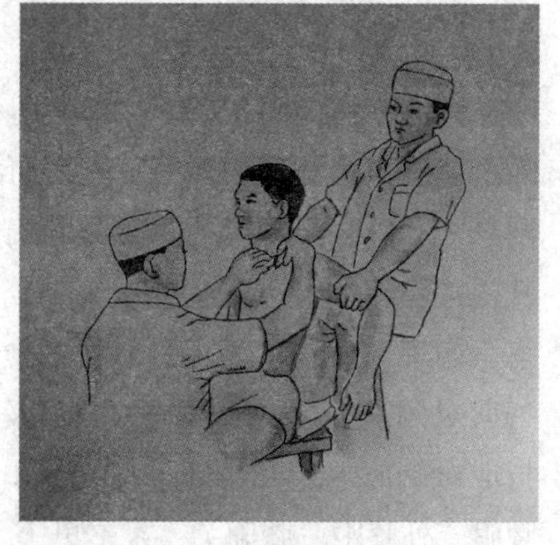

图 6–3　膝顶复位法

（2）仰卧复位法：患者仰卧，两肩胛之间垫高，助手按压患者两肩前外侧，矫正重叠和成角移位，术者对骨折远近端进行端提、捺正完成复位。

2. 固定方法

（1）“∞”字绷带固定法：腋下放置棉垫，用绷带按“患侧腋下 – 患侧肩上 – 后背 – 健侧腋下 – 健侧肩上 – 后背 – 患侧腋下”的方向，包绕 8~12 层，再以三角巾悬吊患肢于胸前。

（2）双圈固定法：大小适宜的纱布棉圈分别套于两肩，胸前用布条平锁骨系于双圈上，再于背后拉紧双圈使两肩后伸，两布条分别在两圈上下系紧，最后在患侧腋窝圈外加用棉垫，加大肩外展，利用肩下垂之力，维持骨折对位。

固定松紧适宜，避免压迫神经血管引起症状。嘱患者抬头挺胸，避免上肢外展上举或肩内收。

3. 药物治疗

参照骨折三期辨证用药，因骨折不稳定，不宜频繁调整外固定，固定期骨折处多不以药物外敷。

4. 练功疗法

参照骨折三期练功疗法，瘀去期主要以双侧肢体的肘、腕及手指的屈伸活动和上肢肌肉的静力收缩功能锻炼为主，新生期加练耸肩和适度的扩胸活动，骨合期加强肩关节功能活动度和肌力的训练，并开始全身练功，恢复功能。

三、肱骨干骨折

肱骨，古称臑骨，"即肩下肘上之骨也，自肩下至手腕，一名肱，俗名胳膊，乃上身两大支之通称也。或坠马跌碎，或打断，或斜裂，或截断，或碎断，打断者有碎骨，跌断者无碎骨……"除了常见的直接暴力损伤引起横行或粉碎性骨折外，间接暴力损伤亦很常见，如投掷铅球、掰手腕等过程中，因旋转暴力过大引起损伤，且多见肱骨中下段螺旋形骨折。因桡神经在肱骨中下段贴近骨面走行，此类骨折易并发桡神经损伤。

◆ 诊法 ◆

肱骨中下段螺旋形骨折伤后上臂中下段肿胀、疼痛明显，远端肢体旋转畸形，或伴前外侧成角畸形，肘关节活动受限，局部可触及异常活动伴骨擦感。伴桡神经损伤者，神经支配区皮肤麻木，腕关节垂腕畸形伴背伸功能障碍。X线片有助于明确诊断。

◆ 治法 ◆

1. 正骨手法

患侧上臂稍前屈，屈肘90°，助手握上臂上端，术者牵肘拔伸，矫正短缩及成角移位，按以子求母（远端对近端）的原则，以骨折旋转移位的反方向旋转远端，纠正旋转移位，完成复位。

2. 固定方法

肱骨干中下段螺旋形骨折应选择超肘夹板或石膏固定，对于骨折远端外旋倾向者，前臂旋前；骨折远端内旋倾向者，前臂旋后位。因远侧肢体下垂可引起骨折断端向前外侧成角移位，夹板内用三垫固定法加以防止。

3. 药物治疗

参照骨折三期辨证用药。

4. 练功疗法

参照骨折三期练功疗法，因螺旋形骨折不稳定，瘀去期和新生期主要以患侧手的抓握、腕关节的屈伸以及抬肩等功能锻炼为主，避免前臂旋转，以免影响骨折愈合。骨合期可开始肘关节屈伸功能锻炼，增强上肢肌力，恢复前臂的功能，并配合全身练功促进康复。

四、肱骨髁上骨折

肱骨髁上骨折，又名臑骨下端骨折，多见于青少年运动者。在肱骨髁上为肱骨下段应力上的薄弱点，暴力传导至此处后易形成骨折，如自由体操、鞍马、吊环等项目中跌落，手掌或肘部着地，暴力传导引起肱骨髁上骨折。

◆ 诊法 ◆

伤后肘部明显肿胀、疼痛，肘关节活动受限，严重损伤可出现张力性水泡，可触及异常活动伴骨擦感。根据受伤机制和骨折特点，可分为伸直型和屈曲型，其中伸直型最多见，约占 90%。X 线片和 CT 检查有助于明确诊断。

1. 伸直型

跌倒时手掌撑地，肘关节半屈曲位或过伸位，间接暴力将肱骨髁推向后方，加上身体重力作用，形成剪切发生骨折，骨折线多自前下至后上，远折端向后上方移位，近折端向前下方移位，断端向前成角，肘部呈“靴样畸形”，可能损伤神经血管。

2. **屈曲型**

跌倒时肘部着地，肘关节屈曲位，暴力经尺骨鹰嘴向前上方推挤肱骨髁，造成肱骨髁上屈曲型骨折，骨折线多自后下斜向前上，远折端移向前上方，断端向后成角畸形，很少发生血管、神经损伤。

◆ 治法 ◆

1. **正骨手法**

（1）伸直型骨折

方法一：两助手拔伸牵引，矫正重叠移位，然后使前臂旋后或旋前矫正旋转移位。术者横向挤压断端矫正侧方移位，再以两手拇指向前推骨折远端，其余手指环抱骨折近端向后拉，远端助手同时屈肘，可感到骨折复位的摩擦音。尺偏型骨折复位后，术者握住前臂略伸直肘关节，将前臂向桡侧外翻，使骨折端桡侧骨皮质嵌插并稍显桡倾，防止肘内翻。桡偏型骨折的远端桡偏移位则无须矫枉过正，轻度桡偏可不予整复，以免发生肘内翻。

方法二：助手握住患肢上臂，术者握住腕部，拔伸牵引纠正重叠和旋转移位。然后术者一手维持牵引，另一手拇指把骨折远端推向桡侧，其余四指将骨折近端拉向尺侧（骨折远端桡偏移位则手法相反，但不可矫枉过正），手掌同时下压，屈肘至约130°位置，完成复位（图6–4）。

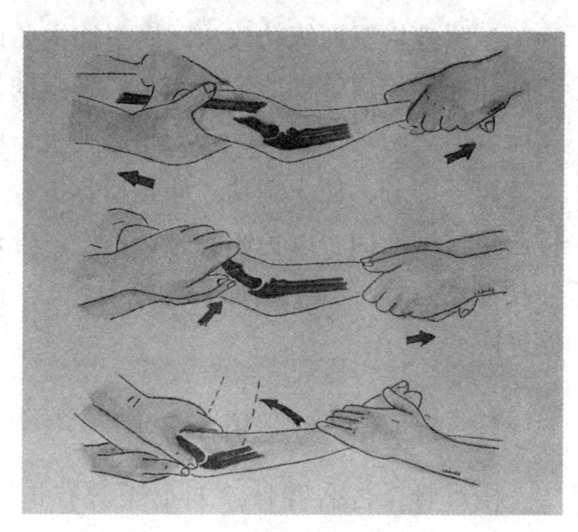

图6–4　伸直型肱骨髁上骨折复位

（2）屈曲型骨折

方法　助手握住上臂上段，术者环抱前臂中段，屈肘 90°，沿肱骨纵轴拔伸牵引，矫正重叠移位；然后术者一手维持牵引，另一手拇指按于骨折近端桡侧，其余四指将骨折远端由尺侧向桡侧扳拉以矫正尺偏移位，用力向后推骨折远端矫正向前移位，并徐徐伸直肘关节。

2. 固定方法

伸直型骨折固定于屈肘 90°~110° 位置 3 周；屈曲型骨折固定于半屈曲位 40°~60° 位置 3 周，再逐渐将肘关节屈曲至 90° 位置固定 1~2 周。对于伸直型骨折，为防止骨折远端后移，可在鹰嘴后方加一梯形垫；为防止肘内翻，尺偏型骨折可在骨折近端外侧及骨折远端内侧分别加一塔型垫。桡偏型骨折的内外侧一般不放置固定垫，如移位严重者，可在骨折近端内侧及骨折远端外侧分别加一薄平垫，但不可太厚，以免矫枉过正引起肘内翻畸形。屈曲型骨折前后垫放置与伸直型相反。

3. 药物治疗

参照骨折三期辨证用药。

4. 练功疗法

参照骨折三期练功疗法，瘀去期主要以患侧手的抓握、腕关节的屈伸和抬肩等功能锻炼为主，新生期加做肘关节小范围屈伸和前臂的旋转功能锻炼，若为超肘夹板，可截除前后侧夹板的肘关节以下部分，便于练功。伸直型骨折避免过度伸展，屈曲型骨折避免过度屈曲，以免影响骨折稳定。骨合期开始肘关节主动屈伸功能锻炼，增强上肢肌力，恢复患肢功能，并配合全身练功，促进恢复。

五、桡尺骨干双骨折

桡尺骨，古名臂骨，“自肘至腕有正辅二根，其在下而形体长大连肘尖者，为臂骨，其在上而形体短细者，为辅骨，俗名缠骨，叠并相倚，俱下接于腕骨焉。凡臂骨受伤者，多因迎击而断也，或断臂辅二骨，或惟断一骨”，致伤因素中直接暴力多见，骨折多在同一平面，呈横断或粉碎性骨折，如柔道或拳击运动中前臂遭暴力击打引起骨折；若为间接暴力损伤，如跑步或踢球时跌倒，手掌撑地，前臂旋转，暴力向上传导，由于桡骨负重多于尺骨，暴力首先导致桡骨骨折，然后暴力经骨间膜向下方传导至尺骨，引起不同平面的尺骨骨折，一般为斜行或螺旋形骨折。

◆ 诊法 ◆

伤后局部明显肿胀、疼痛，伤处因骨折成角畸形，可扪及伤处骨擦感，前臂旋转功能障碍，骨折端有时刺破皮肤，外露的骨折端有时自行回纳。严重损伤易发生骨筋膜间室综合征，应仔细检查肢体远端循环和神经功能情况。X 线片有助于明确诊断。

◆ 治法 ◆

1. 正骨手法

（1）拔伸牵引：两助手对抗牵引矫正骨折重叠和成角畸形，根据骨折远端对近端的原则，按骨折近端旋转方向调整远端，矫正旋转畸形（图 6–5）。

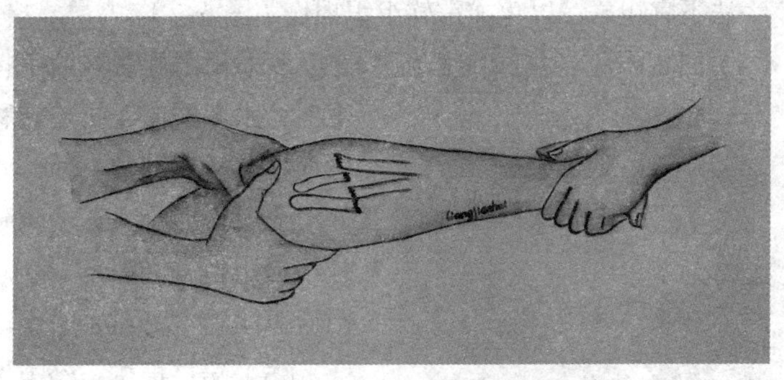

图 6–5　拔伸牵引

（2）夹挤分骨：助手牵引下，术者手指于前臂的掌、背侧沿前臂纵轴方向夹挤桡尺骨间隙，使彼此靠拢的桡、尺骨断端复位，

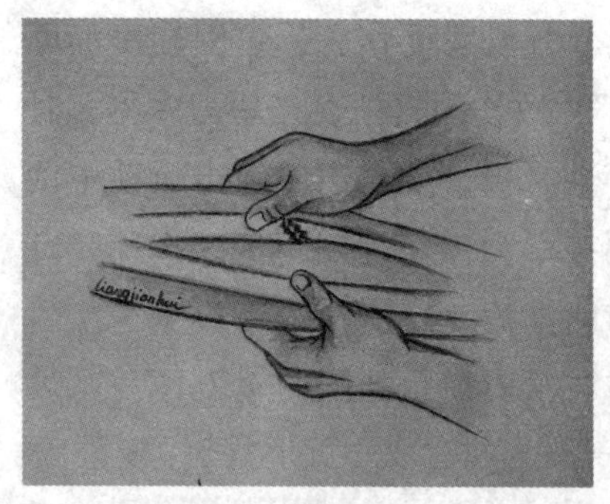

图 6-6　夹挤分骨

并恢复骨间膜的紧张度，通过骨间膜牵拉使两骨恢复正常对峙位置，分骨时注意保护皮肤，避免指甲划伤皮肤（图 6-6）。

（3）折顶推按：如重叠移位难以矫正，可加用折顶手法，分骨后，术者先将两骨远近端矫正为单一方向的掌背侧重叠移位，然后两手环抱骨折处，两拇指置于背侧推按突出的骨折断端，其余手指托提向掌侧下陷的骨折另一端，牵引下按原来成角方向缓慢加大成角，同时拇指由背侧向掌侧推按断端，待成角至一定程度，拇指推按的骨折端下陷与另一端相顶后，骤然反折，从而矫正重叠移位。折顶时角度不宜过大，手法不宜粗暴，以免加重软组织损伤（图 6-7）。

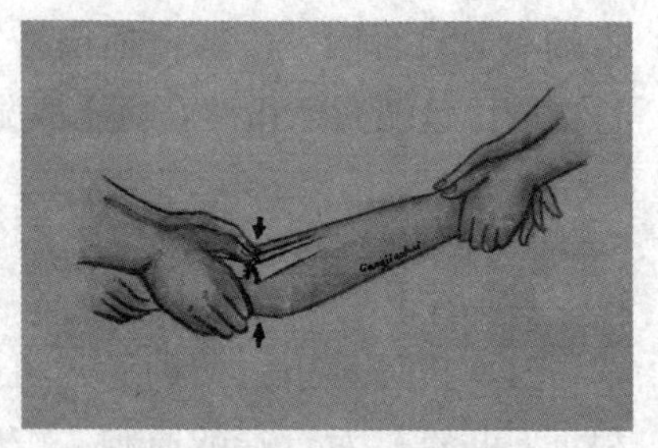

图 6-7　折顶推按

（4）回旋捺正：斜行或螺旋形骨折多采用回旋法。助手持续牵引，术者逆向骨折旋转移位方向回旋矫正移位，使两骨折面对合。如回旋过程中感觉有软组织阻挡，则需反向转动调整后再回旋（图 6-8）。

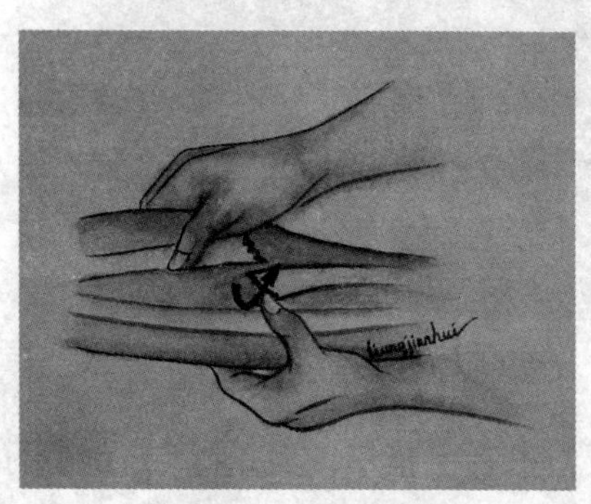

图 6-8　回旋捺正

（5）端挤提按：经上述整复后仍有残余移位者，术者通过端挤提按的手法进行微调，使残余的移位得到恢复，如骨折断端向掌背侧移位时，应将下陷的骨折端向上提，同时将上凸的骨折端向下推，使“陷者复起，凸者复平”（图 6–9）。

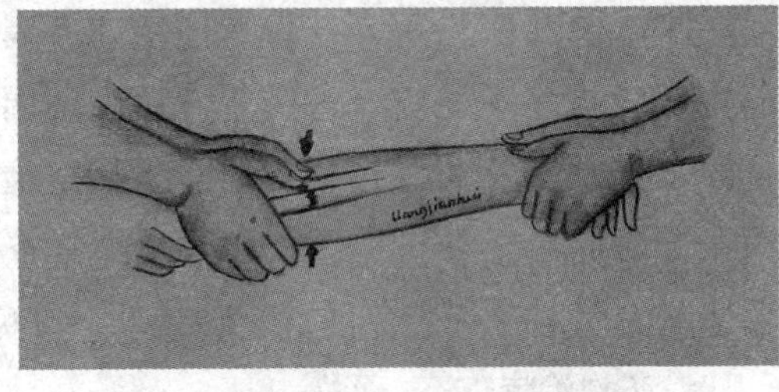

图 6–9　端挤提按

（6）摇摆触碰：对于短横行等骨折，整复后仍有轻微移位者，术者环抱骨折部，两拇指推按突出折断端，其余手指托下陷的另一端，牵引下小幅度旋转或微微摇晃骨折远端，同时捺正断端，矫正残余移位并使骨折断端紧密接触（图 6–10）。

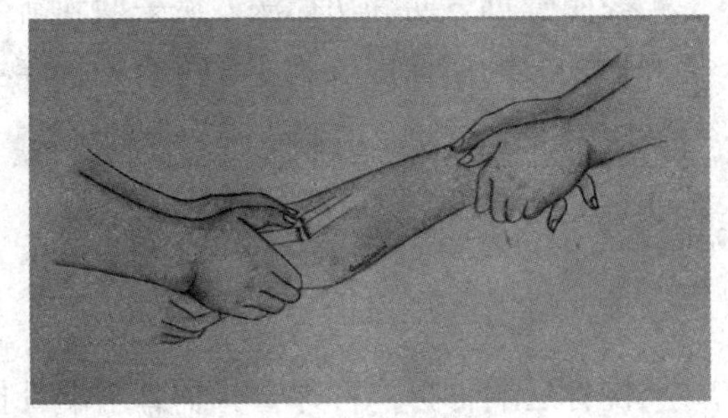

图 6–10　摇摆触碰

（7）按摩推拿：术者沿骨干纵轴往返捋摩，顺骨捋筋，调理旋转曲折的软组织。

2. 固定方法

掌侧夹板长度由肘横纹至腕横纹，背侧夹板长度由尺骨鹰嘴至腕关节或掌指关节，桡侧夹板长度由桡骨头至桡骨茎突，尺侧夹板长度由肱骨内上髁下缘至第 5 掌骨基底部。尺侧夹板超腕固定以克服重力，避免尺骨远折端下垂以引起骨折端向桡侧成角。

若桡尺骨骨折在同一平面，分骨垫占骨折线上线各一半；骨折线不在同一平面时，分骨垫放在两骨折线之间。掌侧分骨垫放在掌长肌与尺侧腕屈肌腱之间，背侧分骨垫放在尺骨背面的桡侧缘。桡骨上 1/3 骨折易向掌侧及桡侧偏移，可在桡侧再加放一平垫；中下 1/3 骨折易向掌侧及桡侧成角，可在骨折部的桡侧再置一平垫。

注意事项：儿童青枝骨折固定3~4周，成人固定6~8周。因前臂双骨折多不稳定，骨折复位后前两周应每3天复查一次，检查固定松紧度并X线透视确定骨折稳定情况，发现骨折移位及时纠正。两周后至骨折愈合，每隔2周复查，以观察骨折位置及愈合情况。固定时应避免前臂旋转活动，以免影响骨折愈合。

3. 药物治疗

参照骨折三期辨证用药。

4. 练功疗法

参照骨折三期练功疗法，瘀去期和新生期主要以患侧手的抓握和肘关节的屈伸锻炼为主，骨合期拆除夹板后，方可开展前臂旋转、腕关节屈伸及前臂肌肉力量的训练，逐渐恢复前臂的功能，并配合全身练功，促进恢复。

六、桡骨远端骨折

桡骨远端骨折，古称臂骨辅骨下端骨折，指距桡骨远端关节面3cm范围以内的骨折。桡骨远端以松质骨为主，松质骨外面仅有薄层的皮质骨，为应力上的薄弱点，易发生骨折。损伤以间接暴力多见，如马术坠堕或篮球起跳中被撞倒，身体翻转后手掌或手背着地，暴力向上传导，引起桡骨远端骨折。

◆ 诊法 ◆

伤后局部疼痛，部分老年患者因损伤暴力小，并不引起明显的肿胀，暴力较大时可见腕部及手背皮下瘀斑，腕部以远肿胀明显，不能握拳。腕关节活动受限伴环形压痛，或可触及骨擦感。X线片及CT检查有助于明确诊断。

1. 伸直型

最常见，跌倒时手掌着地，暴力较小时骨折呈不同程度的嵌插而无明显移位，暴力较大时骨折远端向背侧和桡侧移位，且断端重叠，呈“餐叉”样畸形（图6–11），常合并下桡尺关节脱位和

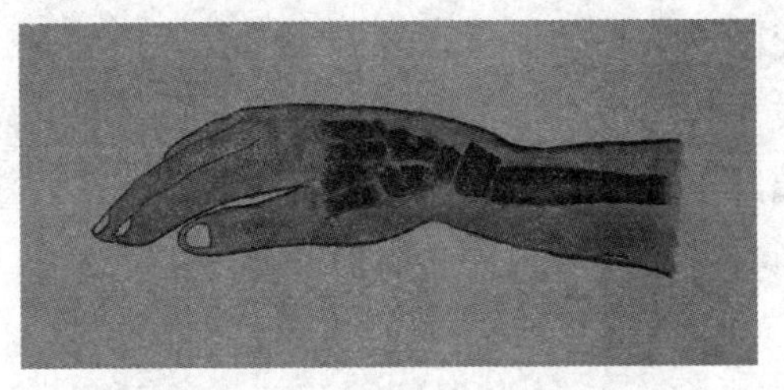

图 6-11　“餐叉”样畸形

尺骨茎突骨折。

2. 屈曲型

跌倒时手背着地，或手掌着地时前臂处于旋后位，身体重力向下冲击，造成桡骨远端骨折，骨折远断端向掌侧和桡侧移位，呈“锅铲”样垂腕畸形。

◆ 治法 ◆

1. 正骨手法

（1）伸直型骨折

方法一：患肢前臂旋前，掌心朝下，术者握住前臂下段和腕部拔伸牵引，矫正嵌插或重叠移位后，握前臂的拇指向下挤压骨折远端，握腕部的手将腕关节屈曲向下牵引，矫正背侧移位，再略向尺侧偏斜牵引，同时将远折端桡侧向尺侧推按，矫正桡侧移位，完成骨折复位。

方法二：适用于骨折线波及关节者，术者两手握住大小鱼际与助手对抗拔伸牵引，两拇指并列置于骨折远端背侧，持续拔伸牵引，重叠移位矫正后前臂旋前，持续牵引下顺桡骨纵轴方向骤然猛抖一下，同时迅速尺偏掌屈完成复位。

方法三：两助手对抗牵引矫正嵌插或重叠及旋前移位，术者两手掌于骨折断端向中轴线挤压以矫正桡侧移位，然后两拇指置于骨折远端背侧向下按压，其余手指置于骨折近端的掌侧向上端提，远端助手同时屈腕，完成复位。

（2）屈曲型骨折

方法一：两助手对抗牵引矫正嵌插或重叠移位后，术者用两手拇指由远折端掌侧向背侧推挤，其余手指将由近折端背侧向掌侧按压，远端助手同时背伸尺偏腕关节，完成复位。

方法二：患肢前臂旋前，掌心朝下，术者握住前臂下段和腕部拔伸牵引，矫正嵌插或重叠移位，握前臂的拇指向尺侧推挤骨折远端，同时腕关节尺偏矫正桡侧移位，然后拇指改置于骨折近端背侧向掌侧按压，食中指置于骨折远端掌侧向背侧端提，腕关节同时背伸，完成复位。

2. 固定方法

伸直型骨折在远折端背侧和桡侧、近折端掌侧分别置一平垫，背侧夹板和桡侧夹板应超腕限制背伸和桡偏。屈曲型骨折在远折端掌侧和桡侧、近折端背侧各放置一平垫，掌侧夹板和桡侧夹板应超过腕关节以限制掌屈和桡偏。一般成人经过 4 周、儿童经过 3 周的固定已足够，再长时间的固定会影响腕关节功能的恢复。

3. 药物治疗

参照骨折三期辨证用药。

4. 练功疗法

参照骨折三期练功疗法，瘀去期和新生期主要以患肢的抓握和肘关节的屈伸锻炼为主，骨合期开始前臂旋转、腕关节屈伸等功能以及前臂肌肉力量的训练，并配合全身练功，促进恢复。

七、腕舟骨骨折

腕骨，“乃五指之本节也，一名壅骨，俗曰虎骨，其骨大小六枚，凑以成掌，非块然一骨也。”腕骨中舟状骨骨折最常见，多发生于青壮年，多因间接暴力所致，如坠马、跌扑伤，手掌着地，因反作用力向上传导，舟状骨被锐利的桡骨关节面背侧或茎突缘切割而发生骨折。

◆ 诊法 ◆

伤后阳溪穴部位（即鼻烟窝处）明显肿胀伴压痛，患手不能用力握拳，腕关节桡偏可引起疼痛加重。X 线片有助于诊断。

◆ 治法 ◆

1. 正骨手法

患者仰卧位，两助手牵引前臂和五指对抗牵引，使前臂轻度旋前、腕关节中立尺偏，术者两拇指置于骨折远端的背桡侧，其余至托住腕部掌尺侧，助手牵引下先将腕关节背伸并轻度桡偏，然后将腕关节掌屈尺偏，同时，术者两拇指向掌尺侧挤压，骨折即可复位。

2. 固定方法

腕舟状骨固定时应尽量使骨折线垂直于前臂纵轴，以增加骨折间隙的压力，避免剪切力，以利于骨折愈合。骨折复位后多选用前臂管型石膏坚强固定，固定前与阳溪穴处放置一压垫，腕关节背伸 30°，稍尺偏，拇指于对掌位，固定范围自肘下至远端掌横纹及拇指近节。

3. 药物治疗

参照伤科三期辨证用药。

4. 练功疗法

参照骨折三期练功疗法，瘀去期和新生期主要以患侧肘关节及诸指屈伸锻炼和抬肩锻炼为主，骨合期可开展手指的抓握和灵活度训练，逐渐恢复患侧手腕的功能。

八、掌骨骨折

掌骨，古时“腕骨”的一部分，“乃五指之本节也，一名雍骨，俗曰虎骨，其骨大小六枚，凑以成掌，非块然一骨也。”第 1 掌骨短而粗，第 2、3 掌骨长而细，第 4、5 掌骨既短且细。直接暴力和间接暴力均可引起掌骨骨折。第 2 至 4 掌骨骨折多因直接暴力或因跌扑后扭转等间接暴力引起横行、斜行或螺旋形骨折，如拳击运动员出拳击打导致掌骨骨折，其中以第 4、5 掌骨骨折多见，故又名“拳击骨折”，一般呈横行骨折，严重者骨折呈粉碎性。

◆ 诊法 ◆

伤后局部明显肿胀伴压痛，肿胀严重者呈“气球手”，患手不能握拳，伤势较重者可见手背或手掌处皮下瘀斑，背侧或掌侧成角畸形，可触及骨擦感。X 线片有助于明确诊断。

◆ 治法 ◆

1. 正骨手法

（1）第 1 掌骨基底部骨折脱位：助手牵引患侧拇指外展并轻度对掌位，术者一手握住患肢腕部与助手对抗，另一手拇指置于骨折部的桡背侧，向尺掌侧推挤，同时食指将第 1 掌骨头向背侧、桡侧扳拉，使第一掌骨外展即可完成复位。

（2）掌骨颈骨折：术者一手握住患指，将掌指关节屈曲 90°，移位的掌骨头因受近节指骨基底部的顶压而被推向背侧，另一手将掌骨干向下按压，矫正畸形，此类骨折多伴掌指关节脱位，正骨后脱位亦随之矫正。

（3）掌骨干骨折：术者握住手指与助手对抗拔伸牵引，另一手拇指于手背骨折断端向掌侧挤压（以背侧成角位例，掌侧成角挤压方向相反），矫正背侧成角畸形，然后拇指与食指分别于背侧和掌侧在骨折两旁夹挤分骨，矫正侧方移位，完成复位。

2. 固定方法

（1）第 1 掌骨骨折：在骨折远端的背、桡侧放一平垫，限制骨折成角或关节脱位；在掌骨头的掌侧方一平垫，防止掌骨向掌侧屈曲。将备用的 30° 角弧形外展夹板置于前臂桡侧和第 1 掌骨的桡背侧，用宽胶布将弧形夹板近端固定在前臂及腕部，然后再用一条胶布将置于掌骨头的平垫固定在弧形夹板的远端，保持第 1 掌骨在外展 30° 位轻度背伸，拇指屈曲在对掌位。

（2）掌骨颈骨折：将直角竹片夹板或铝板置于手背，把掌指关节和近侧指间关节固定于屈曲 90° 位。

（3）掌骨干骨折：先将骨折部两边背侧骨间隙各放一分骨垫，

若骨折端向掌侧成角，则在掌侧放一平垫，均以胶布固定。然后在掌背侧各放一块厚 2~3mm 的硬纸壳夹板，用胶布固定，并用绷带包扎。

3. 药物治疗

参照骨折三期辨证用药原则，接骨肿痛膏等外用药可于夹板固定前敷于手掌和手背处，第 1 掌骨基底部骨折脱位固定期间应避免拆除固定物引起复位丢失。

4. 练功疗法

参照骨折三期练功疗法，瘀去期和新生期主要以患侧腕、肘关节的屈伸锻炼和抬肩锻炼为主，骨合期可开展手指的抓握和灵活度训练，逐渐恢复患侧手的功能。

九、股骨干骨折

股骨，古称大腿骨，“髀骨上端如杵，入于髀枢之臼，下端如锤，接于胻骨，统名曰股，乃下身两大支通称也……”除了常见的直接暴力撞击引起横行或粉碎性骨折外，间接暴力损伤亦很常见。“坠马拧伤，骨碎筋肿，黑紫清凉者……”即坠马后因剧烈扭转，旋转暴力过大引起损伤，且多见股骨中下段螺旋形骨折。

◆ 诊法 ◆

伤后大腿中下段肿胀，局部瘀青，疼痛明显，因断端成角而顶触皮肤，出现患肢短缩和旋转畸形。髋、膝关节活动受限，断端局部可触及异常活动伴骨擦感。股骨下段骨折移位可能损伤腘窝血管神经，引起相应肢体功能障碍。X 线片有助于诊断。

◆ 治法 ◆

1. 正骨手法

（1）股骨上 1/3 骨折　因肌肉牵拉，股骨近折端呈屈曲、外展、外旋移位，远折断向上、向内、向后移位。复位时抬高患肢并外展，略外旋后持续牵引下矫正重叠和侧方移位后，助手将近折端向后挤按，术者握远折端向前端提，断端对位恢复后稍放松牵引使骨折断端紧密接触。

（2）股骨中 1/3 骨折　断端重叠移位，近折端受肌肉牵拉，骨折向外成角畸形。复位时患肢稍外展位牵引矫正骨折重叠移位，术者沿患肢外侧用两手由远折端内侧向外拉，加大成角，然后再用手掌由成角突出部向内加压反折，使骨折对位。

（3）股骨下 1/3 骨折　典型表现为近折端内收，远折端向后移位。复位时在持续牵引下，膝关节徐徐屈曲，并以紧挤在腘窝内两手作支点将骨折远端向近端推送，使骨折端对位。

2. 固定方法

复位后，在夹板固定前，根据上、中、下 1/3 不同部位放置压垫，上 1/3 骨折放在近端的前方和外侧，中 1/3 骨折放在断端的外侧和前方，下 1/3 骨折放在近端的前方。内侧夹板由腹股沟至股骨内侧髁，外侧夹板由股骨大转子至股骨外髁，前侧夹板由腹股沟至髌骨上缘，后侧夹板由臀横纹至腘窝上缘。夹板固定后还应辅助骨牵引，牵引部位根据骨折类型分别作股骨髁上或胫骨结节牵引。

3. 药物治疗

参照伤科三期辨证用药。

4. 练功疗法

参照骨折三期练功疗法，因股骨骨折多不稳定，瘀去期和新生期主要以患侧肢体远端踝关节和足趾的屈伸以及股四头肌静力收缩功能锻炼为主，应限制髋、膝关节活动以免影响骨折愈合。骨合期可开始髋、膝关节屈伸功能锻炼，增强股四头肌肌力，恢复下肢的功能，并配合全身练功促进康复。

十、髌骨骨折

髌骨，又名膝盖骨、连骸，“形圆而扁，覆于楗、胻上下两骨之端，内侧有筋连属，其筋上过大腿至两胁，下过胻骨至于足背。”髌骨是人体最大的籽骨，髌骨骨折可由直接暴力或间接暴力引起，间接暴力多见，如篮球、足球、跨栏或短跑运动中，股四头肌强力收缩，髌骨与股骨滑车顶点密切接触成为支点，因强力牵拉造成髌骨上下极撕脱或横行骨折并分离移位。直接暴力损伤如棒球或垒球等项目中跌扑跪倒引起髌骨骨折，多呈粉碎性骨折，骨折块较少分离。

◆ 诊法 ◆

伤后膝关节明显肿胀，直接暴力损伤可见髌前及周围皮下瘀斑，局部压痛明显伴骨擦感，分离移位可于骨折断端触及明显凹陷，患肢不能伸膝或难以站立。X 线片或 CT 检查有助于明确诊断。

◆ 治法 ◆

1. 正骨手法

无移位的髌骨骨折无须手法整复。有移位骨折，骨折块分离不大者可以手法复位。严重肿胀者先将膝关节内积血抽吸干净，患肢置于伸直位，术者一手虎口固定髌骨上极向下用力推，另一手拇食指将髌骨下极向上推挤，使骨折块靠拢，然后术者用一手虎口围住髌骨，另一手沿髌骨边缘触摸，检查髌骨是否恢复平整。

2. 固定方法

（1）抱膝圈固定法：以抱膝圈，另加布条 4 条，各长约 10cm，后侧夹板长度由大腿中部到小腿中部，宽 13cm，厚约 1cm，夹板中部两侧加固定螺钉。复位满意后患肢置于夹板上，膝关节后侧及髌周衬以棉垫，将抱膝圈环绕固定髌骨，抱膝圈经四条布带拉紧固定在后侧夹板上，最后以绷带固定大腿和小腿于夹板，抬高患肢。固定过程中应避免压迫腓总神经。

（2）布兜多头弹性带固定法：患肢置于夹板上，将半月形抱骨垫分别卡在髌骨上下缘并固定，再用半月状多头弹性带先固定在远端的抱骨垫上，稍向膝下方偏斜，将弹性带系于夹板上，再以另一个多头弹性带固定在近端的抱骨垫上，此带亦稍向膝下方偏斜，将弹性带系于夹板上，上下 2~3 条弹性带在侧面交叉，松紧度一致，上下左右压力均匀。

前两周每 3~5 天复查一次，避免骨折移位，并注意根据肿胀情况调整固定松紧，连续三次无移位后可每 1~2 周复查，固定 4~6 周骨折达临床愈合标准后方可拆除外固定。

3. 药物治疗

参照骨折三期辨证用药，因髌骨骨折后关节内大量积血肿胀严重，初期宜服大剂量活血化瘀、消肿止痛的药，如活血化瘀汤加薏苡仁、茯苓、防己、车前子、茅根、通草等。去除外固定后用海桐皮汤熏洗患肢。

4. 练功疗法

在固定期间应逐步加强股四头肌静力舒缩活动，解除固定后，应逐步进行膝关节的屈伸锻炼。但在骨折未达到临床愈合之前，注意勿过度屈曲，以免将骨折处重新拉开。

十一、胫腓骨干骨折

胫腓骨，古称胻骨，“即膝下小腿骨，俗名臁胫骨者也。其骨二根，在前者，名成骨，又名骭骨，其形粗；在后者，名辅骨，其形细，又俗名劳堂骨。若被跌打损伤，其骨尖斜突外出，肉破血流，或砍磕被重物击压，骨细碎者，用揉法整之，杉篱裹帘法缚之。”直接暴力和间接暴力均可引起胫腓骨干骨折，直接暴力较多，如散打竞技踢腿时小腿因剧烈碰撞引起骨折，其骨折线多为横行或短斜形；间接暴力包括弯曲应力（杠杆作用）和扭转暴力，如篮球比赛快速奔跑中起跳后落地，支撑腿因扭转暴力引起骨折，骨折多为长斜形、螺旋形或见蝶形骨块，严重者骨折断端刺破皮肤形成开放性骨折。

◆ 诊法 ◆

伤后小腿明显肿胀，皮肤张力较高，或见周围软组织开放性伤口及皮下瘀斑，骨折局部畸形（短缩、成角、远折端外旋或内旋），可触及骨擦感，伴骨折断端异常活动。X线片有助于明确诊断。胫骨上1/3骨折时应注意腘窝血管的损伤，腓骨颈骨折时应注意排查腓总神经的损伤。

此外，对于此类骨折还应警惕骨筋膜间室综合征可能，古代医家亦对于此类损伤的治疗早有记载："凡伤重其初，麻而不痛，应拔伸捺正，或用刀取开皮，二三日后，方知痛，且先匀气血。"

◆ 治法 ◆

1. 正骨手法

患肢稍屈膝，两助手沿胫骨长轴作对抗拔伸牵引，矫正重叠及成角畸形。术者用双手拇指按压向前移的骨折近端，其余手指环抱小腿后侧，端提向后移的骨折远端，矫正前后移位。若有侧方移位，用推挤方法即可复位。如为螺旋形、斜行骨折，远端向外侧残余移位可用分骨挤按手法矫正，术者用拇指置于胫腓骨间隙，将远端向内侧推挤矫正，其余四指置于近段的内侧、向外用力提拉，同时助手将远端稍内旋。复位后以摇摆碰触法，使骨折端紧密接触。最后以手指沿胫骨前嵴及内侧面触摸骨折部是否平整及对线恢复情况。

2. 固定方法

不同部位夹板放置不同，上1/3部骨折：内外侧夹板下达内外踝上方、向上超膝固定，胫骨前嵴两侧夹板上平胫骨内外两髁、下达踝上，后侧板超膝关节固定。中1/3部骨折：内外侧板下平内外踝、上达胫骨内外髁上缘，胫骨前嵴两侧夹板下达踝上、上平胫骨结节，后侧板下端抵于跟骨结节上缘、上达腘窝下2cm。下1/3部骨折：内外侧板下平足底、上平胫骨内外髁，胫骨前嵴两侧板和后侧伴同中1/3部骨折。固定时腓骨小头处以棉垫保护以免压迫腓总神经。采用夹板固定时，要注意松紧度适当，既要防止消肿后外固定松动而致骨折重新移位，也要防止夹缚过紧而妨碍患肢血运或造成压疮。

3. 药物治疗

参照骨折三期辨证用药。

4. 练功疗法

参照骨折三期练功疗法，瘀去期和新生期膝、踝关节均不宜做大范围的活动，主要以患肢直腿抬高和膝、踝关节的小范围屈伸、足趾屈伸活动锻炼为主，骨合期可开始膝、踝关节各项功能锻炼以及下肢肌力锻炼，逐步开展下肢负重和行走训练，恢复下肢的功能。

十二、踝部骨折

踝部，古称亦踝骨，“踝骨者，胻骨之下足跗之上，两旁突出之高骨也。在内者名内踝，俗名合骨；在外者为外踝，俗名核骨。或驰马坠伤，或行走错误，则后跟骨向前，脚尖向后，筋翻肉肿，疼痛不止者，用弄玉法端之。”外踝比较窄而长，位于内踝稍后方，而内踝相对较短，且内踝的韧带系统较外踝更坚强，故踝关节易发生内翻损伤。踝关节骨折多因间接暴力所致，如马术或自行车比赛中坠堕，或踢球时不慎崴脚，均可引起踝关节损伤甚至骨折。

1. 内翻性损伤

受伤时足底外缘着地，足踝突然内翻，这类损伤内踝多为垂直或斜行骨折，外踝多为短斜行或撕脱骨折，严重时可合并后踝骨折或关节脱位。

2. 外翻性损伤

受伤时足底内缘着地，足踝突然外翻，或外踝遭受侧方暴力，如踢球时遭受外侧铲伤，可引起踝关节强力外翻。这类损伤外踝多为蝶形粉碎或高位腓骨骨折，内踝多为横行或撕脱性骨折，严重时可合并后踝骨折或关节脱位。

◆ 诊法 ◆

伤后局部瘀肿、疼痛和压痛，功能障碍，可闻及骨擦音。外翻骨折多呈外翻畸形，内翻骨折多呈内翻畸形，距骨脱位时，则畸形更加明显。踝关节正侧位 X 线片可显示骨折脱位程度和损伤类型。

◆ 治法 ◆

1. 正骨手法

术者握住足跟和足背，与助手对抗拔伸牵引，外翻性损伤使踝关节内翻，内翻性损伤使踝关节外翻；如合并后踝骨折并距骨后脱位，可用一手握住胫骨下段向后推，另一手紧握前足向前提，并徐徐将踝关节背伸，利用紧张的关节囊将后踝拉下，使后踝逐渐复位。

2. 固定方法

内外踝上方各放一塔形垫，下方各放一梯形垫，用 5 块夹板进行固定。其中内、外、后板上自小腿上 1/3，下平足跟，前内侧及前外侧夹板较窄，其长度上起胫骨结节，下至踝关节上。夹板必须塑形，使内翻骨折固定在外翻位，外翻骨折固定在内翻位。最后可加用踝关节活动夹板（铝制或木制）或石膏托，将踝关节固定于 90° 位置 4~6 周。

3. 药物治疗

参照骨折三期辨证用药。

4. 练功疗法

参照骨折三期练功疗法，瘀去期和新生期主要以患肢直腿抬高、膝关节主动屈伸以及足趾屈伸活动锻炼为主，骨合期可开展患肢膝、踝关节各项功能锻炼以及下肢肌肉力量的训练，并逐步开展下肢负重和行走训练，逐渐恢复下肢的功能。

十三、跖骨骨折

跖骨，即古时跗骨的一部分，“一名足跗，俗称脚面，其骨乃足趾本节之骨也”。足部前侧5个跖骨头、第5跖骨基底部和足跟是人体站立和运动中的主要负重部位，而长期、反复、轻微的直接或间接应力刺激超过骨骼的承受能力可引起损伤和骨折，故足部疲劳骨折多发生在第2、3、4跖骨颈和第5跖骨基底部，其中以第2跖骨颈和第5跖骨基底部骨折最常见。新兵经长途行军后容易发生跖骨颈骨折，故又名“行军骨折”，也常见于如竞走、马拉松等运动项目。第5跖骨基底部骨折常发生在青年男性运动员，包括跳高、篮球、排球等足部高强度负荷伴有剪切力活动的频繁跳跃性运动项目。疲劳性骨折是一个损伤累积的过程，骨膜受刺激可在周围产生新骨，故骨折很少完全分离；但若骨折后未予以保护，局部受力可导致骨折移位，引起损伤加重。

◆ 诊法 ◆

跖骨颈疲劳骨折最初为前足痛，劳累后加剧，休息后减轻，2~3周后在局部可摸到有骨隆凸。由于没有明显的暴力外伤史，诊断常被延误。X线检查早期可能为阴性，2~3周后可见跖骨颈部有球形骨痂，骨折线多不清楚，不要误诊为肿瘤（图6–12）。

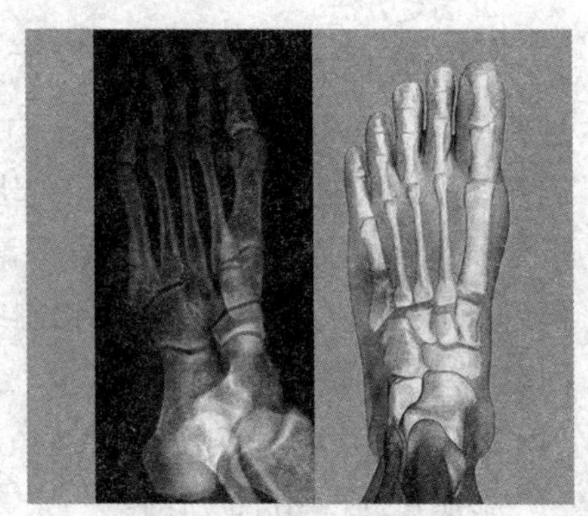

图6–12　跖骨疲劳骨折

◆ 治法 ◆

1. 正骨手法

大多数跖骨疲劳性骨折无明显移位，无须复位。少数移位的骨折需手法复位。助手双手固定小腿下段，术者一手四指放于患肢足背，拇指抵于足心骨折处，另一手牵引足趾向足背以加大成角，待骨折断端重叠牵开后，再逐渐翻转向跖侧屈曲，同时抵于足心骨折处的拇指向足背推挤，足背的手指于跖骨间隙进行夹挤分骨，矫正侧方移位，完成复位。

2. 固定方法

无移位的骨折可予以跖骨夹板或石膏托固定4~6周，对于第5跖骨基底部骨折，因肌肉牵拉可引起骨折部应力增加，故应固定在外翻位。

3. 药物治疗

参照骨折三期辨证用药。

4. 练功疗法

参照骨折三期练功疗法，对于无移位的骨折，固定后即可行足趾的屈伸运动；移位跖骨颈骨折复位后2周内应避免足趾频繁活动引起复位丢失，新生期逐渐恢复足趾的活动，并可扶拐进行非负重锻炼，骨合期恢复站立和行走，并作患肢足底踩滚圆木和足趾抓毛巾等锻炼，增加足部肌肉力量和关节活动，恢复足弓结构和足部功能。

第二节　脱位伤

一、概述

凡构成关节的骨端关节面脱离正常位置，引起关节功能障碍者，称之为脱位伤。中医文献中对脱位病因病机的论述很多，早在《黄帝内经》中就提出了“坠堕”“跌仆”“举重用力”“五劳所伤”等损伤的致病原因，晋·葛洪著《肘后救急方》记载了“失欠颌车”(《备急千金要方》作颊车)，即颞颌关节脱位，其中记载的口内复位法，属世界首创，至今仍沿用。巢元方《诸病源候论·唇口病诸候》中云：“失欠颊车蹉候，肾主欠，阴阳之气相引则欠，诸阴之筋脉有循颊车者，欠则动于筋脉，筋脉挟有风邪，邪因欠发，其气急疾，故会失欠，颊车蹉也。”元·危亦林《世医得效方》

对肩、肘、髋等关节的解剖结构特点已有认识，提出“凡脚手各有六出臼、四折骨”，指出髋关节是杵臼关节，“此处身上是臼，腿跟是杵，或出前，或出后，须用法整顿归元（原）”说明中医学对脱位的认识早已深入，并积累了丰富的经验。本节介绍运动伤中常见的颞颌关节脱位、肩关节脱位、肩锁关节脱位、肘关节脱位、髋关节脱位等。

◆ 病因病机 ◆

（一）外因

损伤性脱位多由直接或者间接暴力作用所致。其中间接暴力（传达、杠杆、扭转暴力等）引起者较多见。如患者在肩关节外展、外旋和后伸位跌倒时，手掌和肘关节着地，地面的反作用力都会向上传到，引起肩关节前脱位。当髋关节屈曲 90° 时，如过度地内收、内旋股骨干遭受前方暴力作用时，则可造成后脱位。不论跌仆、挤压、扭转还是冲撞、坠堕等损伤，只要外力达到一定程度，超过关节所能承受的应力，就能破坏关的正常结构，使组成关节的骨端运动超过正常范围而引起脱位。

（二）内因

1. 生理特点

主要与年龄、性别、体质、局部解剖结构特点等有关。如儿童因体轻，关节软骨富有弹性，缓冲作用大，关节周围韧带和关节囊柔软而不易撕裂，虽遭受暴力机会多，但不易脱位（小儿桡骨头半脱位例外）。

2. 病理因素

先天性关节发育不良，体质虚弱，关节囊和关节周围韧带松弛，较易发生脱位，如先天性髋关节脱位。过度膝外翻及股骨外髁发育不良等，是髌骨习惯性脱位病理基础。习惯性脱位则因关节囊和关节周围其他装置的损伤未得到修复，而变得薄弱，受轻微外力即可发生节脱位。

总之，造成关节脱位的原因是多方面的，但总不外乎内因、外因综合作用的结果。运动中发生的关节脱位，一般是由间接外力所致，如摔倒时手撑地可引起肘关节脱位或肩关节脱位。脱位是运动伤常见的损伤，除了自身运动特性、年龄等内因外，外部直接或者间接暴力也是损伤脱位常见原因。

◆ 诊法 ◆

（一）受伤史

（二）临床表现

1. 一般症状

（1）疼痛和压痛：关节局部出现不同程度的疼痛，活动时疼痛加剧。单纯关节脱位的压痛一般较广泛，不像骨折的压痛点明显。

（2）肿胀：单纯性关节脱位，肿胀多不严重，且较局限。合并骨折时，多有严重肿胀，伴有皮下瘀斑，甚至出现张力性水泡。

（3）功能障碍：一般已脱位的关节，都将完全丧失或大部丧失其运动功能，包括主动运动和被动运动，有时可影响到协同关节的运动，如踝关节脱位后，会影响距下关节的运动。

2. 特有体征

（1）关节畸形：关节脱位后，骨端脱离了正常位置，关节骨性标志的正常关系发生改变，破坏了肢体原有轴线，与健侧对比不对称，因而发生畸形。如肩关节前脱位呈方肩畸形；肘关节后脱位呈靴样畸形；髋关节后脱位时，下肢呈屈曲、内收、内旋和短缩畸形等。

（2）关节盂空虚：构成关节的一侧骨端部分，完全脱离了关节盂，造成关节盂空虚，表浅关节比较容易触摸辨别。如肩关节脱位后，肱骨头完全离开关节盂，肩峰下出现凹陷，触摸时有空虚感。

（3）弹性固定：脱位后，骨端位置改变，关节周围未撕裂的筋肌肉挛缩，可将脱位的关节保持在特殊位置上，若对脱位关节作被动运动时，虽然有一定活动度，但存在弹性阻力，当去除外力后，脱位的骨端又回复到原来的特殊位置。如肩关节前脱位可弹性固定于肩外展20°~30°位置。

（4）异位骨端：关节脱位后往往可以触扪到脱位的骨端，如肩关节前脱位，在喙突下或锁骨下可扪及肱骨头；髋关节后脱位，在臀部可触到股骨头。

（三）X线检查

X线检查可以明确脱位的诊断，并了解脱位的方向、程度及是否合并骨折。

◆ 治法 ◆

（一）手法治疗

手法治疗是恢复受损关节的正常解剖关系及功能。应根据脱位的不同原因、类型决定治疗方案。手法操作时，术者与助手应熟悉病变，了解手法操作步骤，密切配合，动作宜缓慢、轻柔、持续，避免粗暴、反复的手法复位。手法整复的原理为：

1. 欲合先离

通过术者与助手对抗牵引或持续骨牵引使之离而复合。牵引手法是其他整复手法的基础。

2. 原路返回

根据造成关节脱位的损伤机制，使脱出的骨端沿发病原路，通过关节囊裂口送回正常位置。如肘关节后脱位，先使关节伸直牵引，冠状突离开鹰嘴窝越过滑车，屈曲肘关节即可复位。

3. 杠杆作用

通过拔伸、屈伸、提按、端挤等手法，利用杠杆原理，将脱位的骨端转地回纳，并恢复关节面的正常关系。

4. 松弛肌肉

通过推拿按摩等方法使关节周围肌肉及其他软组织松弛，骨端易于复位。

《伤科汇纂》记载“上髎歌诀：上髎不与接骨同，全凭手法及身功。宜轻宜重为高手，兼吓兼骗是上工。法使骤然人不觉，患如知也骨已拢。兹将手法为歌诀，一法能通万法通。”

（二）固定方法

固定是脱位整复后巩固疗效的重要措施之一。将肢体固定在功能位，或关节稳定的位置上，可减少出血，使损伤组织迅速修复，并可预防脱位复发和骨化性肌炎。脱位固定的器材有牵引带、胶布、绷带、托板、三角巾、石膏等。一般脱位应固定2~3周，不宜过长，否则易发生组织粘连、关节僵硬，影响疗效。

（三）练功活动

练功可促进血液循环，加快损伤组织的修复，预防肌肉萎缩、骨质疏松及关节僵硬等并发症的发生。练功活动范围由小到大，循序渐进，持之以恒，但又要防止活动过猛，尤其要避免粗暴的被动活动。

（四）药物治疗

1. 初期

伤后1~2周内，应以活血化瘀为主，佐以行气止痛，内服可选用活血止痛汤、云南白药等，外用药则可选用活血散、消肿止痛膏等。

2. 中期

伤后2~3周，应以和营生新、接骨续筋为主。内服可选用和营止痛汤、补筋丸等，外用药可选用舒筋活络药膏等。

3. 后期

受伤3周以后，应补养气血、补益肝肾、强壮筋骨。内服可选用独活寄生汤、大活络丸等，外用药治可选用五加皮汤、海桐皮汤熏洗。

二、颞颌关节脱位

颞颌关节脱位又称下颌关节脱位，运动损伤中多由外力打击导致，如拳击、篮球、足球比赛中的打击、撞击所致，多表现为前脱位。

《普济方》记载治下颏骨脱落法："令人低坐，用一手帕裹两手大拇指，插于病人口里。内外捏定大斗根，往左右上下摇动。令病人咽唾一口，往下送之入臼。腮外用膏药贴之。再用一手帕往上兜之。内服没药乳香散。痛者黄芪散。忌硬物十数日。"《伤科汇纂》记载："治下巴脱落用手托法：双落难言语，单错口不齐，倩人头扶直，莫教面朝低，先从大指捺，然后往上挤，须分错与落，托法辨东西。"（图 6-13）

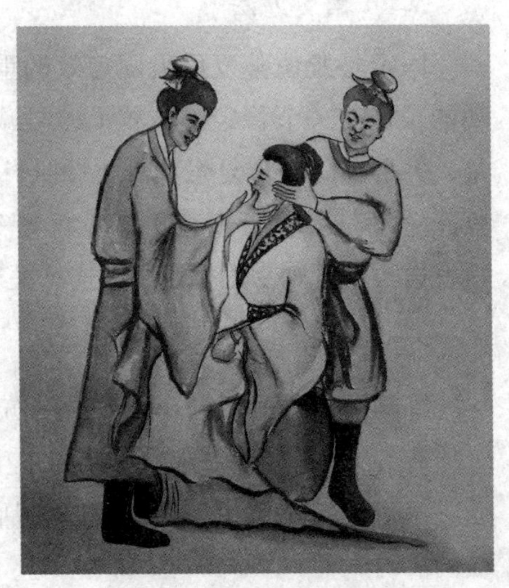

图 6-13　治下颏骨脱落法

◆ 病因病机 ◆

1. 过度张口

如大笑、打呵欠、拔牙等动作时，髁状突越过关节结节，形成颞下颌关节前脱位。

2. 外力打击

下颌部遭受到侧方暴力打击，关节囊的侧壁韧带不能抗御打击的暴力，则可发生一侧或双侧的颞下颌关节脱位。

3. 杠杆作用

上下臼齿咬硬物时，硬物成为杠杆的支点，使髁状突向前下滑动，越过关节结节，形成单侧颞下颌关节前脱位。

◆ 诊法 ◆

1. 双侧前脱位

局部酸痛，下颌骨下垂，向前突出。口不能张合，言语不清，口流涎唾。摸诊时在双侧耳屏前方可触及下颌关节凹陷，颧弓下方可触及下颌髁状突。

2. 单侧前脱位

口角歪斜，颊部也向前突出，并向健侧倾斜。在患侧颧弓下可触及下颌骨髁状突，在患侧耳屏前方可触及一凹陷。

◆ 治法 ◆

1. 手法治疗

（1）双侧脱位口腔内复位法：患者坐位，术者站在患者面前，用无菌纱布包缠拇指，然后将双手拇指伸入到患者口腔内，指尖尽量置于两侧最后一个下臼齿的嚼面上，其余手指放于两侧下颌骨下缘，两拇指将臼齿向下按压，俟下颌骨移动时再向后推，余指协调地将下领骨向上端送，听到滑入的响声，说明脱位已复位。与此同时，术者拇指迅速向两旁颊侧滑开，随即从口腔内退出。

（2）单侧脱位口腔内复位法：患者坐位，术者位于患者旁侧，一手掌部按住健侧耳屏前方，将头部抱住固定，另一手拇指用纱布包缠好插进口内，按置于患侧下臼齿，其余 2~4 指托住下颌 . 操作时，2~4 指斜行上提，同时拇指用力向下推按，感觉有滑动响声，即已复位。

2. 固定方法

复位成功后，托住颏部，维持闭口位，用四头带兜住患者下颌部，四头分别在头顶上打结，固定时间 1~2 周。习惯性颞颌关节脱位固定时间为2~3周。其目的是维持复位后的位置，使被拉松拉长的关节囊和韧带得到良好修复，防止再脱位。

3. 药物治疗

见脱位概述内容。

4. 功能锻炼

每天进行数次叩齿动作，使嚼肌得到运动，增强肌肉张力，以维持增强下颌关节的稳定。在固定期间，患者不应用力张口、大声讲话，宜吃软食，避免咬嚼硬食。

三、肩锁关节脱位

肩锁关节脱位比较多见。该关节是肩峰及锁骨外侧端相对应的关节面构成，关节面小而扁平，与地面近乎垂直，这是比较容易发生脱位的原因。一般可分为半脱位和全脱位两种。体操运动员、排球运动员，足球运动员常有此类损伤。《证治准绳》："凡左右两肩骨跌堕失落，其骨叉出在前，可用手巾系手腕在胸前，若出在后，用手巾系手腕在背后，若左出摺向右肱，右出摺向左肱，其骨即入。接左摸右鬓，接右摸左鬓，却以定痛膏接骨膏敷之。"

◆ 病因病机 ◆

胸锁关节损伤多为间接暴力所致。当肩部遭受外力作用，锁骨以第一肋骨为支点，容易起损伤。如所受外力较轻，只有关节囊、韧带的损伤，所受暴力较重则发生脱位。外力作用于肩部的方向不同，可发生不同方向脱位。外力由肩的前上部向后方突然作用引起前脱位，如排球运动中的鱼跃救球动作不正确，以肩上部着地，就能引起这类损伤。外力由肩的后上部向前下方突然作用时，引起后脱位，足球守门员侧身扑球姿势不正确，以肩后部着地就能引起这类损伤。

◆ 诊法 ◆

局部疼痛、压痛，锁骨回旋活动受限，患者耸肩、含胸，两侧胸锁关节不对称。前脱位时，锁骨近端向上突起，被动活动患肩或上肢，可见胸锁关节处出现异常活动。后脱位时，胸锁关节凹入，并有呼吸障碍，或吞咽困难。根据受伤史、临床表现和X线检查可做出诊断。

◆ 治法 ◆

肩锁关节脱位整复比较容易，固定于复位状态则比较困难。

1. 复位方法

患者坐位，助手位于患者背后，两手握双肩向后上方扳拉，同时用一膝于患者两肩胛骨之间向前顶。术者用手推按锁骨的骨端，若为前上脱位，则向后下推按，若为前下脱位则向上推按（图6-14）。

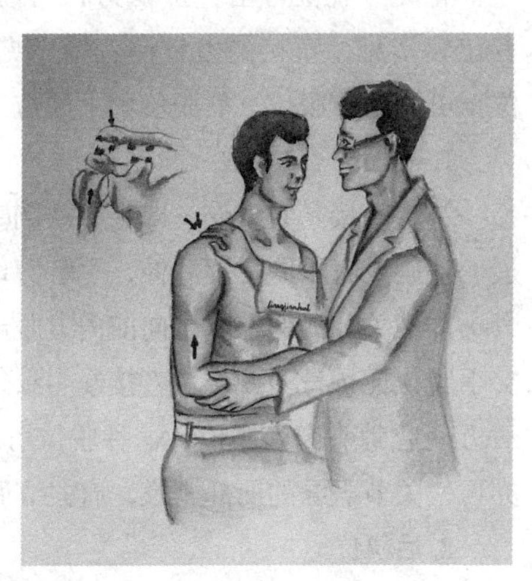

图6-14　肩锁关节脱位复位

2. 固定方法

由于复位后容易移位，必须在推按下进行固定。在胸锁关节上方放棉垫与纸壳加压，外作宽胶布绷带“∞”字形缠绕，交叉在胸锁关节前方。若属胸锁后脱位，在手法整复后则“∞”字形固定交叉在背后。固定3~4周，以后逐渐开始活动。

3. 药物治疗

见脱位概述部分。

4. 功能锻炼

早期主要活动腕、掌、指诸关节，并做前臂旋转活动。中期可在不影响固定的情况下增加肘关节和肩关节的活动。晚期解除固定后，逐步加强伤侧上肢各关节的活动。

四、肩关节脱位

肩关节是由肱骨头和肩胛盂组成，所以又有盂肱关节之称。它是全身灵活性最大的关节，容易发生脱位，运动员发病率高。肩关节脱位可分为新鲜脱位、陈旧性脱位、习惯性脱位。

◆ 病因病机 ◆

肩关节脱位可由直接暴力和间接暴力致伤。由间接暴力致伤者比较多见，直接暴力致伤者较少见。现主要介绍肩关节新鲜脱位，可分为前脱位、后脱位和下脱位三种。

1. 前脱位

常为间接暴力致伤，即患者跌倒时，身体倒向侧方，臂过度外展、外旋或有不同程度后伸，手掌着地。反作用力由手臂传达到肱骨头冲破关节囊的前壁，向前内方脱出至喙突或锁骨下，而形成喙突下脱位或锁骨下脱位。直接暴力致伤者，为外力直接作用于肩部后方使肱骨头向前脱位。这种脱位可使关节囊的前部及肩袖破裂，亦可使关节盂缘的前部撕脱，肩关节后方软组织有挫伤。

2. 后脱位

这种脱位甚为罕见。外力直接作用于肩部前外方，使肱骨上段内旋、向后，则肱骨头穿破关节囊后方，脱至肩胛冈的下方，而形成后脱位。间接暴力所致者为身体向前仆跌倒，上肢伸直，手掌着地，反作用力向后上传导，将关节囊后部冲破，肱骨头向后脱位至肩胛冈之下。

3. 下脱位

这种脱位多由杠杆作用所致。当患者从高处跌下时，手臂被墙或支架挡住，上肢急剧外展、上举，肱骨颈受到肩峰阻挡或冲击，形成杠杆的支点，使肱骨头倒转向下冲出关节囊的下方或前下方，形成盂下脱位。当上肢下垂时，由于肢体的重量及胸大肌、肩胛下肌等的牵拉作用，而转变为前脱位。

◆ 诊法 ◆

伤后局部疼痛、肿胀，肩部活动障碍。若伴有骨折，则疼痛、肿胀更甚，或有瘀斑。前脱位患者常以健侧手托患侧前臂，肩部失去正常圆滑的曲线轮廓，形成“方肩”畸形。伤臂弹性固定于肩关节外展 20~30° 位，可在喙突下、腋窝内或锁骨下扪及肱骨头。搭肩试验阳性，肩关节正位和穿胸侧位 X 线片可明确脱位的方向、移位的程度及是否合并骨折等。

肩关节脱位大多合并有肱骨大结节撕脱骨折，少数可合并肩袖损伤、肱二头肌长头肌腱滑脱、肱骨外科颈骨折及血管、神经损伤等，临床应注意检查，切勿漏诊。必要时进一步做 CT 或 MRI 检查。

◆ 治法 ◆

1. 手法治疗

（1）椅背复位法：公元 846 年唐代蔺道人首次描述用椅背作支点整复肩关节复位的方法。此法是让伤病员坐在靠背椅上，将伤肢置于椅背后，腋窝用衣服或棉卷垫住，紧贴椅背上。助手一人夹住伤员和椅背，术者握住伤肢，先外展对抗牵引，并外旋，然后使伤肢下垂于体侧，同时内旋屈肘，即可复位。

（2）手牵足蹬法（图 6–15）：即蹬拉法，公元 1406 年，明代朱橚等提出用此法复位，收效基佳，故沿用至今。现以右侧肩关节前脱位为例阐述其复位方法。伤员仰卧于诊疗床上，术者脱去右足的鞋，以足掌蹬于患者 的腋部，用双手

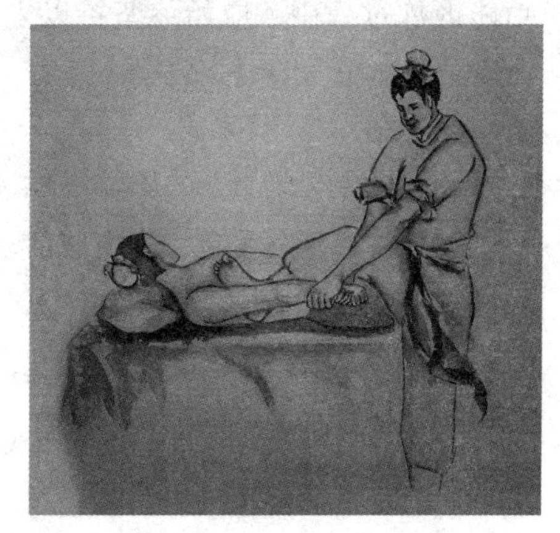

图 6–15　手牵足蹬法

握住患者腕部，顺势用力牵拉，同时足亦用力向病人头侧蹬，持续用力蹬 1~2 分钟，待肱骨头被牵至肩胛盂平面时，外旋并轻度内收伤肢，当突然有滑动感或顿性弹响声时，表明复位成功。

（3）牵引回旋法：患者仰卧，助手用宽布带绕过伤侧腋下，向健侧肩部上外方牵引，术者握持患肢肘部顺势向外牵引，使肱骨头向下移，然后使上臂外旋，并逐渐内收，再迅速内旋，当伤处突然有滑动感时，即已复位。搭肩实验转为阴性，表明复位成功。

（4）悬吊复位法：患者俯卧于床，患肢悬吊床旁，在患肢腕部悬挂 2~5kg 重物，持续牵引 15 分钟左右，多可自动复位。

2. 固定方法

一般采用胸壁绷带固定，将患侧上臂保持在内收、内旋位，肘关节屈曲 60°~90°，前臂依附胸前，用绷带将上臂固定在胸壁 2~3 周。

3. 药物治疗

见脱位概述部分。

4. 功能锻炼

在固定期间，除伤部以外的各关节都要积极进行活动。活动时注意不重复受伤动作，逐步增加诸关节的活动范围与幅度，在功能锻炼过程中，应始终坚持以主动活动为主，禁做强力被动活动。

五、肘关节脱位

肘关节为复杂关节，是上肢活动的枢纽。肘关节脱位是最常见的脱位之一。可发生于任何年龄，以青壮年为多。

◆ 病因病机 ◆

肘关节脱位按尺桡骨近端的移位方向可分为后脱位、前脱位、侧方脱位、分离脱位及骨折脱位等，以后脱位最为常见。当运动伤病患者跌倒时，肘关节伸直，前臂旋后位，掌面触地，传达暴力使肘关节过度后伸，以致尺骨鹰嘴的顶端猛烈冲击肱骨下端的鹰嘴窝，在肱尺关节处形成杠杆作用，使附着于尺骨粗隆上的肱肌和肘关节囊的前侧部分撕裂，造成尺骨鹰嘴向后移位、肱骨下端向前移位（图6–16）。

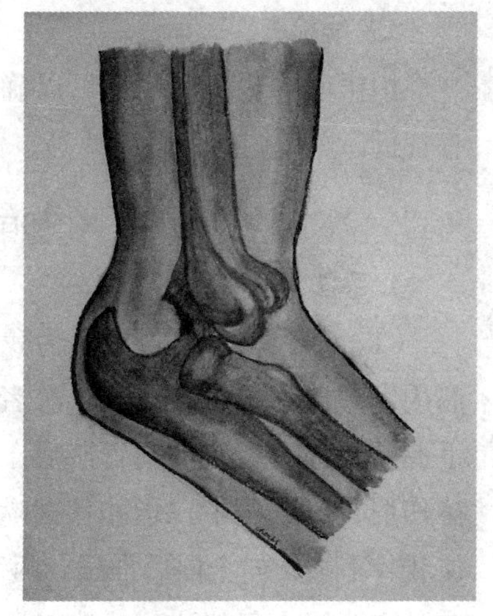
图 6–16 肘关节后脱位

◆ 诊法 ◆

1. 受伤史

患者有明显的外伤史。局部疼痛，肿胀，压痛，肘部出现畸形，功能障碍。

2. 不同脱位类型特征

（1）尺骨鹰嘴骨折伴发前脱位者，肘关节呈伸直位，可于其后摸到向上移位之鹰嘴折块，有时可在此折块的下方摸到肱骨滑车的后下部。

（2）后脱位者，肘部呈 135° 半屈曲位畸形，肘窝丰满甚至膨隆。脱位严重者，可在肘窝摸到肱骨滑车的前下部，尺骨鹰嘴向后上移位，肘三角的正常关系遭到破坏。伴发桡侧移位者，肱骨有不同程度的内旋，故可于肘前摸到肱骨外上髁，于肘外侧扪得桡骨小头。伴发尺侧移位者，在肱骨内上髁扪得尺骨上端，在肘外侧摸到肱骨小头。

（3）分离脱位者，可见伤肢有短缩畸形，肘部肿胀甚为明显。前后型可在肘前上摸到桡骨小头，在肘后摸到尺骨鹰嘴向后上移位。在肘前后分别能扪得肱骨外上髁和内上髁。侧向型肘部明显变宽，可在肘内侧摸到尺骨上端，在肘外侧摸到桡骨小头。

3.X 线检查

拍摄肘部正侧位片，可以确定脱位的类型和程度，以及是否有骨折，关节内有无骨碎片等。

◆ 治法 ◆

1. 手法复位

（1）郑氏单人复位法：为我国著名骨伤科专家郑怀贤教授所倡用。现以右侧脱位为例，患者取坐位。术者与患者对坐，以左手握持伤肢下段，使前臂旋后，顺势用力向远端牵拉，用右手握持伤肘，以食、中二指扣住鹰嘴上端，向下用力，拇指置肘前抵住肱骨下端，向上向后推压。两手协同用力，即可复位。

（2）双人复位法：此法与郑氏单人复位法基本相同，所不同者仅增加一助手。在复位时助手立于患者身后，双手握住伤肢上臂，与术者协同用力对抗牵拉，进行复位。

（3）膝顶复位法：患者端坐于椅上，术者立于患侧前面，一手握其前臂，一手握住腕部，同时用一足踏于椅面上，以膝顶在患肢肘窝内，沿前臂纵轴方向用力拔伸，然后逐渐屈肘，有入臼揪感后，则复位成功（图 6–17）。

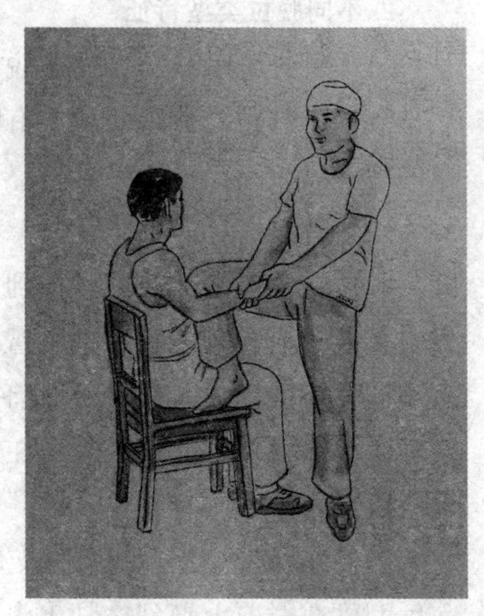

图 6–17　膝顶复位法

2. 固定方法

复位后，术者一手从前后捏住肘关节，被动屈伸 2~3 次，如果屈伸不受阻，关节滑利，手指可以触及伤侧肩头，表示复位成功。然后将肘关节屈曲至 90° 位，用托板固定 3 周，并用三角巾将伤肢悬吊于胸前。

3. 药物治疗

见脱位概述部分。

4. 功能锻炼

在固定期凡未被固定的关节都应进行活动，可作握拳、屈伸桡腕关节，适当活动肩关节和耸肩等活动。解除固定后，主动屈伸肘关节，活动幅度逐渐增加，忌做强力被动活动。在功能锻炼期间，可作适当的推拿按摩。

六、月骨脱位

月骨脱位古称“手腕骨脱骱”，腕关节的腕骨中以月骨脱位最常见。月骨居近排腕骨中线，正面观为四方形，侧面观呈半月形，掌侧较宽，背侧较窄。月骨近端与桡骨下端，远端与头状骨、内侧与三角骨，外侧与舟状骨互相构成关节面。月骨四周均为软骨面，与桡骨下端之间仅有桡月背侧、掌侧韧带相连，细小的营养血管经过韧带进入月骨以维持其正常血液供应。月骨的前面相当于腕管，为屈指肌腱和正中神经的通道。临床上月骨向掌侧脱位为多，向背侧脱位很少。

◆ 病因病机 ◆

多由传达暴力所致。《伤科补要·手腕骱》中说：“若手掌着地，只到伤腕。若手指着地，其指翻贴于臂者，腕缝必开”。跌倒时手掌先着地，腕部极度背伸，月骨被桡骨下端和头状骨挤压而向掌侧移位，关节囊破裂，而引起月骨向掌侧脱位。此时前面的脑管受压，可使屈指肌腱与正中神经产生受压症状和功能障碍。脱位时桡月背侧韧带已断裂。若桡月掌侧韧带又扭曲或断裂，则影响月骨血液循环，容易引起缺血性坏死。

月骨脱位是腕骨脱位中最常见者。月骨位于近排腕骨正中，其凸面与桡骨远端关节面构成关节，其凹面与头状骨相接触，内侧与三角骨、外侧与舟骨互相构成关节，所以月骨四周均为软骨面。月骨的前面相当于腕管，有屈指肌腱和正中神经通过。在月骨与桡骨下端前、后两面有桡月背侧、掌侧韧带相连，营养血管经过韧带进入月骨，以维持其正常血液供应。

月骨脱位多由间接外力引起，运动时手掌着地摔伤，腕部处于极度背伸位，自上而下之重力与自下而上的地面反作用力，使桡骨远端诸骨与头状骨相挤压，桡骨与头状骨之间的掌侧间隙增宽，头状骨与月骨间的掌侧韧带与关节囊破裂，月骨向掌侧脱位，又称月骨前脱位。如月骨留于原位，而其他腕骨完全脱位时，称为月骨周围脱位。临床常见的有以下几种情况：

1. 月骨脱位后，向掌侧旋转 90°，桡月背侧韧带断裂或月骨后角发生撕脱骨折，掌侧韧带未断，月骨血供尚存，月骨一般不发生坏死。

2. 月骨脱位后，向掌侧旋转大于 90°，甚至可达 270°，桡月背侧韧带断裂，桡月掌侧韧带扭曲，月骨血运受到一定障碍，部分患者可发生月骨缺血性坏死。

3. 月骨脱位向掌侧旋转 90°，并向掌侧移位。桡月掌侧韧带和桡月背侧韧带均发生断裂。月骨血运完全丧失而发生坏死。

月骨坏死的病理改变为骨细胞变性、坏死，骨质硬化；其周围的骨组织脱钙，呈现疏松现象。继而骨碎裂，局限性骨组织吸收，呈囊样改变。最终由于肌张力和负重的压力，坏死骨块变形，而导致邻近骨端边缘增生，形成骨刺，发生创伤性关节炎。

◆ 诊法 ◆

有明显手掌着地、腕背伸外伤史。腕部掌侧肿胀、隆起、疼痛、压痛明显。由于月骨脱位压迫屈指肌腱使之张力加大，腕关节呈屈曲位，中指不能完全伸直，握拳时第三掌骨头明显塌陷，叩击该掌骨头有明显疼痛。脱位的月骨压迫正中神经，使拇、食、中三指感觉异常与屈曲障碍。X 线正位片显示月骨由正常的四方形变成三角形，侧位片可见月骨凹形关节面与头状骨分离而转向掌侧。

◆ 治法 ◆

新鲜脱位用手法复位，一般均可成功。少数病例手法复位不成功者，可用钢针撬拨复位。陈旧性脱位者，必要时应进行手术治疗。

1. 整复方法

（1）手法复位：患者坐位，肘关节屈曲 90°，腕部极度背伸，第一助手握肘部，第二助手握食指与中指，对抗牵引，在拔伸牵引下前臂逐渐旋后，3~5 分钟后，术者两手四指握住腕部，向掌侧端提，使桡骨与头状骨之间的关节间隙加宽，然后用两拇指尖推压月骨凹面的远端，迫使月骨进入桡骨与头状骨间隙，同时嘱第二助手逐渐使腕关节掌屈，术者指下有滑动感，且患手中指可以伸直时，说明复位成功。

（2）针拨复位法：手法复位不成功者，可采用此法。局麻后，用细的骨圆针，在无菌操作及 X 线透视下，自腕掌侧把钢针刺入月骨凹面的远端，在腕背伸对抗牵引下，向背侧顶拨，使月骨凹形关节面与头状骨相对，同时嘱助手由腕背伸位牵向掌屈位，若中指可以伸直，表示复位成功。

2. 固定方法

复位后，用塑形夹板或石膏托将腕关节固定于掌屈 30°~40°；1 周后改为中立位，2 周后解除固定。

3. 药物治疗

内服中药按骨折三期辨证用药，若无其他兼证，可在肿消后，尽早补益肝肾，内服壮筋养血汤、补肾壮筋汤等。拆除外固定后，加强中药熏洗，促进腕关节功能恢复。

4. 练功活动

固定期间鼓励患者作掌指关节及指间关节伸屈活动，解除固定后，开始作腕关节主动伸屈活动。早期功能锻炼应避免做过度腕背伸动作，应逐步加大活动度，以防重新脱出。

七、髋关节脱位

髋关节古称“髀枢”“大膀”，俗名臀骱。《伤科补要·臀骱骨》载：“胯骨，即髋骨也，又名髁骨。其外向之凹，其形似臼，以纳髀骨之上端。如杵者也，名曰机，又名髀枢，即环跳穴处也，俗名臀骱。若出之，则难上，因其膀大肉厚，手捏不住故也。”《正骨备要》载：“此骨初看两脚齐不齐，可伸不可伸。难伸其骨必出，出内足倒外，出外足倒内。”《证治准绳》载：“凡辨腿胯骨出内外者，如不粘膝，便是出向内（腿长），从内搽入平正；如粘膝不能开，便是出向外（腿短），搽平正，临机应变。”《仙授理伤续断秘方》载：“凡胯骨从臀上出者，可用三两人，挺定腿拔伸，乃用脚搽入。如胯骨从裆内出，不可整矣。”

髋关节由股骨头和髋臼构成。股骨头呈球形，髋臼大而深，臼缘有一环状纤维软骨覆盖，构成关节盂缘，以容纳整个股骨头。髋关节的稳定性除关节骨性结构十分完善和具有强有力的关节囊外，在髋关节前、后还有坚强的髂股韧带和耻骨囊、坐骨囊韧带等使之加强，在关节周围还有强厚的筋肉作保护，以加强其稳定性。因此，髋关节必须在一定体姿下，遭受强大暴力时，才可能发生脱位，本病多由间接暴力所致。

根据脱位后股骨头所处位置，一般将髋关节脱位分为后脱位、前脱位和中心性脱位三类。其中以后脱位最多见，前脱位次之，中心性脱位少见。

（一）髋关节后脱位

◆ 病因病机 ◆

多为强大的间接暴力所致。临床上多见于或跌仆、坠堕伤，暴力扭挫、撞击臀部或骶部，或撞车，暴力由膝经股骨向髋部冲击等外伤，均可发生髋关节后脱位。这是由于杠杆和传达暴力致髋关节处于过度屈曲、内收内旋位时，使股骨头大部分不在髋臼内，股骨颈前缘抵于髋臼前缘而形成杠杆支点，股骨头冲破后侧关节囊而发生髋关节后上脱位。

◆ 诊法 ◆

1. 有明显的较严重外伤史。

2. 患肢呈屈曲、内收、内旋畸形，髋关节肿痛，功能障碍，多呈“粘膝不能开”“出外足倒内”的弹性固定状（图 6-18）。检查可见患肢明显短缩，股骨大粗隆上移，臀部膨隆，压痛明显，在髂前上棘与坐骨结节连线后上方可摸到股骨头。

3. X 线正、侧位片显示股骨头脱出的位置和程度，一般位于髋臼后上方，股骨颈内侧缘与闭孔上缘所连的弧线中断。少数患者可见髋臼上缘骨折块或股骨头骨折。

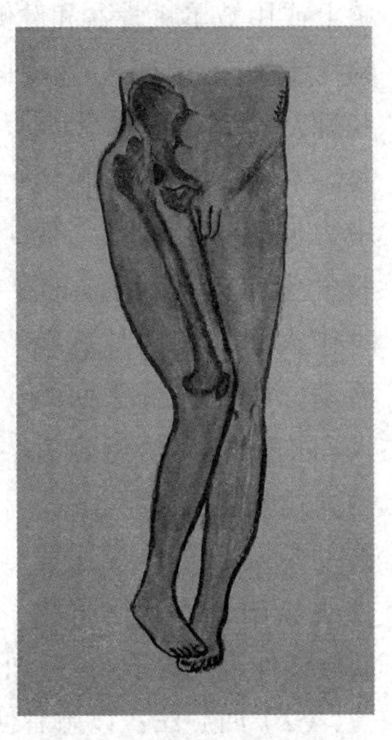

图 6-18　髋关节后脱位呈“粘膝不能开”“出外足倒内”状

◆ 治法 ◆

髋关节是全身最深最大的关节，也是最完善的球窝关节（杵臼关节），髋关节位于全身的中间部分，其主要功能是负重及维持相当大范围的运动，因此髋关节的特点是稳定、有力而灵活。当髋部损伤时，以上功能就会丧失或减弱。治疗目的在于恢复其负重和运动能力，两者相比，应着重其负重的稳定性，其次才是运动的灵活性。

《普济方》记载：“脚大腿根出臼，此处身上骨是臼，脚跟是杵。或出前或出后，须用一人手抱住患人身，一人拽脚，用手尽力搦归窠。或是锉开，又可用软绵绳，从脚倒吊起，用手整骨节，从上堕下，身直其骨便自归窠。”“凡辨腿胯骨出，以患人比，并之如不粘膝，便是出向内；如粘膝不能开，便是出向外。从外捺入平正，临机应变。”

1. 手法治疗

（1）屈髋提拉法：患者仰卧，一助手双手分别按压住两侧髂嵴上或用被单将骨盆和健侧下肢缚于木板上，以固定骨盆。术者骑跨于健侧下肢上，一手握住患肢踝部，另一手用肘部勾托住患肢膝后部，使患肢于屈髋、屈膝90°位，逐渐用力向上拔伸牵拉，使股骨头向前下移动；同时作大腿摇晃内外旋转活动，以使股骨头回纳入臼内。当突然感到有一弹跳响声，畸形消失，被动活动自如，说明股骨头已归位。然后将患肢慢慢伸直，置于外展、外旋位固定（图6-19）。

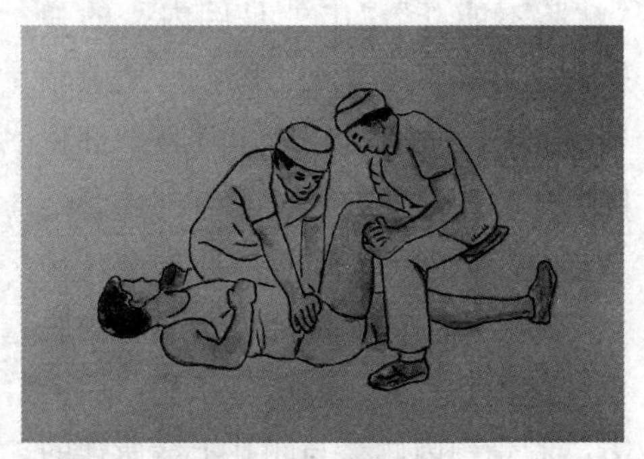

图6-19　屈髋提拉法

（2）回旋法：以患者仰卧，一助手双手分别按压两侧髂前上棘上，或用被单将骨盆固定。术者立于患侧，一手握住患肢踝部，另一手用肘部勾住患肢膝后部，在患肢于屈髋、屈膝90°位牵引下，作过度屈髋、内收内旋（向对侧的旋转），再慢慢作大腿外展、外旋、伸直大腿的画问号动作。依靠杠杆的作用使股骨头回旋滑入臼窝内。此法须在牵引下画问号，要求动作柔缓操作不可粗暴，以防发生髂股韧带伤或股骨颈骨折。

2. 固定方法

手法整复后，可在臀部等部位行推、按等手法，以顺理伤筋，活血散瘀。然后用皮牵引或托板固定患肢于轻度外展30°位3周后，即可扶拐下床活动。若合并髋臼小块骨折者，固定时间宜在6~8周后下床活动。固定期应避免髋内收和屈曲等活动。

3. 药物治疗

初期宜以活血祛瘀、行气止痛为原则。可外敷新伤药水，选服桃仁承气汤、七厘散等。中后期，宜以舒筋活络、通利关节为原则，可外贴活络膏、伤科熏洗汤；选服正骨紫金丹、补筋丸、虎潜丸等。

4. 功能锻炼

固定期间，应循序渐进加强股四头肌肌力及踝关节的功能练习。一周后可在牵引下伸屈膝关节，范围不宜超过 20°，2 周后可逐渐半卧位活动。固定解除后，应配合按摩和理疗等治疗，积极进行增强肌力和关节功能主动活动，可扶拐不负重行走，待髋部力量和稳定力恢复后，可去拐负重行走。

（二）髋关节前脱位

◆ 病因病机 ◆

由强大的间接暴力所致。当髋关节因暴力急骤过度外展、外旋时，股骨大粗隆顶撞髋臼上缘，并以此为支点，形成杠杆作用，可使股骨头突破前下方关节囊的薄弱处而发生前脱位。

少数髋关节前脱位患者，股骨头可穿破位于前方的倒 Y 形状的髂股韧带，而呈纽扣样交锁，使股骨头脱位不易用手法复位。正如《救伤秘旨》记载："夫两腿环跳骨脱位者，此最难治之症也，足短者易治，足长者难治。"

◆ 诊法 ◆

有明显的较严重外伤史。患肢呈外展、外旋及屈曲畸形，髋关节肿痛，功能障碍，多呈"不粘膝""出内足倒外"的弹性固定状（图 6-20）。检查时，在腹股沟或闭孔部可摸到脱出的股骨头，并有明显压痛。有神经和血管受压损伤者，可在大腿前内侧有麻痛，患肢肢端出现血循障碍症状。X 线正、侧位片显示股骨头位于闭孔或耻骨上支等部位，股骨颈内侧缘与闭孔上缘所连的线中断。

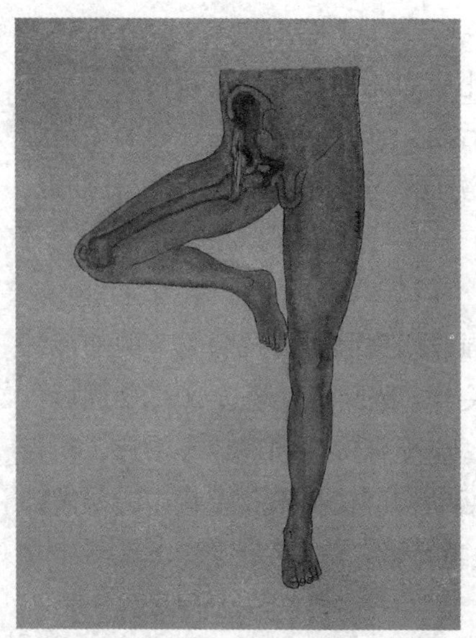

图 6-20 髋关节前脱位呈"不粘膝""出内足倒外"状

◆ 治法 ◆

1. 手法治疗

（1）屈髋推挤复位法：患者仰卧，一助手双手分别置于髂嵴上，以固定骨盆，另一助手一手握住患肢踝部，一手肘部勾住患肢膝后，慢慢作髋部外展、外旋及屈曲，并向外上方的拔伸牵引，以使股骨头与闭孔或耻骨横支分离。同时，术者用手掌在大腿根部内侧用力推挤股骨头向后上或后下方，以使股骨头滑入臼内。复位后可听到头入臼的响声，畸形消失，被动活动自如。

（2）反回旋法：其操作方法与后脱位复位相反。在外展、外旋位牵引上，做屈髋屈膝、内收、内旋、再伸直下肢的画问号动作，即可复位。

2. 复位后的处理

与后脱位处理相近，只是在牵引固定时，必须将患肢固定于伸直及轻度内收、内旋位，并避免患肢外展、外旋及过伸的活动。

（三）髋关节中心性脱位

◆ 病因病机 ◆

多由传达暴力所致。当暴力作用于股骨大粗隆外侧或髋关节轻度屈曲外展位时，暴力沿股骨纵轴使股骨头冲击髋臼底部，可引起臼底骨折而发生髋关节中心性脱位。中心性脱位必然合并髋臼底骨折，其骨折多为星状或粉碎，有时髋臼的骨折片夹住股骨颈，可阻碍股骨头复位。极少数患者可并发臼顶部骨折或股骨头压缩性骨折。本病主要为骨及软骨损伤，对关节破坏性大，创伤性关节炎的发生率高。

◆ **诊法** ◆

患者往往合并有其他部位损伤，要防止漏诊。股骨头移位程度不大者，仅有局部疼痛、肿胀及轻度髋关节功能障碍，关节屈伸活动不利，多无特殊体位畸形。脱位严重者，可有肢体短缩并有内旋或外旋畸形，髋关节功能障碍。骨盆分离及挤压试验时疼痛加重，有纵轴叩击痛。X 线检查，摄髋关节正位片可显示髋臼底骨折与突向盆腔的股骨头。

◆ **治法** ◆

1. 手法治疗

髋关节中心性脱位宜采用持续性合力牵引复位：行股骨髁上骨牵引，同时在大腿根部加布带作外侧方牵引，或在股骨大粗隆部作侧方骨牵引，其合力与股骨颈纵轴一致，以利股骨头复位，力争在 3~5 天内能复位成功。

2. 固定方法

患肢外展中立位持续牵引，时间一般 6~8 周。在牵引过程中应及早进行股四头肌和髋关节主动屈伸功能锻炼，以期用股骨头塑造适宜的臼窝。解除牵引后，开始必须持腋杖不负重活动和步行，直至伤后 3 个月，以防创伤性关节炎发生和股骨头坏死。

3. 药物治疗

与髋关节后脱位相同。

八、髌骨脱位

髌骨运动性外伤性脱位可以因为关节囊松弛，股骨外髁发育不良而髌骨沟变浅平，或伴有股内侧肌肌力弱，或在损伤时大腿肌肉松弛，股骨被强力外旋、外展，或髌骨内侧突然遭受暴力打击，可完全向外脱出。当用力踢东西时，突然猛力伸膝，股四头肌的内侧扩张部撕裂也可引起髌骨向外侧脱位。此外，还有髌骨习惯性脱位。

◆ 病因病机 ◆

髌骨是人体最大的籽骨，略呈扁平三角形，底朝上，尖朝下，覆盖于股骨与胫骨两骨端构成的膝关节前面。髌骨上缘与股四头肌腱相连，下缘通过髌韧带止于胫骨结节，两侧为止于胫骨髁的股四头肌扩张部所包绕。髌骨后面的两个斜形关节面，在中央部呈纵嵴隆起。该嵴与股骨下端凹形的滑车关节面相对应，可阻止其向左右滑动。股四头肌中的股直肌、股中间肌及股外侧肌的作用方向是向外上方，与髌韧带不在一条直线上，形成股四头肌角（简称 Q 角），它是指股四头肌力线与髌韧带力线在髌骨中点所形成的夹角。Q 角大小既影响髌股关节的稳定性，又影响髌股关节的接触应力，尤其是剪应力。因此，股内收肌下部纤维的走向及附着点，有效地纠正这一倾向而防止向外滑脱。髌骨在正常伸膝及屈膝时，都位于膝关节的顶点，在屈膝时，并不向内、外侧滑动。由于解剖、生理上的不甚稳定，若出现解剖、生理缺陷时，易引起向外侧脱位；向内侧脱位，只是特殊暴力作用下的结果；当股四头肌腱或髌韧带断裂，可向下或向上脱位。

◆ 诊法 ◆

1. 外伤性脱位

有运动外伤史，伤后膝部肿胀、疼痛，膝关节呈半屈曲位，不能伸直。膝前平坦，髌骨可向外、内、上、下方脱出。或有部分患者就诊时，髌骨已复位，仅留下创伤性滑膜炎及关节内积血或积液，在髌骨内上缘之股内侧肌抵止部有明显压痛。膝关节侧位、轴位 X 线摄片可见髌骨移出于股骨髁间窝之外。

2. 习惯性脱位

青少年女性居多，多为单侧，亦有双侧患病。有新鲜创伤性脱位病史，或先天发育不良者，可无明显创伤或急性脱位病史。每当屈膝时，髌骨即在股骨外髁上变位向外侧脱出。脱出时伴响声，膝关节畸形，正常髌骨部位塌陷或低平，股骨外髁前外侧有明显异常骨性隆起。局部压痛，轻度肿胀，当患者忍痛自动或被动伸膝时，髌骨可自行复位，且伴有响声。平时行走时觉腿软无力，跑步时常跌倒。膝关节轴位 X 线片可显示股骨外髁低平。

◆ 治法 ◆

1. 整复方法

患者取仰卧位。外侧脱位时，术者站于患侧，手握患肢膝部，一手拇指按于髌骨外方，使患膝在微屈状态下逐渐伸直的同时，用拇指将髌骨向内推挤，使其越过股骨外髁而复位。复位后，可轻柔屈伸膝关节数次，检查是否仍会脱出。

2. 固定方法

长腿石膏托或夹板屈膝 20~30° 固定 2~3 周；若合并股四头肌扩张部撕裂，则应固定 4~6 周，固定时应在髌骨外侧加压力垫。

3. 药物治疗

早期活血消肿止痛，方选活血舒肝汤加木瓜、牛膝；中期养血通经活络，内服活血止痛丸；后期补肝肾、强筋骨，可服健步虎潜丸。

外用药物：早期可用活血止痛膏以消肿止痛，后期以苏木煎熏洗患肢以舒利关节。

4. 练功疗法

练功活动抬高患肢，并积极作股四头肌舒缩活动。解除外固定后，有计划地指导加强股内侧肌锻炼，逐步锻炼膝关节屈伸。

复位固定后，早期避免负重下蹲，以免再发生脱位。

第三节　骨错缝

一、概述

骨错缝指可动关节和微动关节在外力的作用下发生微动错位而言，多可引起局部疼痛、肿胀和关节活动的受限。历代医家多有论述，《医宗金鉴·正骨心法要旨》手法释义指出："或因跌扑闪失，以致骨缝开错气血郁滞，为肿为痛，宜用按摩法，按其经络，以通郁闭之气，摩其壅聚，以散瘀闭之肿，其患可愈。"这里不但提出了骨缝开错这一名称，而且明确指出了骨错缝的原因和治疗方法。《伤科补要》说："若骨缝迭出，俯仰不能，疼痛难忍，腰筋僵硬。"《伤科汇纂》记载："大抵脊筋离出位，至于骨缝裂开绷，将筋按捺归原处，筋若宽舒病体轻。"认为伤筋离位也可能导致骨缝裂开，腰筋僵硬，当理筋回复原位，裂开的骨缝随之复位，肢体感到轻松。

骨错缝一般指两种情况，一是骨关节之间，由于不同的损伤，使正常的解剖结构发生微小错位，这种情况在X线摄片上，目前还不能得到反映，但可出现临床症状，影响生理功能。二是骨筋发生比较严重的参差不齐的半脱位，有些可在X线片上反映出来，临床症状也较微小错位严重。

引起骨错缝的外力作用是多方面的，如直接外力、间接外力、肌肉拉力等，但主原因是间接外力，强力扭转、牵拉、躲闪、过伸等，使关节超过正常的生理活动范围，而产生骨错缝。这时因关节失去了正常的解剖位置，关节周围的关节囊、韧带拉紧，使错缝关节不能自行复位，或错缝时关节内产生负压，将滑膜吸入关节腔内，阻碍关节自行复位，如腰椎滑膜嵌顿症就是这个原因造成的。

骨错缝与筋伤两者之间有密切的关联。筋的损伤可使骨缝处于交锁错位，例如踝关节的损伤，使踝关节周围的肌腱、韧带撕裂或断裂，踝关节失去了稳定性，就可能造成踝关节的骨错缝。筋伤后使筋离开了原来正常的解剖位置，骨错缝在筋的牵拉下处交锁状而不能自行复位。全身的各小关节更易出现这种病理变化。相反，关节扭伤使小关节在外力的作用下出现了细微的错缝，关节周围的关节囊、韧带等软组织，也可相应发生改变，如关节囊的破裂，韧带、筋膜的撕裂等。总之，骨错缝与筋伤是相互的，骨错缝必然导致筋伤，而筋伤如发生在关节部位也可以引起骨错缝。在治疗时也是这样，在纠正了骨错缝之后筋则可自然恢复正常的位置，而使临床症状马上消失。

◆ 病因病机 ◆

外力作用于关节部位，可致损伤，轻者错缝，重者脱位，其原因和机制与脱位相同，只是外力的大小位移程度不同。

间接外力是引起关节错缝的主要原因，如强力扭转、牵拉、躲闪、坠堕、过伸等，凡超过关节活动的正常范围，都可致关节囊或韧带受伤，或将关节囊和韧带嵌锁于关节缝内，而使关节移位不能自行复位，形成关节错缝，特别是体质较弱者更易导致。

根据其损伤机制骨错缝可以分为错移型、嵌夹型、旋转型。

1. 错移型

一个关节面稍移位于另一关节面的前后、左右、上下、内外等某一个方向，可发生于各个关节，尤以关节面较平坦的关节为多。

2. 嵌夹型

关节的滑膜层或关节囊或附着于关节周围的韧带，极少的一部分被嵌夹于关节间隙中，造成关节间隙的紊乱，多发生于运动范围较大、关节囊松弛的关节。

3. 旋转型

一个关节顺时针方向或逆时针方向旋转移位，多发生于活动范围较小的关节。

以上分类，有时可单一存在，有时可合并发生，机制较为复杂，故有时比较显著，有时又很轻微。

◆ 诊法 ◆

骨错缝后，局部压痛或活动痛，嵌顿疼痛剧烈，一般呈深在的钝痛，酸胀、沉重、乏力等不适症状。多无肿胀，或有轻微肿胀。功能障碍多由于疼痛引起，属于保护性功能受限，或由于关节紊乱或软组织嵌顿所致。麻木多发生于脊椎关节错缝引起的神经症状。依据外伤史、临床症状和典型体征，可作诊断。

◆ 治法 ◆

1. 手法治疗

手法要稳、准、巧，关节错缝由于错位轻，复位较容易。常用的有下列几种手法：

（1）牵拉推按法：通过牵拉，使关节间隙增大，术者在局部或推或按压，将错移复位。牵拉时要力量持续，手法要快速，配合密切。

（2）屈伸旋转法：通过牵拉，使关节间隙增大，再伸屈或旋动，使旋转错移，在牵拉旋转过程中恢复原位或缓解嵌夹。

（3）旋转顿推法：按一定方向，反复被动活动关节，逐渐增加力量和活动度，当接近极度时，趁患者不备，稍微用力再疾推一下，并立即放松，亦可在疾推的刹那间另一手在局部速推以配合。

（4）按压分扯法：在患处施以下压或分扯的手法，并令其同时配以用力咳嗽或深呼吸，使高者平之，凹者举之。

2. 固定方法

患者早期应适当卧床休息，可用弹力绷带支持带包扎固定患处。

3. 练功疗法

早期功能锻炼应不活动关节以肌肉舒缩活动为主，以预防肌失用性萎缩；中期注意逐渐增加运动幅度、次数；后期功能锻炼以恢复关节活动度及肌力为主。

4. 药物治疗

（1）内服药：骨错缝早期属肿胀疼痛并见，气滞血瘀之证，治宜行气止痛，活血化瘀，方用顺气活血汤，活血止痛汤加减。后期肿痛消减，治宜补益肝肾，强壮筋骨为主，可选用补肾活血汤、补肾壮筋汤、壮筋养血汤等。

（2）外用药：如局部有肿胀疼痛者，可外敷双柏散、祛瘀消肿药膏等。肿胀不明显者可外贴跌打膏，麝香壮骨膏等。

5. 其他治疗

可用针灸治疗，坎离砂等热敷，中药离子导入等治疗方法。

二、颈椎小关节错缝

颈椎小关节错缝又称颈椎小关节紊乱，系指颈椎小关节在外来暴力作用下，发生微小错动而不能自行复位造成颈椎功能活动障碍。清·吴谦《医宗金鉴·正骨心法要旨》记载："旋台骨，又名玉柱骨，即头后颈骨三节也，一名天柱骨……打伤，头低不起，用端法治之；一曰坠伤，左右歪斜，用整法治之；一曰仆伤，面仰头不能垂，或筋长骨错，或筋聚，或筋强骨随头低，用推、端、续、整四法治之。"描述了颈 3~5 椎小关节错缝的病因、症状和治疗方法。

◆ 病因病机 ◆

颈椎的关节突较为低小，上关节突面朝上偏于后方，下关节突面朝下偏于前方。颈椎后关节囊松弛，可滑动，横突之间缺乏横突韧带，因此，颈椎的稳定性较小。当颈椎受到不良应力，摔跤扭斗、舞台表演或游泳时作头部快速转动动作时，均可使颈椎小关节发生移位。移位发生后，可使关节滑囊嵌顿在椎后关节中，关节突关节面的排列失去正常关系，棘间、棘上韧带紧张，颈部肌群痉挛，失去平衡协调，将移位的小关节交锁在不正常的位置上，从而发生颈椎小关节错缝。

当头部受到外力袭击，或作不协调的头预动作，如猛烈活动头颈，都可使两侧枕骨髁同时移位于各自的寰椎上关节凹，造成错移。其错移方向可左可右，可前可后。但是，由于程度轻微以及该处不容易触摸到，所以无法定向。

◆ 诊法 ◆

颈上部疼痛，位置相当于头的下后方，呈沉酸、困疼不适，颈部固定不动，头部活动时痛增，活动受限。颈后，特别是枕下方筋肉痉挛紧张、压痛，或合并有头晕、耳鸣、恶心等症状。

◆ 治法 ◆

采用提牵旋转复位法。患者坐于凳上，术者站其背后，先在颈部轻柔按摩，使其筋肉松弛。然后用一手托持下颌，一手托枕部，在双手同时用力向上提牵头部的情况下，使头先缓缓作俯仰动作，或加配以左右旋转，即可复位。若症状不缓解，可以上法使左右旋转至最大度时再轻轻顿推一下，即可复位。复位后，患者头部活动自如，若仍有疼痛，可内服活血止痛中药。一般不需固定，少数可用颈托临时固定缓解疼痛痉挛，过数日后即可自由活动。

三、胸椎小关节错缝

胸椎小关节错缝，是上一椎的下关节突与下一椎的上关节突所构成的椎间关节在外力的作用下发生侧向错移，导致疼痛与功能障碍，也称椎后关节紊乱症，或椎后关节滑膜嵌顿。清・吴谦《医宗金鉴・正骨心法要旨》说："若脊筋陇起，骨缝必错，则成伛偻之状。"外伤性的胸椎小关节错缝，多发生于胸 2~7 椎。青壮年多见，男多于女，新鲜错缝易于复位而痊愈，陈旧性错缝复位较因难，时间越久，恢复越慢。

◆ 病因病机 ◆

胸椎的连接是比较稳定的，并且活动度较小，在一般的情况下不易引起损伤。但由于胸椎周围的软组织比较薄弱，当遇到强大的暴力时，则可发生胸椎小关节的错移。如胸椎过度前屈或在前屈位背部突然遭受外力的打击，可使患椎的上关节突关节面向前旋转错缝，下关节突关节面向后旋转错移。如胸椎过度后伸或在后伸位胸前突然遭到外力打击时，患椎上关节面向后旋转错移，下关节突关节面向前旋转错移。如胸椎遭到强大的旋转外力时，可将椎间小关节向侧方扭开，使其小关节的关节面发生侧向错移。错缝发生后，关节滑膜如嵌入错缝的关节腔内，则阻碍关节的复位。

◆ 诊法 ◆

患者胸椎有闪挫受伤史，伤后症状开始较轻，次日加重。后背如负重物，痛引前胸，坐则需经常变换体位，走路震动、咳嗽、打喷嚏等均可引起疼痛加剧。

检查时，患椎及其相邻数个胸腰椎有深压痛，压痛在棘突上或棘间韧带处，并且可摸到患椎处有筋结或条索状物，仔细触摸椎体可发现患椎棘突略隆起或偏歪，与健康椎体棘突的距离变宽或略变窄。

X 线检查部分有患椎棘突偏歪改变，一般不能作为本病的诊断依据，但可排除胸腰椎的其他骨病，有助于鉴别诊断。

◆ 治法 ◆

本病的治疗是以手法为主，辅以药物及其他疗法。

1. 手法治疗

旋转复位法：主要适用于有胸椎棘突偏歪者，患者端坐方凳上，两脚分开与肩等宽。以棘突向右侧偏歪为例。助手面对患者站立，两腿夹住患者左大腿，双手压住左大腿根部，维持患者坐位。术者正坐患者之后，以手从患者胸前向左伸扳握患者左肩上方，右肘部卡住患者右肩。左手拇指推住偏向右侧偏歪之棘突。然后让患者做前屈，右侧弯及旋转动作，待脊柱旋转力传到左手拇指时，拇指用力将棘突向左上方顶推，可感到指下有椎体轻微错动，并伴有响声，示关节错缝已复位。再用拇指从上至下顺次按胸椎棘突，检查偏歪棘突是否已纠正，上下棘间隙是否等宽。如果胸椎小关节错缝后，棘突向左偏歪时，复位方法同上，位置和操作方向相反。

2. 功能锻炼

复位后仰卧硬板床休息 1~2 周，后可逐渐进行活动。

3. 药物治疗

参考骨错缝概述药物治疗内容。

四、腰椎小关节错缝

腰椎小关节错缝，即指腰椎之间的上下小关节的接触面，因外力作用而发生轻微的错移，不能自行复位，且引起疼痛和功能障碍而言。此症亦有人称之为“腰椎及滑膜嵌顿”“腰椎后关节紊乱症”，多发生于第 3、4 或 4、5 腰椎之间，此症易与腰部扭伤、腰椎间盘脱出症、肥大性脊椎炎等相混淆。

◆ 病因病机 ◆

没有精神准备的情况下，突然的动作，或受外力的作用，使腰部猛然闪动扭转，都可致伤。如失足落空，足踏滑物，突然扭闪腰部，在搬抬重物过程中转身翻身过猛等，致使关节随外力滑动，或扭向侧方，或引起滑膜嵌顿而致病。

按其病理机制分可分为嵌夹型错缝、旋转型错缝。

◆ 诊法 ◆

1. 嵌夹型错缝

腰部疼痛剧烈而敏锐，但指不出具体疼痛点，保持俯身弯腰位可缓解。整个腰部筋肉呈僵硬紧张，腰部常保持于向前弯腰位，畸形姿势不能改变，腰部俯仰转侧活动皆受限制。

2. 旋转型错缝

腰部一则疼痛不适，腰肌僵硬，活动转侧受限且疼痛，常有神经根刺激症状，向患侧腿部有放射痛，沿脊柱触摸，可发现患处棘突稍有后突和偏移。

临床依据外伤史与临床症状可以确诊。

◆ 治法 ◆

1. 手法治疗

（1）嵌夹型错缝

采用屈伸牵拉推按复位法：患者仰卧板床上，术者先一手推膝，一手持踝关节上方，分别作双腿髋膝关节的屈伸活动数次，再将双腿的髋膝关节同时极度屈曲，然后再伸直，如此活动数次，直到患者双腿能过伸而不感腰部疼痛为止。此时令患者改为俯卧位，一助手把持双踝部向下牵拉，一助手把持两侧腋窝向上作反牵拉固定。术者站于患侧，以两手掌从骶部开始，沿脊柱两旁由后下向前上推按，一掌错一掌向上移动，直到胸腰联合处为止。术者推按时，令患者张口呼吸，一般推按 3 次。然后双手掌按揉肾俞穴，以调整经气，巩固疗效。

（2）旋转型错缝

采用旋转顿推复位法：患者健侧卧位，术者站于患者背后，一手持患侧肩部，一手持患侧髂前上棘处，两手同时作相反方向的推扳活动，先轻柔的使腰部旋转数次，使腰部筋肉放松，然后再将腰部旋到最大限度时，术者两手同时用力，猛将腰部的旋转再推进一步，若有"咔嚓"响声，或有弹动感出现，患者立即有轻快感，表明骨缝已合，再作局部揉摩，以巩固疗效。若未出现轻快感觉，术者可做向以上相反方向的推扳旋腰活动，手法同上，直到骨缝合好，症状消失为止。

2. **固定方法**

复位后无须固定，卧床休息数日。

3. **药物治疗**

外贴活血接骨止痛膏，亦可同时内服活血舒筋止痛中药数剂。

五、骶髂关节错缝

骶髂关节错缝是指骶骨髂骨在外力的作用下，造成其周围韧带肌肉损伤和超出生理活动范围，使耳状关节面产生微小移动而不能自行复位者。

◆ 病因病机 ◆

骶髂关节错缝，主要是暴力损伤所致。如突然跌倒，单侧臀部着地，地面的作用力通过坐骨向上传导，而躯体向下的冲击作用力通过骶髂关节向下传导，两作用力在骶髂关节汇合，将髂骨推向上向内错移，而产生骶髂关节错缝。同样的机理，单侧下肢的突然负重，如跳跃、坠跌等，也可引起骶髂关节错缝。

下蹲位持重站立时扭伤，或身体向前、向后跌仆，使骶髂关节过度前后旋转，将髂骨推向内、上方而产生错移，可使骶髂关节交锁在一不正常的位置，而产生错缝，引起疼痛发生。按受伤机制和错缝方向分前错缝和后错缝两种。

◆ 诊法 ◆

患者大多有外伤史，腰骶部疼痛，并有单侧或双侧骶髂关节处臀外上方疼痛。有的单侧或双侧下肢交替发生类似坐骨神经样疼痛，弯腰、翻身、仰卧等均可引起疼痛加剧。患侧骶髂关节周围有肌肉痉挛，下肢活动受限，且不能负重，行走须扶拐或者跛行。前错缝，骶髂关节处稍凹陷；后错缝，骶髂关节处稍高突。“4”字试验阳性。

检查患侧髂后下棘的内下角有压痛、叩击痛，有时可触及痛性筋结。双侧对比触摸髂后 上棘时，可感觉患侧髂后上棘有凸起或凹陷。

患侧下肢缩短，髂后上棘凸起，为向后错缝移位。反之，患侧下肢变长，棘后上棘凹陷。为向前错缝移位。此外下肢伸直，用拳叩击足跟，可引起患侧骶髂关节疼痛，骨盆活动受限。

◆ 治法 ◆

1. 手法治疗

本病的治疗是以手法复位为主，先在局部进行按摩，以疏通经络，缓解痉挛，然后施以复位手法。常用方法有以下几种。

（1）推送复位法：患者俯卧位，一助手双手重叠压住患者坐骨结节，准备向上顶推。术者立于助手对面，双手重叠压住患侧髂后上棘，准备向下推送。二人同时用力相对推送，使其复位。另让一助手握住患侧下肢踝部向下牵引。

（2）过伸压推复位法：患者侧卧位，患侧向上。术者站于患者背侧，一手压住骶骨，一手握住患肢踝部，先使其膝关节屈曲90°，然后一手推骶骨向前，另一手拉患肢向后使之呈过伸位，先轻轻推拉数下，再重力向后一拉，使髂骨向后旋转而复位。

（3）牵抖法：患者俯卧位，双手抓住床头。术者站于床尾，两手分别握住患者两踝，逐渐后上牵引。在牵的同时，抬高下肢，小腿略离床面，然后左右摆动下肢数次，在摆动下肢的过程中上下抖动数次，使其复位。

2. 固定方法

复位后仰卧硬板床休息数日，然后可逐渐进行活动。

3. 药物治疗

（1）内服药：骶髂关节错缝早期属气滞血瘀之证，治宜行气止痛，活血化瘀，方用顺气活血汤，活血止痛汤加减。后期肿痛消减，治宜补益肝肾，强壮筋骨为主，可选用补肾活血汤、补肾壮筋汤、壮筋养血汤等。

（2）外用药：如局部有肿胀疼痛者，可外敷双柏散、祛瘀消肿药膏等。肿胀不明显者可外贴跌打膏，麝香止痛膏、伤科膏药等。

4. 针灸拔罐

针灸治疗局部取穴或循经取穴，常用穴位有肾俞、环跳、八髎、腰阳关、委中、承山、昆仑、阿是穴，多用强刺激的泻法，留针 10 分钟。拔罐选取肾腧、命门、腰阳关、大肠俞、环跳、委中及阿是穴等拔罐，留罐 10 分钟。

5. 练功疗法

病情缓解后，应加强腰、髋部的功能锻炼，以缓解腰、髋部的肌肉紧张，增强腰骶部肌肉的力量。可选用叉腰旋转式、仰卧架桥式（包括五点支撑式、三点支撑式）、飞燕点水式、双手攀足式、蹬空增力式、仰卧举腿式等。

6. 其他治疗

局部可用理疗，中药离子导入等治疗。

第七章　内伤病

第一节　概述

凡暴力引起人体内部气血、经络、脏腑受损或功能紊乱，而产生一系列症状者，统称为内伤。跌打内伤在伤科学中占有很重要内容，历代文献都有着记述。如《素问·缪刺论篇》说："人有所堕坠，恶血留内，腹中满胀，不得前后，先饮利药"。说明跌打损伤出现恶血，即瘀血积聚于腹腔而引起的腹部胀满、俯仰受限，先服利药即活血化瘀，通利药物去除恶血。薛己著《正体类要》说："肢体损于外，则气血伤于内，营卫有所不贯，脏腑由之不和。"说明肢体损伤，也可引起人体内脏腑发生病理变化，即内伤诸证，亦说明损伤局部与整体的辩证关系。

◆ 辨证 ◆

内伤主要分为伤气、伤血、气血两伤、伤经络、伤脏腑、伤津液和伤营卫，具体如下：

（一）伤气

1. 气滞

系因伤后气机不利，其症多见胸肋窜痛、呼吸牵掣作痛、心烦、气急、咳嗽等，脉多沉缓。

2. 气闭

多因骤然损伤而使气机闭塞，关窍不通，其症多见伤后立即处于昏迷状态，或神志失常、谵语、烦躁，或谵妄后昏迷；或先昏迷，后谵妄，两者交替；或有寒热、面赤、气粗；或面色㿠白、胸闷泛恶、呼吸不利，甚则四肢筋肉拘挛抽搐等，脉实有力。

3. 气虚

是由于损伤而使气的功能衰退，主要症状为疲倦乏力、语声低微、呼吸气短、自汗、脉细数软无力等。

4. 气脱

由于损伤引起大出血，造成气随血脱而谓之气脱，其症多见于伤员处于半昏迷状态，不能进食，面色皖白，口唇发绀，汗出肢冷，精神萎靡，胸闷气憋，呼吸微弱，舌质淡，脉细无力。

（二）伤血

跌打损伤诸证都着重论述“伤血”。《医宗金鉴·正骨心法要旨》中说：“今之正骨科，即古跌打损伤之证也，专从血论。须先辨或有瘀血停积，或为亡血过多。”损伤后血的生理功能失常，血脉不得循经流注，血行不宣通，或损伤后溢于脉外。临床上将伤血分为瘀血、血热、血虚、亡血等。

1. 瘀血

伤后血离经脉，滞留体内，瘀积不散而成瘀血。

2. 血热

血络损伤，外邪乘虚而入，或积瘀生热。

3. 血虚

损伤后失血过多，或瘀血不去新血不生，累及肝肾，以致精血不充所致。

4. 亡血

伤及较大血脉，血出脉外，或体内血液妄行，伤血自诸窍溢出体外，如吐血、衄血、便血等；亦可大量内出血，蓄积于胸腔、腹腔；颅内的严重失血，有气随血脱的危象。

（三）气血两伤

同时有伤气、伤血的症候，若出现气机阻滞，瘀血内停，则为气滞血瘀；若出现大量失血，气亦大量脱散，为气随血脱。

（四）伤经络

经络为气血的通道，一旦经络受损，伤后则出现循经络扩散的症状。经络有行气血营阴阳的作用，经络受损，则气血失调，濡养滞阻。经络的病候，一是脏腑伤病可累及经络，经络伤病又可内传脏腑；二是经络运行阻滞，影响循行所过组织器官的功能，出现相应部位症状。如体操、马术比赛可发生意外运动伤脊椎骨折脱位并截瘫，此是督脉受损，督脉起于下极之腧，并于脊里，上至风府，入属于脑，受损则出现肢体麻木不仁；活动丧失。腰为肾之府，肾经、膀胱经和脊椎相联络，故引起腰腿痛。若足太阳膀胱经合并足阳明胃经损伤时出现大便功能失调。

（五）伤脏腑

伤脏腑，是指外力作用后，人体脏腑功能失常或内脏之本身器质性损伤。

1. 伤心

心主血。损伤后出血过多，血液不足而心血虚损时，出现心悸，胸闷眩晕，甚至出现心阳虚脱重症。

2. 伤肝

肝主筋，藏血。损伤后，恶血留内，必归于肝。肝在肋下，肝经起于大趾循少腹布两胁，故胁肋痛，并出现手足拘挛、肢体麻木、屈伸不利、筋痿的证候。

3. 伤脾

脾主肌肉、四肢。损伤后伤及脾脏，则出现肢体软疲乏力，肌肉消瘦。脾主布津液，失运则生湿生痰，甚则聚痰成饮，聚水成肿。

4. 伤肺

肺主气。损伤后伤及肺脏，呼吸机能受损表现为体倦乏力、气短、自汗等症。

5. 伤肾

肾主骨，生髓，藏精。损伤后伤及肾脏，肾精不足，骨髓空虚，致腿足痿弱，而行动不便。肾主腰脚，扭闪和劳损引起肾虚，而出现腰酸背痛、腰脊不能俯仰等症状。

（六）伤津液

津液与人体气血关系密切,《灵枢·营卫生会》说：“夺血者无汗，夺汗者无血。损伤大出血，出现口渴、皮肤干燥和尿少等津液不足等症状。

（七）伤营卫

营卫之气都是水谷经过胃的腐熟、脾的运化所产生的气。内伤之后，若脾虚不运，人体不得禀水谷化生的营气，致气血凝滞，引起痿弱虚衰，甚者丧失外御抵抗力，外邪侵入，郁久化火，出现局部红、肿、热、痛的症状，乃至酿而成脓，故内伤与营卫机能有密切关系。

◆ 治法 ◆

（一）急救处理

内伤病急救，是秉着“挽救生命为第一”的原则施以紧急救护，以减轻伤病员痛苦，解除危险，挽救生命，减少或预防并发症，以便给今后的治疗提供有利的条件。

1. 闭证

闭证属实证，是由于伤后气机不利，闭塞机窍所致，其临床表现主要为伤后立即出现昏迷，牙关紧闭，气粗痰鸣，四肢痉厥，脉弦劲有力。运动伤病中内伤的闭证多为气闭。闭证的治疗，以开闭通窍为主，其一般急救措施如下：

（1）一般处理：伤病员应平卧，保持安静，避免过多搬动，注意保暖和防暑，维持正常体温。

（2）开窍通关法：若伤病员气闭昏迷不醒，可采用取嚏开窍及熏鼻开窍等急救方法，以及急灌服苏合香丸使之苏醒。

①取嚏开窍法：此法是将通关散用管吹入伤员鼻孔，以招致

伤病员频频喷嚏，内引五脏之气，使阳气回升，从而达到回苏之效。此法运用于实证，虚证忌用。颅内出血者亦应忌用，因取嚏开窍，则嚏而震激，会加重脑血内溢。若仍牙关紧闭，即用生姜煨热蜜糖在齿上擦，牙关即可自开。

②熏鼻开窍法：用辛窜通窍药物或其他香料置于伤病员鼻孔附近，待其嗅入药气后则可苏醒。此法适用于实证，虚证慎用之。

（3）针灸疗法：体针选取涌泉、足三里、人中为主穴，内关、太冲、百会为配穴，昏迷加十宣，呼吸困难加素髎，心律不齐加内关。耳针可选取内分泌、皮质下、肾上腺、神门、肺、心、脑等。艾灸选取百会、关元、气海、神阙等。

（4）其他疗法：若呼吸、心跳停止应立即予以人工呼吸、胸外心脏按压等急救措施。

2. 脱证

脱证是内伤病临床十分危重的一种病证，类似现代医学的休克，是由于机体遭受强烈刺激后，而出现的多种重要机能严重障碍的综合征。脱证的临床特征为：面色苍白，四肢厥冷，额出冷汗，神态迟钝，短气懒言，心慌口渴，呼吸急促，血压下降，脉细欲绝，甚至昏迷不醒。脱证临床可分为亡阳与亡阴，以回阳固脱、救阴敛阳为主要治则。急救措施如下：

（1）一般处理：保持安静，避免过多的搬运，注意保温与防暑，维持正常体温。有开放创面者应给予简单的清洁包扎，以防再度污染，对骨折脱位者应作初步固定，对局部伤灶需待脱证纠正后再作进一步的治疗。

（2）伤员的体位：让伤病员平卧，头部略微放低，以增加头部气血畅流，使脑组织气血运行正常。但头部损伤引起的虚脱伤病员则应取头侧偏位，以防舌后坠或呕吐物阻塞呼吸道而致窒息。翻动体位时要轻且稳，绝对不能摇晃，以免加重伤情。

（3）保持呼吸道通畅：应鼓励伤病员咳痰，排出呼吸道分泌物，口、鼻、咽部的异物及血块均应及时清除。

（4）止血：内出血者，应立即采用有效的止血方法进行止血，必要时立即手术治疗。

（5）止痛：适当给予止痛剂，对因剧烈疼痛引起的脱证，是十分重要的。能口服者可给予七厘散、云南白药、田七末等。

（6）保温：虚脱者往往感到寒冷，必须注意适当保温，以免受寒。但要注意不要过热，避免因过热出汗而加重虚脱。

（7）针灸治疗：针灸可行气活血，镇痛解痉，回阳固脱，调和阴阳，调节机体的功能，从而建立新的平衡，以达到抗虚脱的目的。常用穴位可选择人中、十宣、涌泉、百会、劳宫、中冲、内关、中脘、足三里、合谷，也可灸百会、关元、神阙、足三里、中脘、气海等穴。

（8）中药内治：对脱证可口服中药者，应辨证给予内治。气脱宜补气固脱，急用独参汤；血脱宜补血益气固脱，用当归补血汤或人参养荣汤加减；亡阴宜益气养阴，用生脉散合增液汤加减；亡阳宜回阳固脱，用参附汤加减。

总之，闭脱之证，均属危急重症，但因证候性质不同，所以临证时应予以区分。一般内伤闭证比较多见，脱证比较少见。但有时也可出现二者兼见的情况。在治疗上，闭证以通关开窍祛邪治标为主；脱证以扶正固脱治本为主。

（二）治疗方法

内伤病的治疗是以八纲为依据，根据损伤后的轻重、缓急、虚实、陈新伤等情况，拟订治疗措施。《医宗金鉴》记载“伤损之证，肌肉作痛者，乃荣卫气滞所致，宜用复元通气散；筋骨间作痛者，肝肾之气伤也，用六味地黄丸。”又说“伤损之证，骨伤作痛者，乃伤之轻者也。若伤重，则或折或碎，须用手法调治之，其法已详列前篇。此乃磕碰微伤，骨间作痛，肉色不变，宜外用葱熨法，内服没药丸，日间服地黄丸自愈矣。”内伤病的治疗是以内治法为主，必要时适当地辅以外治法。

1. 内外用药

气虚则补气，气滞则行气，气陷则升提，血虚则补血，血瘀则活血。如气虚以参苓白术散或补中益气汤加减；血虚以四物汤加减；气滞血瘀以复元活血汤加减，气随血脱以参附汤。外用药物包括敷贴药、搽擦药、熏洗药、热熨药等。具体参见第四章第五节。

2. 针灸推拿

以经络辨证和脏腑辨证为主，如气滞以太冲、合谷为主，血瘀以膈俞、血海、三阴交为主。

3. 其他疗法

亦可用刮痧、艾灸等疗法疏通经络，调理脏腑，治疗经络不通，寒凝躯体之证等。

第二节　昏厥

因损伤而引起的意识障碍或意识丧失，称为昏厥，又称昏愧、晕厥、血晕、昏迷、迷闷、昏死等，但都是以昏迷不省人事为特点，为损伤后之急症、危症。常见于脑震荡、脑挫伤、脑受压、脂肪栓塞综合征、失血性休克、创伤性休克。

运动性晕厥是指在高强度的训练或激烈的比赛中或比赛后，由于一过性脑血流量不足或脑血管痉挛所引起的短暂性意识丧失。运动性晕厥多发生于耐力性运动项目，如长跑、竞走、马拉松、长距离游泳、划船、滑雪、公路自行车等。晕厥本身并不会对健康构成严重损害，一般发作持续数分钟，恢复后不留后遗症，但由于晕厥会导致短暂的意识丧失并失去身体控制能力，因此可能造成颅脑外伤、脏器损伤、骨折、溺水窒息等严重后果，需要积极防范。

◆ 病因病机 ◆

1. 气闭昏厥：头部损伤，脑受震荡，气为震激，心窍壅闭，卒然昏厥。

2. **瘀滞昏厥：**头部损伤，颅内积瘀，元神受损而致昏厥或瘀血攻心，神明受扰而致昏厥。或瘀血乘肺，气机受阻，清气不入，浊气不出，宗气不生而致昏厥。

3. **血虚昏厥：**损伤后大量失血，血不养心，心神失养，神魂散失而致昏厥。

◆ 辨证论治 ◆

急救处理：具体参见上一节闭证、脱证的急救。

《伤科汇纂》亦有详细记载："坠堕伤，从高而下也，或登楼上树，临岩履险，偶一踏空而堕者，或遇马逸车复而坠者。若身无大伤，气必惊乱，血必淤滞，一时昏晕者，将患者扶起，或敲其背而振之，或抱其腰而耸之，使其血和气通，人渐苏醒，然后服药调养则痊。"

1. 气闭昏厥

主证：伤后短时昏迷，醒后头晕头痛，恶心呕吐，无再昏厥。舌质淡红、苔薄白，脉沉细。

治法：通闭开窍。

方药：苏合香丸或苏气汤。

2. 瘀滞昏厥

主证：伤后神昏谵语或昏迷不醒，或偶尔清醒继又昏迷，头痛呕吐，肢体瘫痪，甚则呼吸浅促，二便失禁，瞳孔散大，舌质红绛或有瘀点、苔黄腻，脉沉涩。

治法：逐瘀开窍。

方药：黎洞丸。

3. 血虚昏厥

主证：伤后失血，面色苍白，神志呆滞，目闭口张，四肢厥冷，倦卧气微，二便失禁，舌淡唇干，脉细微。

治法：补气固脱回阳。

方药：独参汤或参附汤合生脉散。

第三节　抽筋

肌肉痉挛（俗称抽筋），民间称作转筋，是一种肌肉自发的强直性收缩。抽筋多发生于运动持续时间长、运动强度大的体育项目，如游泳、足球、举重、长跑、铁人三项、马拉松等。

◆ 病因病机 ◆

1. **寒冷刺激：**在低温环境中，若运动前未做准备活动或准备活动不充分，即可能发生痉挛。例如，游泳时受到冷水刺激，冬季户外锻炼时受到冷空气刺激，都可以引起肌肉发生强直性收缩。

2. **伤津耗液：**进行剧烈运动，特别是在高温环境下运动，由于大量排汗，使体内大量的电解质（如钠、钾、钙、镁等）从汗液中丢失，造成电解质平衡紊乱，肌肉兴奋性和收缩功能受到影响，引起肌肉痉挛。

3. **肌肉疲劳：**疲劳对肌肉的血液循环和能量代谢均有影响，并使肌肉中堆积较多的代谢产物，如乳酸堆积过多会对肌肉产生持续刺激导致痉挛发生，特别是肌肉疲劳时再进行剧烈运动或做一些突发性的用力动作。

4. **其他原因：**致痛物质、血糖过低、缺血等原因也可引起肌肉痉挛。

◆ 诊法 ◆

肌肉痉挛时，局部肌肉发生突然不自主的强直收缩，可导致肌肉僵硬、疼痛和肢体活动功能受限等。发生在小腿和脚趾的肌肉痉挛最常见，发作时疼痛难忍，可持续数秒到数分钟之久，痉挛缓解后局部仍有酸痛不适感。

◆ 治法 ◆

（一）现场处理

解除肌肉痉挛可采用牵拉法，通常只要向相反的方向牵引痉挛的肌肉，使之拉长，一般疼痛都可以得到缓解。牵拉时用力要均匀、缓慢，切忌使用暴力，以免造成肌肉拉伤。腓肠肌痉挛时，使患者仰卧放松，膝关节尽量伸直，操作者手固定小腿远端，另一手握住前足掌，逐渐施力使踝关节背伸，拉长腓肠肌，直到痉挛消除；股四头肌痉挛时，嘱患者俯卧，操作者握住其小腿，屈曲膝关节，使股四头肌得到拉伸、放松；踇长屈肌、趾长屈肌痉挛时，可将足及足趾背伸。如果肌肉痉挛因寒冷刺激导致，可饮用含糖热饮，同时注意保暖。

（二）治疗

1. 中医治疗

中医学对肌肉痉挛的认识多从气血亏虚、伤津耗液、筋脉肌肉失养等方面着手，一般采用柔肝舒筋、缓急止痛、益气养血等治法，可选用芍药甘草汤、建中汤等加减。中医推拿是缓解肌肉紧张，解除痉挛的有效方法，可采用揉、拿、推、擦、按压等手法，使痉挛肌肉松弛。针灸对消除运动性痉挛也有显著效果，针刺时常选用足三里、承山、委中等穴位。

2. 康复治疗

采用手法牵伸技术缓解肌肉痉挛症状、提高肌肉的延展性，热敷蜡疗、温水浴等温热疗法对缓解痉挛也有较好效果，特别是蜡疗，是目前缓解痉挛效果较明显的手段之一。痉挛解除后可对痉挛部位肌肉进行冷敷，以降低肌肉张力，减轻肌肉局部充血，抑制感觉神经，缓解疼痛。

（三）预防

1. 训练和比赛前要做好充分的准备活动，尤其是肌肉的牵拉活动。

2. 运动前对易痉挛的肌肉进行按摩。

3. 冬季注意保暖，加强体育锻炼，提高机体对寒冷环境的适应能力。

4. 夏季运动或出汗过多时要及时补充水、盐和维生素，运动前摄入充足的碳水化合物，避免在疲劳、饥饿时进行剧烈运动。

5. 游泳下水前应先用冷水淋湿全身以适应冷水刺激，水温过低时，在水中游泳时间不宜太长，更不能在水中停止运动和停留太长时间。

第四节　腹痛

腹痛是在指胃脘以下，耻骨毛际以上部位发生疼痛为主症的病症。运动中腹痛主要发生在运动中或运动结束后不久，在大强度运动中，尤其是耐力性项目、耗竭性运动中较为常见。常见的运动项目有马拉松、铁人三项、军事五项、田径、自行车、篮球、排球等。

◆病因病机◆

1. **外感时邪：**外感风、寒、暑、热、湿邪，侵入腹中。伤于风寒则寒凝气滞，经脉受阻，不通则痛。若伤于暑热，或寒邪不解，郁而化热，或湿热壅滞，可致气机阻滞，腑气不通而腹痛。

2. **饮食不节：**暴饮暴食，饮食停滞，纳运无力；过食肥甘厚腻或辛辣，酿生湿热，蕴蓄胃肠；或恣食生冷，寒湿内停，中阳受损，均可损伤脾胃，腑气通降不利而发生腹痛。饮食不节，肠虫滋生，攻动窜扰，腑气不通则痛。

3. **情志失调：**情志不遂，则肝失条达，气机不畅，气机阻滞则作痛。《证治汇补·腹痛》谓："暴触怒气，则两胁先痛而后入腹。"若气滞日久，血行不畅，则瘀血内生。

4. 阳气素虚：素体脾阳亏虚，虚寒中生，渐致气血生成不足，脾阳虚而不能温养，出现腹痛，甚至病久肾阳不足，相火失于温煦，脏腑虚寒，腹痛日久不愈。

此外，跌扑损伤，络脉瘀阻；或腹部术后，血络受损，亦可形成腹中瘀血，中焦气机升降不利，不通则痛。

◆ 辨证论治 ◆

现场处理：一旦在训练或比赛中出现腹痛现象，轻者可自己用大拇指顶住疼痛部位，适当减慢运动强度，调整呼吸，大多数患者可得到缓解。重者可暂时停止或减少训练，尤其是减少训练或比赛的强度。点按、针刺或艾灸穴位，上腹痛选中脘穴、天枢穴；下腹痛选天枢穴、足三里穴，配合内关、合谷、神阙、三阴交等穴位。

1. 寒邪内阻

主证：腹痛拘急，遇寒痛甚，得温痛减，口淡不渴，形寒肢冷，小便清长，大便清稀或秘结，舌质淡，苔白腻，脉沉紧。

治法：散寒温里，行气止痛。

方药：理中汤加减。

2. 湿热壅滞

主证：腹痛拒按，烦渴引饮，大便秘结，或溏滞不爽，潮热汗出，小便短黄，舌质红，苔黄燥或黄腻，脉滑数。

治法：泄热通腑，行气导滞。

方药：大承气汤加减。

3. 饮食积滞

主证：脘腹胀满，疼痛拒按，嗳腐吞酸，恶食呕恶，痛而欲泻，泻后痛减，或大便秘结，舌苔厚腻，脉滑。

治法：消食导滞，理气止痛。

方药：枳实导滞丸加减。

4. 肝郁气滞

主证：腹痛胀闷，痛无定处，痛引少腹，或兼痛窜两胁，时作时止，得嗳气或矢气则舒，遇忧思恼怒则剧，舌质红，苔薄白，脉弦。

治法：疏肝解郁，理气止痛。

方药：柴胡疏肝散加减。

第五节　腹胀

损伤后，胃肠道内存在过量的气体时，即可出现腹胀。《素问·缪刺论篇》说："人有所堕坠，恶血留内，腹中满胀，不得前后。"这里所说的满胀就是指损伤腹胀，常见于腹中蓄血、腹后壁瘀血，肝脾气滞，脾虚气弱等病证。

◆ 病因病机 ◆

1. **瘀血内蓄**：不论腹中蓄血还是腹后壁瘀血，遏久生热产气，浊气积聚，腑气不通，则发为腹胀。

2. **肝脾气滞**：肝气宜舒不宜郁，脾气宜运不宜滞。损伤肝脾，致使两经气滞郁结，脏腑功能紊乱。脏以藏为正，腑以通为顺。伤后脏腑气机逆乱，升降失常，清浊不分，致脏不能藏谷纳新，腑不能推陈去腐，久之，气滞则壅，气壅则胀。

3. **脾气虚弱**：内伤之后，气血耗损，元阳亦伤，脾胃之气需肾阳温煦，若平素脾胃健运乏力，加之伤后出血、瘀血，或过用寒凉、滋腻，克伐脾胃，运化无权，可致腹胀。

◆ 辨证论治 ◆

1. 瘀血内蓄

主证：伤后1~2日发生腹胀，伤处疼痛难忍，大便不通，舌红、苔黄干，脉数。

治法：攻下逐瘀。

方药：腰伤瘀停腹后壁者用桃仁承气汤，若临症见到瘀停腹中用鸡鸣散合失笑散。

2. 肝脾气滞

主证：胸腹挫伤后胸胁疼痛，腹胀满痛，入夜痛甚，嗳气，大便不通，舌黯、苔白，脉弦。

治法：理气消滞。

方药：柴胡疏肝散。

3. 脾虚气弱

主证：腹胀喜按，按之则舒，面色萎黄，四肢无力，饮食减少，大便溏软，舌淡，脉虚细。

治法：健脾和胃，补益中气。

方药：选用香砂六君子汤，补中益气汤，归脾汤。

第六节　血尿

血尿是运动性损伤后常见的病证之一。人们有时会在运动后出现血尿，轻者尿色正常，重者尿液呈洗肉色或血色，由下焦湿热或运动剧烈而发生。《素问·气厥论》曰："胞移热于膀胱，则癃溺血。"是中医对血尿最早的论述。《诸病源候论》亦认为："若心象有热，结于小肠，故小便血也。"血尿属于中医"尿血""溺血""血证"的范围，其发生与肺、脾、肾三脏功能失调密切相关。

运动性血尿是指运动员在训练或比赛后短期内出现的一过性血尿，经临床检查、辅助检查及特殊检查找不到其他原因。运动性血尿多数表现为镜下血尿，少数呈肉眼血尿，尿常规检查中出现潜血。运动性血尿一般除运动后出现疲劳感外均无其他异常症状，消失很快，一般不超过 3 天。

◆ 病因病机 ◆

血尿的病因有内因与外因。

1. 外因

感受外邪六淫，风热或湿热侵犯人体。肺为娇脏，且肺主四肢肌表，而风邪走窜数变，挟毒侵犯娇脏。肾乃肺之子，母病及子，热邪入肾。湿性黏腻趋下，挟杂热邪下注膀胱，且湿邪日久入里化热，脉络灼伤，迫血妄行，而见血尿。

2. 内因

正气亏虚，或脾气不足，无以统血，气不摄血，可见血尿。或阴虚内热，灼伤津液，迫血妄行，血离经而行脉外，而见血尿。或七情失调，疏泄失常，气机阻滞，而致血运不畅，导致瘀血的形成。久之，瘀血亦可化热，迫血妄行，血行脉外，可见血尿。唐容川云："离经之血，虽清血鲜血，亦有瘀血。"血尿发生发展的过程中，瘀血既是病理产物也是致病因素，因此在治疗血尿过程中，应该对其格外重视。

◆ 辨证论治 ◆

一般处理：一旦出现运动性血尿，首先应减小运动量，症状能随之逐渐减轻，以至消失。如减小运动量后仍不消失，那就应该停止训练，进行必要的治疗。

1. 风热犯肺

主证：尿血，恶风，无汗，咽痛，渴喜冷饮，舌红、苔薄黄，脉浮数。

治法：疏风清热，凉血止血。

方药：银翘散加减。

2. 湿热蕴结

主证：尿中带血，小便频数、灼热感，困倦纳呆，少腹坠胀，舌红、苔白腻或黄腻，脉滑数或弦数。

治法：清利湿热，凉血止血。

方药：小蓟饮子加减。

3. 脾肾阳虚

主证：尿血，食少倦怠，面色少华，四肢不温，双下肢无力或浮肿，便溏或稀便，性功能减退或月经后期，舌淡、苔薄白，脉沉细弱或无力。

治法：补中益气，温肾养血。

方药：肾气丸合补中益气丸加减。

4. 气机郁滞

主证：胸部满闷，两胁胀痛，嗳气，食欲不振，情志失调，尿中带血，大便干，舌紫暗或青紫，或有瘀点、瘀斑，脉弦。

治法：疏肝解郁，理气止血。

方药：越鞠丸合二至丸加减。

5. 瘀血内停

主证：腰部刺痛，痛处不移，面色黧黑，血尿，舌紫暗或青紫，脉迟或涩。

治法：活血化瘀。

方药：少腹逐瘀汤加减。

第七节　过劳

过劳，即过度疲劳，发生的机制乃人体气血阴阳、脏腑整体失调，形成虚损劳伤等病证。过度训练综合征简称过度训练，是指运动负荷与身体功能状况不相适应，以致疲劳连续累积而引起的一系列功能紊乱或病理状态。过度训练虽然在各个运动项目中都可以见到，但更多见于力量、速度、耐力和协调动作为主的运动项目，如足球、篮球、拳击、自行车、体操、划船、游泳、长跑、马拉松等。

◆ 病因病机 ◆

祖国医学早有“劳则气耗”的记载，如《素问·举痛论》曰“劳则喘息汗出，外内皆越，故气耗矣。”《杂病广要·虚劳篇》曰“劳动不息则形虚”，《景岳全书》曰“凡虚损之由，……无非劳倦七情饮食所致，或先伤其气，气伤必及于精。”这些记载，说明极度“劳倦”可以致病，且多先伤气，而后伤精。而“精为血之海”，故必然导致肾虚，“虚劳之病，大端不过于阴虚阳虚，而治之法，亦不过于补阴补阳，然其实属阴虚者为多。”(《杂病广要》)在《圣惠方》中更有如下记载：“肾与命门者，神精之所舍，元气之所舍也，若肾虚则腰背彻痛，面色黧黑，两耳虚鸣，诊其脉虚细。”祖国医学虽无“过度疲劳”这一名称，但从上述记载来看，古代医家早已明了本病的病因病机及临床表现，并给出了治疗法则。疲劳性骨膜炎，乃中医所说“劳倦”之症，为脾亏、气虚所致。运动训练或体育比赛极易劳倦，元·李东垣曰：“形体劳役则脾病”。脾主四肢，故“脾病则四肢不收”。中医认为，血之运行，有赖气的推动，“气行血随，气滞血淤”。

◆ 辨证论治 ◆

1. 脾胃气虚

主证：饮食减少，身体倦发软体无力，少气懒言，自汗气短乏力，面色皖白，大便稀溏，舌淡脉虚软。

治法：补中益气，健脾温中。

方药：参苓白术散或补中益气汤加减。

2. 心脾两虚

主证：心悸，健忘失眠，盗汗虚热，身体劳倦，饮食减少，面色萎黄，甚者便血，皮下紫癜，舌淡，苔薄白，脉细。

治法：益气补血，健脾养心。

方药：归脾汤加减。

3. 肾阴虚证

主证：腰膝酸软，头晕目眩，耳鸣耳聋，盗汗，遗精，口渴时欲饮，骨蒸潮热，手足心热，舌燥咽痛，足跟作痛，小便细多，舌红少苔，脉沉细数。

治法：滋阴补肾，填精益髓。

方药：六味地黄丸或左归丸加减。

4. 肝肾阴虚

主证：胸胁疼痛，两足痿软，吞酸吐苦，咽干口燥，大便秘结，舌红少津，脉细弦。

治法：滋阴补肾，疏肝理气。

方药：一贯煎加减。

5. 肾阳不足

主证：腰痛脚软，腰以下常有冷感，小腹不舒，小便不利，或小便反多，入夜尤甚，阳痿早泄，舌淡而胖，脉虚弱。

治法：补肾助阳，填精益髓。

方药：肾气丸或右归丸加减。

6. 其他方法

（1）整理活动：整理活动包括慢跑、呼吸体操及各肌群的伸展练习，是消除疲劳，促进体力恢复的一种良好方法。教练员、运动员及体育爱好者应给予足够的重视。

（2）心理治疗：对于表现出心情烦躁、焦虑、易怒等神经精神症状者，心理放松措施应用效果较好，包括自我暗示放松、催眠放松、音乐放松、生物反馈、功法调理等手段，同时应寻求专业的心理医生或心理咨询师的帮助。

（3）康复治疗：应用按摩、针灸、理疗、温水浴、桑拿浴、放松疗法、辅助器具等康复治疗手段，如低中频电疗、蜡疗、温水浴等疗法疏通经络，调理气血，缓解疲劳，恢复体力。

第八节　血虚

血虚证是指血液亏虚、脏腑百脉失养，所表现的全身虚弱性的证候。可由失血过多，或久病阴血虚耗，或脾胃功能失常，水谷精微不能化生血液等所致。由于气与血有密切关系，故血虚每易引起气虚，而气虚不能化生血液，又为形成血虚的一个因素。血虚主症为面色萎黄、眩晕、心悸、失眠、脉虚细等。但要注意，中医讲的血虚和西医的贫血不是同一个概念，血虚未必贫血，贫血一定存在血虚。

运动性贫血是指由于运动训练或比赛因素而导致的外周血中血红蛋白（Hb）浓度或红细胞计数（RBC）低于正常值的现象。运动性贫血常发生于需要长时间、高强度训练的耐力性运动项目中，如长跑、竞走、马拉松、足球、篮球、长距离游泳、滑雪、公路自行车等。由于生理原因，女性运动员更易患运动性贫血。

◆ 病因病机 ◆

1. 失血过多

因外伤失血过多、月经过多，或其他慢性失血皆可造成血虚证。由于出血过多，日久则导致瘀血内阻，脉络不通，一方面造成再出血，另一方面也影响新血的生成，继而加重血虚。

2. 饮食不节

包括饮食不节、饮食不洁、饮食偏嗜等。暴饮暴食，饥饱不调，嗜食偏食，营养不良等原因，均可损害脾胃，不能化生水谷精微，气血来源不足，而导致血虚。

3. 慢性消耗

劳作过度、大病、久病消耗精气，或大汗呕吐下利等耗伤阳气阴液；劳力过度易耗伤气血，久之则气虚血亏；劳心太过，易使阴血暗耗，心血亏虚等，均可导致血虚。

由于各种原因引起气血亏虚则可出现一系列的病证，可归纳为脏腑失于濡养、血不载气两方面。脏腑失于濡养：一般表现为面色苍白、唇色爪甲淡白华、头晕目眩、肢体麻木、筋脉拘挛、心悸怔忡、失眠多梦、皮肤干燥、头发枯焦，以及大便燥结，小便不利等。血不载气：中医认为，血为气之母，气赖血以附，血气以行。血虚，气无以附，遂因之而虚，故血虚常伴随气虚，伤病员不仅有血虚的症状，而且还有少气懒言、语言低微、疲倦乏力、气短自汗等气虚症状。

◆ 辨证论治 ◆

1. 心脾不足

主证：心悸，头晕，失眠多梦，面白无华，倦怠乏力，舌质淡红，脉细弱为特点。此由思虑过度，劳伤心脾，或久病体虚，气血不足，或因失血过多，心失所用所致。

治法：补血养心、益气安神。

方药：养心汤、归脾汤加减。

2. 肝血亏虚

主证：以头晕、目眩、耳鸣、胁痛、惊惕不安、月经不调、经闭，甚则肌肤甲错、面色苍白、舌质淡、脉弦细为特点，此由情志郁结，暗耗肝血，或失血过多，久病之后失于调理，阴血亏虚，甚则血虚化燥，久而不复，积虚成劳所致。

治法：补血养肝。

方药：四物汤加味。

3. 血虚阳浮发热证

主证：肌热面红，夜重昼轻，心悸乏力，面色不华，烦渴欲饮，舌淡脉细数或脉洪大而虚，重按无力。

治法：补气生血。

方药：当归补血汤加味。

4. 其他治法

对于血虚，亦可通过针灸养血活血，如针刺血海、膈俞等以活血，针刺足三里、三阴交等补血。

第九节　中暑

中暑是指在长夏季节，感受暑热之邪，伤气耗津而骤然发生的以高热、汗出、烦渴、乏 力或神昏、抽搐等为主要临床表现的急性热病。对暑病的论述始于《素问·刺志论》，称之为“伤暑”。

其后，又有“中热”“冒暑”等名。“中暑”则首见于宋·朱肱的《类证活人书》。中暑发病具有明显的季节性，多发于长夏季节，男女老幼皆可罹患。

运动性中暑是中暑的一种特殊类型，是指运动时肌肉产生的热超过身体散热而造成体内热量积蓄，导致以体温调节功能紊乱、广泛性器官功能障碍和水、电解质丧失过多为特征的一组综合征。运动性中暑是常见的运动医学急症，主要发生于青少年体育锻炼者和耐力训练人群，如长跑、马拉松、铁人三项运动员等，常在高温、高湿和通风不良的环境中进行运动时发生。

◆ 病因病机 ◆

1. 外伤暑邪

暑邪为患，有明显的季节性，多发于盛夏季节。如《景岳全书》：“暑本夏月之热病，然有中暑而病者，有因暑而致病者，此其因有不同，而总由于暑，故其为病，则有阴阳之证，曰阴暑，曰阳暑。”盛暑炎热之时，烈日暴晒过长，或在高温夹湿环境中劳作、远行，暑热蒸腾，人在气交之中，外伤暑热，传于阳明，津耗阴伤，总致气阴两亏。如《医门法律·热湿暑三气门》云：“夏月人身之阳，以汗外泄；人身之阴，以热而内耗，阴阳两俱不足。”若暑热鸱张，可引动肝风，进而耗竭气阴，变生各种急危重症。若正不胜邪，暑热迅速内陷心包，蒙蔽心神而致神志昏愦。

2. 正气亏虚

年老体衰，平素脾胃虚弱，妇人产后或小儿形体未充，正气亏虚，不耐暑热，暑热外袭，耗气伤津，变生诸证；或素体强健，长途跋涉，劳累过度，饥渴过久，少寐疲乏之时，正气内虚，外感暑热，亦可发病。

总之，暑热之邪，易耗气伤津，气阴两伤，暑热鸱张，而致种种变证。病位在肺、心与心包络，累及肝、脾、肾诸脏，病性虚实夹杂，既有暑热内盛，又有气阴两虚。

◆ 辨证论治 ◆

现场急救处理：①有中暑先兆的运动员应当立即停止训练或比赛，快速脱离高温环境，到阴凉通风处休息，松解衣扣促进散热，可饮用淡盐水、凉开水、绿豆汤等补充体液，或服用人丹、十滴水等中成药。②当运动员发生典型中暑表现时，除上述措施外，应加强散热手段，如在头部、颈部、腋下、腹股沟等处放置冰袋；或用温水擦浴身体，同时用扇子扇风以促进水分蒸发达到物理降温的目的。若用针灸，可针刺人中、百会、气海、合谷、十宣、曲池、少冲、委中、足三里、三阴交、涌泉等穴位。

1. 暑热

主证：头昏头痛，心烦胸闷，口渴多饮，全身疲软，汗多，发热，面红，舌红，苔黄，脉浮数。

病机：暑为阳邪，耗气伤津。

治法：清暑益气生津。

方药：王氏清暑益气汤或藿香正气水。

2. 暑厥

主证：昏倒不省人事，手足痉挛，高热无汗，体若燔炭，烦躁不安，胸闷气促，或小便失禁，舌红，苔燥无津，脉细促。

病机：暑热内闭，内陷心包，蒙蔽心神。

治法：清热祛暑，醒神开窍。

方药：清营汤或安宫牛黄丸。

3. 暑风

主证：高热神昏，手足抽搐，角弓反张，牙关紧闭，皮肤干燥，唇甲青紫，舌红绛，脉细弦紧或脉伏欲绝。

病机：暑热炽盛，热极生风；或暑热伤阴，阴虚风动。

治法：清热养阴息风。

方药：羚角钩藤汤或紫雪散。

第十节　冻伤

冻伤又称冷伤，是低温作用引起的人体局部或全身损伤。冻伤除外界气温过低原因外，还与潮湿、风大、鞋袜过紧、局部和全身抵抗力降低、局部静止不动或少动等因素有关。运动性冻伤是当外界温度过低，身体支配和控制体温的中枢功能降低，体温调节发生障碍而引起的局部冻伤。运动性冻伤多见于长时间寒冷环境下滑冰、滑雪、长跑、登山等运动员。

◆ 病因病机 ◆

1. 寒凝血瘀

宋代《圣济总录·冻烂肿疮》说："经络气血，得热则淖泽，得寒则凝涩。冬时严寒，气血凝聚不流，则皮肉不温，瘃冻赤，痛肿成疮，轻则溃烂，重则损败肢节也"。寒冷之邪外袭，经脉收束失于通畅，气血凝滞，经络阻塞，致肢体失于温煦而成冻疮。

2. 气虚血瘀

素体阳气虚弱，不胜其寒，寒冷外袭，寒凝肌肤，经络气血凝滞而成本病。

3. 寒滞化热

寒邪入侵，气血瘀滞，日久化热，复感外邪，邪正相争则恶寒发热。

4. 寒盛阳衰

若因寒邪太盛，侵袭脏腑，甚则出现阳气亡绝的危象。

◆ 辨证论治 ◆

复温处理：衣物与身体冻结者，切记不要勉强脱卸，应用温水（40℃左右）使冰冻融化后脱下或剪开，然后立即实行局部或全身复温。适宜温度为38~42℃，温度过高可能造成更严重的损伤。复温治疗开始后，可把受冻伤的肢体放在温水中浸泡或浸浴全身，水量要足够，水温要比较稳定，局部20分钟，全身30分钟，温水浸泡至指（趾）端转红润，皮温达36℃左右为度。浸泡过久会增加组织代谢，反而不利于恢复。浸泡时可轻轻按摩未损伤部分，帮助改善血循环。每天可进行2次复温。复温后，局部可涂冻疮膏，并注意患部保暖和清洁，避免搔破。冻伤禁用火烤或热水烫，也不要用雪水擦，禁忌直接摩擦受冻组织，因为可造成表皮的损伤。

1. 寒凝血瘀

主证：局部麻木冷痛，肤色青紫或暗红，肿胀结块，或有水疱，或感麻木，温热时局部瘙痒胀痛；舌质淡而暗，苔白，脉沉或沉细。

治法：温经散寒，活血通脉。

方药：当归四逆汤加减。

2. 气虚血瘀

主证：疮周暗红漫肿、麻木，疮口不敛；伴眩晕，气短懒言，神疲体倦，面色无华，舌质淡，苔白，脉细弱或虚大无力。

治法：补气养血，活血化瘀。

方药：人参养荣汤或八珍汤合桂枝汤加减。

3. 寒滞化热

主证：疮面溃烂流脓，四周红肿色暗，疼痛加重，伴发热、口干，小便黄赤，舌质红，苔黄，脉数。

治法：清热解毒，活血止痛。

方药：四妙勇安汤加味。若热毒症状明显者，加蒲公英、紫花地丁；痛甚者，加乳香、没药、丹参。

4. 寒盛阳衰

主证：时时寒战，四肢逆冷，意识模糊，感觉麻木，幻听幻视，意识模糊，蜷卧嗜睡，呼吸微弱，甚则神志不清，舌质淡紫，苔白，脉微欲绝。

治法：温通血脉，回阳救脱。

方药：四逆加人参汤或参附汤加减。

隔姜灸治疗冻疮。方法：用 2mm 厚姜片置于疮面上再将小指腹大的艾炷置于姜上施灸 3 至 5 壮。

第十一节　痿证

痿证系指外感或内伤，使精血受损，肌肉筋脉失养以致肢体弛缓、软弱无力，甚至日久不用，引起肌肉萎缩或瘫痪的一种病证。《证治准绳》曰："痿者，手足痿软而无力，百节缓纵而不收也。"痿者萎也，枯萎之义，即指肢体痿弱，肌肉萎缩。凡手足或其他部位的肌肉痿弱无力，弛缓不收者均属痿病范畴，因多发生在下肢，故又有"痿躄"之称。发生运动伤病后，有时会出现肌肉萎缩、筋骨无力、运动神经元病、重症肌无力、肌营养不良等病，符合本病证候特征者，可参考此病辨证论治。

◆ 病因病机 ◆

痿证的病因很广泛，外感、内伤均可导致痿病。正如《证治准绳·痿》所说："五劳、五志、六淫，尽得成五脏之热以为痿也。……分五脏之热，名病其所属皮、脉、筋、肉、骨之痿。"

1. 肺热津伤

津液不布感受温热毒邪，高热不退，或病后余热燔灼，伤津耗气，皆令"肺热叶焦"，不能布送津液以润泽五脏，遂成四肢肌肉筋脉失养，痿弱不用。此即《素问·痿论》中"五脏因肺热叶焦，发为痿躄"之谓也。

2. 湿热浸淫

气血不运外感湿热之邪，或久居湿地，冒受雨露，感受寒湿之邪郁遏化热，或饮食不节，生冷肥甘太过，损伤脾胃，脾不能运化水湿而内生湿热，若湿热未及清除，濡滞肌肉，浸淫经脉，气血不运，肌肉筋脉失养而发为痿病。此即《素问·生气通天论》所谓"湿热不攘，大筋软短，小筋弛长，软短为拘，弛长为痿”之义。

3. 脾胃受损

精血不足，脾胃为后天之本，气血生化之源，五脏六腑，四肢百骸赖以温煦滋养。若素体虚弱，久病成虚，或饮食不节，脾胃受损，脾胃既不能运化水谷以化生气血而精血不足，也不能转输精微，五脏失其润养，筋脉失其滋煦，故发为痿病。正如《医宗必读·痿》所云：“阳明者胃也，主纳水谷，化精微以滋养表里，故为五脏六腑之海，而下润宗筋……主束骨而利机关。”“阳明虚则血气少，不能润养宗筋，故弛纵，宗筋纵则带脉不能收引，故足痿不用。”

4. 肝肾亏损

髓枯筋痿素体肝肾亏虚；或因房色太过，乘醉入房，精损难复；或因劳役太过而致肝肾亏损；或五志失调，火起于内，耗灼精血，均可致肝肾亏损。肝血不足，肾精亏虚，肝不主筋，肾不主骨，髓枯筋痿，肌肉也随之不用，发为痿病。另外，也有因实致虚者，如湿热留滞不化，下注于肝肾，久则亦能损伤，导致筋骨失养。

5. 脉络瘀阻

素有寒湿稽留经络、关节，血为寒湿凝滞，因寒湿血瘀，经脉阻滞，以致气血运行不畅，筋肉失养。

◆ 辨证论治 ◆

（一）辨证要点

1. 辨虚实

凡起病急，发展较快，肢体力弱，或拘急麻木，肌肉萎缩尚不明显，属实证；而起病缓慢，渐进加重，病程长，肢体弛缓，肌肉萎缩明显者，多属虚证。

2. 辨脏腑

发生于热病过程中，或热病之后，伴咽干咳嗽者，病变在肺；

若面色萎黄不华，食少便溏者，病变在脾胃；起病缓慢，腰脊酸软，遗精耳鸣，月经不调，病变在肝肾。

（二）治疗原则

1. 独取阳明

即指治痿病应重视调理脾胃，因脾胃为后天之本，肺之津液来源于脾胃，肝肾的精血来源于脾胃的生化，只有脾胃健运，津液精血之源生化，才能充养肢体筋脉，有助于痿病的康复。所谓调理不尽属于补益，脾胃虚弱者固当健脾益胃，而脾胃为湿热所困者，又当清胃火去湿热，皆属治阳明调理之法。所谓“独取”，乃重视之意，不应理解为“唯独”之法。

2. 泻南补北

南方属火，北方属水，即指治痿病应重视滋阴清热，因肝肾精血不足，不能濡养筋脉，且阴虚则火旺，火旺则阴更亏，故滋阴可充养精血以润养筋骨，且滋阴有助降火；外感热毒，当清热解毒，火清热去则不再灼阴耗精，有存阴保津之效。若属虚火当滋阴以降火。若湿热当清热化湿而不伤阴。

3. 治兼夹证

在调理脾胃、滋阴清热的基础上，对痿病的兼夹证要予以兼顾治疗，视其所夹湿热、痰湿、瘀血、积滞等，分别治以清湿热、化痰浊、祛瘀血、消积滞或清郁热等，辨证论治，才能收效。

4. 慎用风药

因治风之剂，皆发散风邪，开通腠理之药，若误用之，阴血愈燥酿成坏病。至于因七情六欲太过而成痿者，必以调理气机为法，盖气化改善，百脉皆通，其病可愈。即吴师机所谓“气血流通即是补”之理。

（三）分证论治

1. 肺热津伤

主证：病起发热之时，或热退后突然肢体软弱无力，皮肤枯燥，心烦口渴，咽干咳呛少痰，小便短少，大便秘结，舌红苔黄，脉细数。

治法：清热润肺，濡养筋脉。

方药：清燥救肺汤。

2. 湿热浸淫

主证：四肢痿软，肢体困重，或微肿麻木，尤多见于下肢，或足胫热蒸，或发热，胸脘痞闷，小便赤涩；舌红苔黄腻，脉细数而濡。

治法：清热燥湿，通利筋脉。

方药：四妙丸加减。

3. 脾胃亏虚

主证：肢体痿软无力日重，食少纳呆，腹胀便溏，面浮不华，神疲乏力，舌淡，舌体胖大，苔薄白，脉沉细或沉弱。

治法：健脾益气。

方药：参苓白术散。

4. 肝肾亏损

主证：起病缓慢，四肢痿弱无力，腰脊酸软，不能久立，或伴眩晕、耳鸣、遗精早泄，或月经不调，甚至步履全废，腿胫大肉渐脱，舌红少苔，脉沉细数。

治法：补益肝肾，滋阴清热。

方药：虎潜丸。

5. 脉络瘀阻

主证：久病体虚，四肢痿弱，肌肉瘦削，手足麻木不仁，四肢青筋显露，可伴有肌肉活动时隐痛不适，肌肤甲错，舌痿伸缩不利，舌质暗淡或有瘀点、瘀斑，脉细涩。

治法：益气养营，活血化瘀。

方药：益气养阴化瘀汤。

针灸治疗：根据“治痿独取阳明”，以手阳明、足阳明经穴为主。

第十二节 损伤疼痛

损伤疼痛是创伤刺激引起的证候。常见于跌打、碰撞、闪挫等外伤而致的皮肉破损、筋伤折骨、脱臼错缝，以及外伤后染毒，风寒湿邪痹阻等病证。

◆ 病因病机 ◆

1. 气滞血瘀

损伤后伤及气血，伤气则气滞，伤血则血凝，气滞而致血瘀，血凝而碍气，行故气血损伤均可导致疼痛。正如《素问·阴阳应象大论篇》说："气伤痛，形伤肿。"

2. 风寒湿邪痹阻

伤后居住湿地或感受风寒湿邪，正气受损风寒湿邪痹阻经络，气机不通故痛。正如《素问·举痛论篇》说："经脉流行不止，环周不休。寒气入经而稽迟，泣而不行，客于脉外则血少，客于脉中则气不通，故卒然而痛。"《素问·痹论篇》说："风寒湿三气杂至，合而为痹也。其风气胜者为行痹，寒气胜者为痛痹，湿气胜者为着痹。"

◆ 辨证论治 ◆

对于损伤疼痛的辨证论治，《血证论》早已作了精辟的论述："跌打损伤，既愈之后，有遇节候，或逢阴雨，或逢湿热，伤处每作疼痛，甚则作寒作热，此乃瘀血着而未去，留伏经络之间。不遇天气节候，其身中运行之气，习惯而不相惊；一遇天气节候蒸动，则不能安然内伏，故作痛也。宜小调经汤，通脉四逆汤，随其上下内外，以分治之。"

1. 气滞痛

主证：胀痛无定处，或走窜弥漫，甚则不能俯仰转侧，睡卧时翻身困难，咳嗽、大便等屏气时常引起疼痛加剧，舌苔薄白，脉弦或弦滑。

治法：理气止痛。

方药：复元通气散。

若痛在胸胁部者可用金铃子散加独圣散。若痛在胸腹腰部者，可用柴胡疏肝散。

2. 血瘀痛

主证：刺痛固定且拒按，局部多有青紫瘀斑或瘀血肿块，舌质紫黯，脉细涩或沉涩。

治法：活血祛瘀止痛。

方药：选用四物止痛汤、和营止痛汤、定痛和血汤。外敷双柏散和药膏。

3. 挟风寒湿痛

主证：酸痛重着，固定不移，屈伸不利，肌肤麻木不仁，阴雨天发作或加重，喜热畏冷，得热痛减，舌苔白腻，脉浮或浮紧或濡。

治法：祛风散寒除湿，佐以活血化瘀止痛。

方药：选用羌活胜湿汤、蠲痹汤或独活寄生汤加减。

针灸治疗：以“以痛为腧”为取穴原则，辅以行气止痛，活血散瘀。常用取穴：合谷、列缺、外关、后溪、百会、太冲等。手法：强刺激，得气后留针或加电针。

第十三节　伤后癃闭

伤后癃闭是指排尿困难，甚至小便闭塞不通的一种证候，点滴短少，病势较缓者称为癃；小便不通，欲解不得，病势危重者称为闭。《类证治裁》说：“闭者，小便不通；癃者，小便不利。”“闭则点滴难通，……癃为滴沥不爽。”临床上一般均称为癃闭。常见于严重创伤，尿道损伤，伤后厥脱之并发症，伤后津液亏损，下焦湿热等病证。

◆ 病因病机 ◆

1. 经络瘀滞

严重外伤或脊柱骨折合并截瘫，瘀血遏阻于经脉之间，膀胱气化功能障碍，使窍隧不通，而致癃闭。

2. 津液亏损

伤后出血量多或伤后剧痛，精神紧张，大汗淋漓，阴液大耗，化水之源枯竭，水道通调不利，而致癃闭。

3. 下焦湿热

伤后湿热蕴结膀胱，或邪毒感染，酿成湿热，阻遏膀胱，而致气化失常，小便滴沥难行。

◆ 辨证论治 ◆

1. 经络瘀滞

主证：伤后腹胀，烦躁，口渴不思饮，局部肿胀瘀斑，胸闷不舒，痛有定处，漱水不欲咽，小便不利，舌黯，脉细或涩。

治法：逐瘀利水，活血通闭。

方药：代抵当丸。

2. 津亏液耗

主证：伤后亡血，或大汗淋漓，渴而能饮，口咽干燥，舌淡无津苔白而干，脉沉细。

治法：补气生津。

方药：生脉散。

3. 下焦湿热

主证：小便点滴而少，或不通而痛，小腹胀满，或热赤尿血，短赤不利，口苦口黏或口渴不欲饮，大便不畅，舌质红、苔黄腻，脉滑数。

治法：清利湿热，通利小便。

方药：八正散或小蓟饮子。

针灸治疗：取穴以通利小便为主，取中极、水道、复溜、秩边等。

第十四节　伤后便秘

便秘是指排便间隔时间延长，或有便意而排便困难。伤后便秘常见于严重损伤，特别是脊柱损伤者。

◆ 病因病机 ◆

1. 瘀血蓄结

胸、腹、脊柱、骨盆等损伤，瘀血蓄积腹中，血瘀气滞，肠道传导失司而致便秘。

2. 血虚肠燥

伤后失血过多或大汗淋漓，津液耗损，或伤久阴液亏损，血虚肠燥而致便秘。

3. 热盛津枯

伤后反复发热，热灼津液，津液干枯而致便秘。

4. 气虚失运

损伤后期，气血大衰，中气不足，脾胃运化无权，肠道传导失司而致便秘。

◆ 辨证论治 ◆

1. 瘀血蓄结

主证：胸、腹、脊柱等损伤后，腹部胀满，腹中坚实，疼痛拒按，舌质红、苔黄厚而腻，脉沉实。

治法：攻下逐瘀。

方药：伤在脊柱、胸部用鸡鸣散；伤在骨盆、腹部用桃仁承气汤；伤四肢者，用当归导滞汤。

2. 血虚肠燥

主证：伤后内外出血过多，头晕目眩，心悸气短，色皖白，唇淡、苔薄，脉沉细弱。

治法：养血润燥。

方药：润肠丸或五仁丸。

3. 热盛津枯

主证：伤后发热，或伤后卫气不固，自汗盗汗，汗出过多，口渴唇燥，舌苔黄燥脉洪或滑数。

治法：清热润肠。

方药：增液承气汤。

4. 气虚失运

主证：食欲不佳，精神倦怠，多卧少动，大便不干结，便意甚弱，排便努挣乏力，甚至汗出气短，面色㿠白，苔白、质淡，脉细而弱。

治法：益气升阳。

方药：补中益气汤加麻仁、白蜜、郁李仁。

其他疗法：①番泻叶 3~6g 泡饮。②针刺关元、气海。③腹部推拿。

第十五节　耳目失聪

耳目失聪是指伤后视听功能障碍。肝藏血，开窍于目，其经脉联于目系。《素问·五脏生成论篇》说："肝受血而能视。"《灵枢·脉度》说："肝气通于目，肝和则目能辨五色矣。"肾藏精生髓，开窍于耳，肾精充足则听觉聪敏。《灵枢·脉度》说："肾气通于耳，肾和则耳能闻五音矣。"耳目失聪常见于头部、耳道损伤，多见于拳击、散打、摔跤、冰球、足球、武术等项目的运动员。

◆ 病因病机 ◆

1. 外伤

头部或耳目损伤，瘀血蓄积于耳目，而致耳目失聪。

2. 血虚

各种损伤出血过多，血虚阴耗，肝肾经脉不充，耳目失养，目暗眼花，耳鸣耳聋。

3. 肝肾亏损

损伤后期，久病伤阴，或药物辛散，耗气耗血，或房事不节，失于调摄，或饮食不足，化源未充，均可造成肝肾亏损，而致耳不聪目不明。

◆ 辨证论治 ◆

1. 外伤

主证：伤后耳目瘀血，可见白睛红赤，黑睛出现“红膜上冲”，或有灰白条状混浊，视物多现红色，或眼周、耳前青紫瘀血，目睛胀痛，头额剧痛，视物不清或失明，畏光流泪，或暴盲。耳部瘀血，可出现重听，或耳鸣耳聋。

治法：活血祛瘀，必要时专科诊治。

方药：活血舒筋汤加味。

2. 血虚

主证：目睛淡白，眼花耳鸣，头晕目眩，心悸怔忡，少气懒言，四末少温，舌质淡、苔薄白，脉沉细。

治法：补益气血。

方药：归脾汤或当归补血汤。

3. 肝肾亏损

主证：损伤后期，头目晕眩，或眼冒金星，或目视发黑，或重听或耳聋手足痿软，大肉羸瘦，舌淡红，脉沉细。

治法：补益肝肾。

方药：视力下降者用杞菊地黄丸，若并见耳鸣耳聋者用右归丸。

针灸治疗：以局部取穴耳门、听宫、听会、翳风，配合远端肝俞、中渚等。

第十六节　伤后健忘

伤后记忆力明显减退者称为伤后健忘，多由瘀血、血虚、精亏所致。《血证论·健忘》说："凡心有瘀血，亦令健忘。""凡失血家猝得健忘者，每有瘀血。"临床上常见于头部内伤，或其他较重的损伤之后。如击醉，系头部多次、反复受到外力打击而引起的一种迟发性、慢性脑病，多见于拳击运动员，特别是职业拳击运动员，散打及自由搏击运动中也有可能发生此损伤。

◆ 病因病机 ◆

1. 瘀阻清窍

头部内伤，瘀血蔽阻清窍，早期则神明扰乱，神志不清，或昏迷，或谵妄，由于失治或治未彻底，瘀血祛而未尽，窍隧通而未畅致伤后头晕，头痛，遇事健忘。

2. 血虚阴亏

重伤，亡血，失血之后，失于治疗，或调摄不当，或素体虚弱，致血虚阴亏，阳气逆乱，心神不明，发为健忘之证。

3. 肾精亏损

骨折、脱位或颅脑损伤后，致精髓虚亏，或素体不足，或伤后房室不禁，或过用温阳燥热之品，加重肾精亏损，造成多梦遗精，虚阳外越，记忆减退。

◆ 辨证论治 ◆

1. 瘀阻清窍

主证：头晕头痛，烦躁不安，心胸痞闷，胁肋胀满疼痛，心悸健忘。若头部内伤，常有近事遗忘，不能记忆受伤前后的情况，对过去的事情能清楚回忆。舌质黯红，脉沉涩。

治法：通窍活血。

方药：通窍活血汤，对中后期有气虚者加益气之品。

2. 血虚阴亏

主证：肢体倦怠，面黄肌瘦，头眩心悸，面色白，舌质淡，脉沉细

治法：补气养血，安神益智。

方药：八珍汤或天王补心丹加减。

3. 肾精亏损

主证：耳鸣耳聋，头晕头痛，视物模糊，多梦遗精，腰膝酸软，舌红、苔薄白，脉沉细。

治法：滋肾补髓。

方药：肾阴虚用左归丸，肾阳虚用右归丸。

针灸治疗：以健脾益肾为主，取太溪、三阴交、足三里、关元、百会、四神聪等。

第十七节　心烦不寐

心烦不寐是指伤后引起的神志躁动不安，夜卧不宁的病证，常见于头部外伤的患者，以及虚劳病人。

◆ 病因病机 ◆

1. 心血不足

伤后出血过多或久病体虚，致气血两亏，心血不足，心失血养，心神不安，或心烦，神不守舍，则夜卧难眠；神志迷乱，则入睡多梦。

2. 阴虚火旺

肝肾虚弱，或久病虚痨，或房劳过度，或遗泄频繁，伤及肾阴，肾水亏虚，水不济火，虚火妄动，上扰心神，而心烦不寐。

3. 瘀扰神明

伤后瘀血停留，阻滞经络，血液运行不畅致心烦不寐。

◆ 辨证论治 ◆

1. 心血不足

主证：心悸心烦，头晕目眩，面色无华，倦怠无力，舌质淡红，脉细弱。

治法：补血养心，益气安神。

方药：归脾汤加减。

2. 阴虚火旺

主证：心悸不宁，心烦不寐，头晕目眩，手足心热，舌红，脉细数。

治法：滋阴清火，养心安神。

方药：天王补心丹，若五心烦热、阴虚相火妄动者用知柏八味丸。

3. 瘀扰神明

主证：心烦不安，难以入睡，甚则通宵达旦不寐，患处疼痛，肿胀，有瘀斑，甚则爪甲青紫。

治法：活血祛瘀。

方药：血府逐瘀汤加减。

针灸治疗：取穴以心经神门穴为主，辅以申脉、照海、印堂等穴。对于表现出心情烦躁、焦虑、易怒等神经精神症状者，心理放松措施应用效果较好，包括自我暗示放松、催眠放松、音乐放松、生物反馈、功法调理等手段。

第十八节　损伤眩晕

目视昏花为眩，头觉旋转为晕，伤后二者并见为损伤眩晕，常见于颅脑损伤、损伤性贫血、颈椎病。

◆ 病因病机 ◆

1. 肝阳上扰

伤后瘀血，败血归肝，瘀滞化火，肝阴暗耗，风阳升动，上扰清空，而致眩晕。

2. 气血亏虚

《伤科汇纂·眩晕》指出："若扑打即时晕倒在地，此气逆血晕也。"说明损伤眩晕与气血有关，若伤后耗伤气血或失血之后虚而不复，以致气血两虚，气虚清阳不展，血虚则脑失所养，而致眩晕。

◆ 辨证论治 ◆

1. 肝阳上扰

主证：晕痛并见，因烦劳、恼怒而剧增，面色潮红，性情急躁，少寐多梦，泛泛欲吐，胃纳差，口苦，舌红、苔黄，脉弦数。

治法：平肝潜阳，祛瘀清火。

方药：天麻钩藤饮加减。

2. 气血虚亏

主证：眩晕以劳累后即发多见，或动则加剧，面色苍白，唇甲无华，心悸失眠，神疲倦怠，纳差，舌质淡，脉细弱。

治法：补气养血。

方药：八珍汤加减。

针灸治疗：取丰隆、足三里、阴陵泉、肝俞、风池、率谷等穴。

第十九节　胸部迸挫伤

胸部迸挫伤是一种运动中的常见伤，多因负重迸气或受暴力撞击而致胸部软组织损伤，局部气血、经络受损，引起临床症状。因负重迸气引起者，为迸伤；因直接暴力所致者，为挫伤。两者均表现为胸胁部疼痛、胀闷为主的不适。迸伤者，疼痛走窜不定，体表无固定压痛点，深呼吸、大声说话时引起牵掣痛，不敢俯卧转侧。由气及血时，疼痛固定不移，痰中带血或咯血，但皮色不变，局部不肿。挫伤者，痛有定处，压痛明显，局部微肿，有时可见皮下瘀斑。由血及气者，则有窜痛、胸闷，不能平卧俯仰。挫伤者，伤及气血，引起局部肿胀、疼痛等，致使胸壁软组织、骨膜受损，引起剧烈疼痛，呼吸活动不适。

◆ 病因病机 ◆

胸部迸伤，多因迸气用力举重、扛抬搬提重物等用力不当或姿势不良，胸廓四周肌肉过度牵拉而产生损伤。根据中医学理论，迸伤以伤气为主，气机阻滞，运化失司，瘀滞横逆，经络受阻，不通则痛；甚或由气及血，产生气血两伤。

胸部挫伤，多因外力直接撞击胸廓，如挤压、拳击、碰撞、跌扑等，造成胸廓四周皮肤、肌肉、软骨等组织损伤。根据中医学理论，挫伤以伤血为主，筋脉损伤，血溢于外，以致瘀血停滞，甚或由血及气，成为气血两伤。

◆ 辨证论治 ◆

诊察时应注意是否可能并发肋骨骨折，通过胸廓挤压试验并结合 X 线片或 CT 可有助鉴别；此外，在诊察时还应注意是否合并气胸或血气胸等严重并发症可能，及时专科处置。

1. 理筋手法

手法治疗的目的主要是调理气机，疏通经络，并有效防止或松解组织粘连，恢复组织的生理功能。

（1）摇拍法：主要作用于伤气为主者。患者正坐，术者先用手指点按患侧内关、缺盆、肺俞、肝俞、至阳等穴，再以右手握、拉住伤侧手指，使该侧手臂外展，由前向后或由后向前作圆圈的缓慢摇动各 10 次，然后使该臂作快速上下抖动数次；再以同法作用于对侧。若有胸闷、呼吸不畅者，医者将右手五指并拢，以空心掌稍用力拍击患者后背数下。

（2）揉摩法：主要作用于伤血为主者。患者仰卧，术者以手掌沿伤侧肋间隙由前向后施行揉摩 3 分钟，随后集中于疼痛及周围部位揉摩 3~5 分钟。

2. 内外用药

（1）内服药物

①伤气：伤后胸胁胀闷，疼痛走窜不定，无明显固定压痛，深呼吸、咳嗽时疼痛明显，口干苦，纳呆，便秘，舌苔薄白或薄黄，脉弦紧。治宜疏肝理气止痛，方用柴胡疏肝散加减。气闷咳嗽不顺者，加瓜蒌、北杏仁、桔梗等。

②伤血：伤后胸胁胀痛或刺痛，入夜尤甚，痛有定处，局部微肿或见瘀斑，甚至剧痛难耐，呼吸不畅，转侧困难，或痰中带血，或有咯血，舌质暗红，脉弦紧。治宜活血化瘀止痛，方用复元活血汤或血府逐瘀汤加减。痛甚者加延胡索、郁金；咯血者加仙鹤草、蒲黄、丹皮等。

③气血两伤：兼有上述两型的症状。治宜活血化瘀、理气止痛并重，方用柴胡疏肝散或复元活血汤或血府逐瘀汤加减。

④胸胁陈伤：胸胁隐痛，经久不愈，时轻时重，劳累加重，但无肿胀或明显压痛，舌质紫暗或有瘀斑，脉细涩。治宜行气消瘀，佐以调补气血，方用活血止痛汤加减。

（2）外用药物

新伤局部有瘀肿疼痛者，宜行气止痛为主，以双柏散或消炎散外敷；陈伤隐痛或有风寒湿痹痛者，宜温经散寒、祛风止痛为主，以万灵膏或万应膏外贴。

3. 针刺疗法

（1）治疗原则：疏肝理气，活血化瘀。

（2）取穴：支沟、太冲、足窍阴、阳陵泉等穴位。

（3）辨证加减：痛无定处者加内关；痛定而肿者加外关。

（4）方法：患者仰卧位，毫针刺入，以平补平泻手法，留针

30 分钟，一般每日 1 次，10 次为一个疗程。

4. 练功疗法

胸部迸挫伤经积极治疗，症状缓解后，应积极地进行功能锻炼，改善血液循环，松弛痉挛肌肉，防止组织粘连，力争早日康复。

（1）双手托天式：深呼吸后，分腿直立（稍宽于肩），双手手指交叉于腹前，掌心朝上，两臂缓慢上提至脸前翻掌上托，掌心朝上，抬头挺胸，两臂带动上肢向左右各侧屈一次，然后两臂经体侧下落还原成预备姿势。根据患者康复程度和耐受度 8~10 个为一组，早晚各一次。练习后胸胁两侧及腰部肌肉有明显酸胀感，并放射至肩和上臂。

（2）铁臂单提式：深呼吸后，分腿直立（稍宽于肩），右臂曲肘，手背紧贴左腰后部，左臂经体侧缓慢充分上举成托掌（眼睛始终看左手背），然后左右臂经体侧下落还原，然后左右交换动作重复。根据患者康复程度和耐受度左右各 4~5 个为一组，早晚各一次。练习时以手臂上举托掌时同侧颈、肩及胁肋部有酸胀感为度。

（3）开阔胸怀式：深呼吸后，分腿直立（稍宽于肩），两手交叉于腹前（左手在前），双手及臂部做前上举，眼睛始终看左手背，至最高点后两臂经体侧外展划弧下落，掌心朝上，至体侧时自然翻掌，然后左右互换重复动作，两臂上举时要挺胸收腹。根据患者康复程度和耐受度左右各 4~5 个为一组，早晚各一次。练习时以颈、肩及胁肋部肌肉有酸胀感为度。

常用方剂

一画

一贯煎（《续名医类案》）

〔组成〕北沙参10g，麦冬10g，当归10g，生地黄30g，杞子12g，川楝子5g。

〔功用〕滋阴疏肝。肝肾阴虚，肝气不舒证。

〔主治〕肝肾阴虚，肝气郁滞证。

〔用法〕水煎服。

二画

人参养荣汤（《太平惠民和剂局方》）

〔组成〕白芍30g，当归、陈皮、黄芪、桂心、人参、炒白术、炙甘草各15g，熟地黄、五味子、茯苓各5g，远志10g。

〔功用〕益气补血，养心安神。

〔主治〕心脾气血两虚证。

〔用法〕水煎服。

八珍汤（《正体类要》）

〔组成〕党参、白术、茯苓、当归、熟地黄、白芍各10g，炙甘草5g，川芎6g，大枣2枚，姜3片。

〔功用〕补益气血。

〔主治〕损伤中后期，气血虚弱者。

〔用法〕水煎服。

七厘散（《救伤秘旨》）

〔组成〕土鳖虫（去头足）24g，血竭24g，硼砂24g，莪术（醋炒）15g，五加皮（酒炒）1菟丝子15g，广木香15g，五灵脂（酒炒）15g，陈皮15g，生大黄18g，土狗18g，朱砂12g，猴12g，巴豆霜9g，三棱9g，青皮9g，肉桂9g，赤芍(酒炒)6g，乌药、枳壳、当归（酒炒）、蒲黄熟各半）各6g，麝香4.5g。

〔功用〕活血逐瘀，行气通经，止痛。

〔主治〕跌打损伤，气厥昏迷，瘀血攻心。

〔用法〕共为细末，陈酒冲服。轻者0.2g，重者0.4g，最重者0.6g。

十灰散（《十药神书》）

〔组成〕大蓟、小蓟、荷叶、侧柏叶、茅根、茜根、山栀、大黄、牡丹皮、棕榈皮各9g。

〔功用〕凉血止血。

〔主治〕血热妄行之上部出血证。

〔用法〕水煎服。

二妙汤（《丹溪心法》）

〔组成〕黄柏、苍术各 15g

〔功用〕清热燥湿。

〔主治〕湿热下注证。

〔用法〕水煎服。

三画

三痹汤（《妇人良方》）

〔组成〕独活、防风、川芎、牛膝各 6g，秦艽、当归、茯苓、杜仲、党参、黄芪、续断各 12g，细辛 3g，生地 15g，芍药 10g，肉桂 1g（焗冲），甘草 3g。

〔功用〕补肝肾，祛风湿。

〔主治〕气血凝滞之手足拘挛、筋骨痿软、风湿痹痛等。

〔用法〕水煎服。

下肢损伤洗方（《中医伤科学讲义》经验方）

〔组成〕伸筋草 15g，透骨草 15g，五加皮 12g，三棱 12g，莪术 12g，秦艽 12g，海桐皮 12g，牛膝 10g，木瓜 10g，红花 10g，苏木 10g。

〔功用〕活血舒筋。

〔主治〕治下肢损伤挛痛者。

〔用法〕熏洗。

大成汤（《仙授理伤续断秘方》）

〔组成〕当归 10g，木通 10g，枳壳 10g，厚朴 10g，苏木 12g，大黄 12g，芒硝 12g（冲服），川红花 6g，陈皮 6g，甘草 6g。

〔功用〕祛瘀生新。

〔主治〕治跌仆损伤后，气血受伤，昏睡二便秘结者，或腰椎损伤后伴发肠麻痹腹胀。

〔用法〕水煎服。药后得下即停。

大承气汤（《伤寒论》）

〔组成〕大黄 12g，厚朴 24g，枳实 12g，芒硝 9g。

〔功用〕峻下热结。

〔主治〕1. 阳明腑实证；2. 热结旁流证；3. 里热实证之热厥、痉病或发狂等。

〔用法〕水煎服。

小活络丸（《和剂局方》）

〔组成〕制南星 3 份，制川乌 3 份，制草乌 3 份，地龙 3 份，乳香 1 份，没药 1 份，蜜糖适量。

〔功用〕温寒散结，活血通络。

〔主治〕跌打损伤，瘀阻经络，风寒湿侵袭经作痛，肢体不能伸屈及麻木，日久不愈等症。

〔用法〕共为细末，炼蜜为丸，每丸重 3g，每次服一丸，每日服 1~2 次。

上肢损伤洗方（《中医伤科学讲义》经验方）

〔组成〕伸筋草 15g，透骨草 15g，荆芥 9g，防风 9g，红花 9g，千年健 12g，刘寄奴 9g，桂枝 12g，苏木 9g，川芎 9g，威灵仙 9g。

〔功用〕活血舒筋。

〔主治〕上肢骨折、脱位、扭挫伤后筋络挛缩酸痛。

〔用法〕水煎熏洗患肢。

万应膏（《医宗金鉴》）

〔组成〕鹳筋草、透骨草、紫丁香根、当归、自然铜、没药、血竭各 30g，川芎 25g，半两钱一枚（醋淬），红花 30g，川牛膝、五加皮、石菖蒲、茅术各 25g，木香、秦艽、蛇床子、肉桂、附子、半夏、石斛、萆解、鹿茸各 10g，虎胫骨一对，麝香 6g，麻油 500g，黄丹 2500g。

〔功用〕消瘀散毒，舒经活血。

〔主治〕跌打损伤，骨折后期或寒湿为患，局部麻木疼痛者。

〔用法〕用时烘热外贴患处。

大活络丸（《兰台轨范》引《圣济总录》）

〔组成〕白花蛇 100g，乌梢蛇 100g，威灵仙 100g，两头尖 100g，草乌 100g，天麻 100g，全蝎 100g，首乌 100g，龟板 100g，麻黄 100g，仲 100g，炙甘草 100g，羌活 100g，肉桂 100g 香 100g，乌药 100g，黄连 100，熟地黄 100g，大黄 100g，木香 100g，沉香 100g，细辛 50g，赤芍 50g，没药 50g，丁香 50g，乳香 50g，僵蚕 50g，天南星 50g，青皮 50g，骨碎补 50g，白豆蔻 50g，安息香 50g，黑附子 50g，黄芩 50g，茯苓 50g，香附 50g，玄参 50g，白术 50g，防风 125g，葛根 75g，虎胫骨 75g，当归 75g，血竭 25g，地龙 25g，犀角 25g，麝香 25g，松脂 25g，牛黄 7.5g，龙脑 7.5g，人参 150g，蜜糖适量。

〔功用〕行气活血。

〔主治〕中风瘫痪，痿痹燹厥，拘挛疼痛，跌打损伤后期筋肉挛痛。

〔用法〕为细末，炼蜜为丸。每服 3g，每日服 2 次，陈酒送下。

大红丸（《理伤续断方》）

〔组成〕何首乌 1 斤，川乌 1 斤 7 两（火煨坼），天南星 1 斤（焙），芍药 1 斤（焙），土当归 10 两（焙），骨碎补 1 斤（姜制，焙），牛膝 10 两（酒浸，焙），细辛 8 两（去苗叶，焙），赤小豆 2 升（焙），自然铜 4 两（煅存性），青桑炭 5 斤。

〔功用〕坚筋固骨，滋血生力。

〔主治〕扑损伤折，骨碎筋断，疼痛痹冷，内外俱损，瘀血留滞，外肿内痛，肢节痛倦。

〔用法〕每服30丸，温酒送下；醋汤亦可。损在上，食后服；在下，空心服；伤重不拘时服。或与小红丸互用亦可。

大补阴丸（《丹溪心法》）

〔组成〕熟地黄15g、知母10g、黄柏6g、龟甲15g。

〔功用〕滋阴降火。

〔主治〕肝肾阴虚，虚火上炎。

〔用法〕共为细末，猪脊髓蒸熟，炼蜜为丸。每次6–9g，早晚各服1次。

三黄膏（《验方新编》）

〔组成〕黄柏、黄芩、黄连、栀子。

〔功用〕清热解毒，消肿止痛。

〔主治〕用于疮疡初起，红肿热痛，轻度烫伤。

〔用法〕摊于纱布上贴于患处或直接涂患处，每隔一至二日换药一次。

四画

双柏散（《中医伤科学讲义》）

〔组成〕侧柏叶2份，黄柏1份，大黄2份，薄荷1份，泽兰1份。

〔功用〕活血解毒，消肿止痛。

〔主治〕治跌打损伤早期，疮疡初起，局部红肿热痛，或局部包块形成而无溃疡者。

〔用法〕共研细末，作散剂备用，用时以水、蜜糖煮热调成厚糊状外敷患处。亦可加入少量米酒调敷，或用凡士林调煮成膏外敷。

王氏清暑益气汤（《温热经纬》）

〔组成〕西洋参5g，石斛15g，麦冬9g，黄连3g，竹叶6g，荷梗6g，知母6g，甘草3g，粳米15g，西瓜翠衣30g。

〔功用〕清暑益气，养阴生津。

〔主治〕暑热气津两伤证。

〔用法〕水煎服。

六味地黄丸（《小儿药证直诀笺正》）

〔组成〕熟地黄24g，山萸肉12g，干山药12g，泽泻9g，牡丹皮9g，茯苓9g。

〔功用〕滋补肝肾。

〔主治〕肾阴精不足证。

〔用法〕上为末，炼蜜为丸，如梧子大。空心温水化下三丸（现代用法：蜜丸，每服9g，日2–3次；亦可水煎服）。

天香正气散（《医学纲目》）

〔组成〕乌药60g，香附末240g，陈皮、苏叶、干姜各30g，制法上为细末。

〔功用〕行气止痛。

〔主治〕妇人诸气作痛，或上冲

心胸，或攻筑胁肋，腹中结块，发渴刺痛，月水不调，或眩晕呕吐，往来寒热。

〔用法〕每次9g，水调服。

化坚膏（《中医伤科学讲义》经验方）

〔组成〕白芥子2份，甘遂2份，地龙肉2份，威灵仙2份半，急性子2.5份，透骨草2.5份，麻根3份，细辛3份，乌梅肉4份，生穿山甲4份，血余1份，诃子1份，全蝎1份，防风1份，生草乌1份，紫硇砂0.5份（后入），香油80份，东丹40份。

〔功用〕祛风化瘀。

〔主治〕用于损伤后期软组织硬化或粘连等。

〔用法〕皮硝水热洗皮肤，令透，拭干。生姜切搽数十次，贴膏。

五加皮汤（《医宗金鉴》）

〔组成〕当归（酒洗）、没药、五加皮、皮消、青皮、川椒、香附子各三钱（10g），丁香一钱（3g），麝香一分（0.3g），老葱三根，地骨皮一钱（3g），丹皮二钱（6g）。

〔功用〕舒筋和血，定痛消瘀。

〔主治〕两额骨跌打损伤破皮，二日及面浮虚肿。

〔用法〕水煎滚，熏洗患处。

五味消毒饮（《医宗金鉴》）

〔组成〕金银花15g，野菊花6g，蒲公英6g，紫花地丁6g，紫背天葵子6g。

〔功用〕清热解毒，消散疔疮。

〔主治〕火热结聚之疔疮。

〔用法〕水一盅，煎八分，加无灰酒半盅，再滚二三沸时，热服，被盖出汗为度。

乌头汤（《金匮要略》卷上）

〔组成〕麻黄、芍药、黄芪、甘草各9g（炙）、川乌6g

〔功用〕祛湿除痹。

〔主治〕寒湿痹症。关节剧痛，不可屈伸，畏寒喜热者。

〔用法〕水煎服。

云南白药

〔组成〕略

〔功用〕活血止血，祛瘀止痛。

〔主治〕创伤瘀血阻滞肿胀、疼痛，骨病疼痛等。

〔用法〕直接撒于出血创面，纱布加压包扎。用于损伤肿疼或骨病疼痛，以醋或蜂蜜调敷患处。

五画

四物汤（《仙授理伤续断秘方》）

〔组成〕熟地12g，当归10g，白

芍12g，川芎8g。

〔功用〕补血和血。

〔主治〕营血虚滞证。

〔用法〕水煎服。

归脾汤（《正体类要》）

〔组成〕白术、当归、白茯苓、黄耆（炒）、龙眼肉、远志、酸枣仁（炒）、人参各3g，木香1.5g，甘草（炙）1g。

〔功用〕益气补血，健脾养心。

〔主治〕1. 心脾气血两虚证；2. 脾不统血证。

〔用法〕水煎服。

四妙丸（《成方便读》）

〔组成〕苍术20g，牛膝15g，黄柏10g，薏苡仁30g。

〔功用〕清热利湿，舒筋壮骨。

〔主治〕湿热痿证。两足麻木，痿软，肿痛。

〔用法〕研末为丸。每服6~9g，一日二次。

右归丸（《景岳全书》）

〔组成〕大怀熟地250g，山药120g（炒），山茱萸90g（微炒），枸杞120g（微炒），鹿角胶120g（炒珠），菟丝子120g（制），杜仲120g（姜汤炒），当归90g，肉桂60g，制附子60g。

〔功用〕温补肾阳，填精益髓。

〔主治〕肾阳不足，命门火衰证。

〔用法〕每服2~3丸，以滚白汤送下。

左归丸（《景岳全书》）

〔组成〕大怀熟八两（24g），山药（炒）四两（12g），枸杞四两（12g），山茱萸肉四两（12g），川牛膝（酒洗，蒸熟）三两（精滑者不用）（9g），菟丝子（制）四两（12g），鹿胶（敲碎，炒珠）四两（12g），龟胶（切碎，炒珠）四两（无火者不必用）（12g）。

〔功用〕滋阴补肾，填精益髓。

〔主治〕真阴不足证。

〔用法〕上先将熟地蒸烂杵膏，炼蜜为丸，如梧桐子大。每服百余丸，食前用滚汤或淡盐汤送下（现代用法：蜜丸，每服9g，日2–3次；亦可作汤剂，水煎服）。

四妙勇安汤（《验方新编》）

〔组成〕金银花90g，玄参90g，当归60g，甘草30g。

〔功用〕清热解毒，活血止痛。

〔主治〕热毒炽盛之脱疽。

〔用法〕水煎服。

四君子汤（《太平惠民和剂局方》）

〔组成〕人参、白术、茯苓各9g，甘草6g。

〔功用〕益气健脾。

〔主治〕脾胃气虚证。

〔用法〕水煎服。

四逆加人参汤（《伤寒论》）

〔组成〕附子15g，干姜25g，人参6g，炙甘草6g。

〔功用〕回阳救逆，益气固脱。

〔主治〕少阴病。四肢厥逆，恶寒蜷卧，脉微而复自下利，利虽止而余症仍在者。

〔用法〕水煎服。

生脉散（《医学启源》）

〔组成〕人参9g，麦门冬9g，五味子6g。

〔功用〕益气生津，敛阴止汗。

〔主治〕1. 温热、暑热，耗气伤阴证；2. 久咳伤肺，气阴两虚证。

〔用法〕长流水煎，不拘时服（现代用法：水煎服）。

四物止痛汤（《中医伤科学》）

〔组成〕当归9g，川芎6g，白芍9g，生地黄12g，乳香6g，没药6g。

〔功用〕活血止痛。

〔主治〕用于各部损伤之瘀血疼痛。

〔用法〕水煎服

四生丸（《妇人大全良方》）

〔组成〕生荷叶9g，生艾叶9g，生柏叶12g，生地黄15g。

〔功用〕活血祛风，通络止痛。

〔主治〕血热妄行所致的吐血、衄血。

〔用法〕上研，丸如鸡子大，每服一丸（12g），水煎服。

正骨紫金丹（《医宗金鉴》）

〔组成〕丁香30g，木香30g，血竭30g，儿茶30g，熟大黄30g，红花30g，当归60g，莲子60g，茯苓60g，白芍药60g，牡丹皮15g，甘草9g。

〔功用〕活血祛瘀，行气止痛。

〔主治〕跌打仆坠，闪挫损伤，瘀血疼痛。

〔用法〕共研细末，蜜丸。每次服10g，童便或黄酒送服。

仙方活命饮（《校注妇人良方》）

〔组成〕白芷3g，贝母、防风、赤芍药、当归尾、甘草节、皂角刺（炒）、穿山甲（炙）、天花粉、乳香、没药各6g，金银花、陈皮各9g。

〔功用〕清热解毒，消肿散结，活血止痛。

〔主治〕阳证痈疡肿毒初起。

〔用法〕用酒一大碗，煎五七沸服。现代用法：水煎服，或水酒各半煎服。

白虎汤（《伤寒论》）

〔组成〕石膏50g，知母18g，甘草6g，粳米9g。

〔功用〕清热生津。

〔主治〕气分热盛证。壮热面赤，

烦渴引饮，汗出恶热，脉洪大有力。

〔用法〕水煎服。

加味二妙散（《外科大成》）

〔组成〕黄柏、苍术、牛膝、当归、泽兰叶、薏苡仁、乳香、没药各10g，穿山甲、甘草各5g，水蛭3g。

〔功用〕活血止痛，化瘀利水。

〔主治〕下肢伤肿。

〔用法〕水煎服。

六画

当归补血汤（《内外伤辨惑论》）

〔组成〕黄芪30g，当归6g。

〔功用〕补气生血。

〔主治〕损伤失血较多，面色苍白，脉细而弱。

〔用法〕水煎服。

芍药甘草汤（《伤寒论》）

〔组成〕芍药12g，甘草12g。

〔功用〕调和肝脾，缓急止痛。

〔主治〕伤寒伤阴，筋脉失濡，腿脚挛急。

〔用法〕水煎服。

当归四逆汤（《伤寒论》）

〔组成〕当归12g，桂枝9g，芍药9g，细辛3g，通草6g，大枣8枚，炙甘草6g。

〔功用〕温经散寒，养血通脉。

〔主治〕血虚寒厥证。

〔用法〕水煎服。

安宫牛黄丸（《温病条辨》）

〔组成〕牛黄、郁金、犀角、黄芩、黄连、雄黄、栀子、朱砂各30g，冰片、麝香各7.5g，珍珠15g，金箔为衣。

〔功用〕清热解毒，镇惊开窍。

〔主治〕神昏谵语；中风昏迷及脑炎、脑膜炎、脑出血、败血症见上述症候者。

〔用法〕本药为蜜丸制剂，大丸重3g，小丸重1.5 g，金箔为衣（现有不用者），蜡护。大丸口服每次1丸，小丸每次2丸，病重者每日2~3次。昏迷不能口服者，可用温开水化开，鼻饲给药。小儿酌减。

当归鸡血藤汤（《中医伤科学》）

〔组成〕当归15g，熟地15g，桂圆肉6g，白芍9g，丹参9g，鸡血藤15g。

〔功用〕活血补血。

〔主治〕主治骨伤患者后期气血虚弱；肿瘤经化疗或放疗期间有白细胞及血小板减少者

〔用法〕水煎服，每日1剂。

伤科七厘散（《良方集腋》）

〔组成〕血竭30g，麝香0.36g，冰

片 0.36g，乳香 4.5g，没药 4.5g，红花 4.5g，朱砂 3.6g，儿茶 7.2g。

〔功用〕活血散瘀，定痛止血。

〔主治〕治跌打损伤，瘀滞作痛，筋伤骨折，创伤出血。

〔用法〕共研极细末，每服 0.2g，每日服 1~2 次，米酒调服或酒调敷患处。

壮筋养血汤（《伤科补要》）

〔组成〕白芍 9g，当归 9g，川芎 6g，川断 12g，红花 5g，生地 12g，牛膝 9g，牡丹皮 9g，杜仲 6g。

〔功用〕活血壮筋。

〔主治〕用于软组织损伤。

〔用法〕水煎服。

防风根汤（《杂病源流犀烛》）

〔组成〕防风根五钱（15g），于术三钱（10g），当归三钱（10g），姜黄三钱（10g），生黄芪三钱（10g），桑枝一两（30g）。

〔功用〕祛风除湿，通络止痛。

〔主治〕络虚而致之肩膀疼痛连臂，渐下入环跳，髀膝。

〔用法〕水煎服。

红玉膏（《疡医大全》）

〔组成〕乳香（另研）2 两，没药（另研）2 两，蓖麻仁 400 粒，木鳖子（去壳）2 两 4 钱，当归 4 两，血余 5 钱，儿茶 1 钱，血竭 1 钱，白蜡 1 钱，黄蜡 1 钱，嫩杨柳枝 1 两（打碎），黄丹（飞）4 两，真麻油 8 两，芸香 1 斤 4 两。

〔功用〕活血止痛，透脓拔毒。

〔主治〕痈疽，瘰疬，乳痈。

〔用法〕外贴。

阳和痰核膏（《民间偏方大全》）

〔组成〕生麻黄，生半夏，生南星，白芥子，白僵蚕，大戟，甘遂，新鲜泽漆，藤黄，火硝。

〔功用〕消癥瘕，破积聚，化痰核，除肿痛。

〔主治〕瘀血或烧浊凝聚形成的肿胀结块，肢体损伤后远端的肿胀，流痰流注及一切痰核等症。

〔用法〕将膏药肉烊化后摊于韧性纸张或土布上候用。临用时先将膏药烘热，使之稍烊，加上少许掺药，一般多加黑虎丹，贴患处。

七画

沙参麦冬汤（《温病条辨》）

〔组成〕北沙参 10g，玉竹 10g，麦冬 10g，天花粉 15g，扁豆 10g，桑叶 6g，生甘草 3g。

〔功用〕甘寒生津，清养肺胃。

〔主治〕燥伤肺胃阴分，津液亏损，咽干口渴，干咳痰少而粘，或发热，脉细数，舌红少苔者。

〔用法〕水煎服。

附子理中丸（《太平惠民和剂局方》）

〔组成〕附子、人参、干姜、甘草、白术各 10g。

〔功用〕温脾祛寒，补气健脾。

〔主治〕脾胃虚寒较甚，或脾肾阳虚证。

〔用法〕水煎服。

补中益气汤（《内外伤辨惑论》）

〔组成〕黄芪 18g，炙甘草 9g，人参 6g，当归 3g，橘皮 6g，升麻 6g，柴胡 6g，白术 9g。

〔功用〕补中益气，升阳举陷。

〔主治〕1. 脾虚气陷证；2. 气虚发热证。

〔用法〕水煎服。

良附丸（《良方集腋》）

〔组成〕高良姜（酒洗七次，焙干），香附子（醋洗七次，焙干）。

〔功用〕疏肝理气，温胃祛寒。

〔主治〕气凝寒滞证。肝郁气滞，胃有寒凝，脘腹疼痛，喜温喜按。

〔用法〕水煎服。

苏气汤（《辨证录》）

〔组成〕乳香末 1 钱，没药末 1 钱，苏叶 3 钱，荆芥 3 钱，当归 5 钱，丹皮 3 钱，大黄 1 钱，桃仁 14 粒，羊踯躅 5 分，山羊血末 5 分，白芍 5 钱。

〔功用〕活血行气，开闭通窍。

〔主治〕气虚之极之厥证。

〔用法〕水煎服。

苏合香丸（《太平惠民和剂局方》）

〔组成〕苏合香 50g，安息香 100g，冰片 50g，水牛角 200g，麝香 75g，檀香 100g，沉香 100g，丁香 100g，香附 100g，木香 100g，乳香（制）100g，荜茇 100g，白术 100g，诃子肉 100g，朱砂 100g。

〔功用〕芳香开窍，行气止痛。

〔主治〕用于中风，中暑，痰厥昏迷，心胃气痛。

〔用法〕口服。一次 1 丸，一日 1~2 次。

鸡鸣散（《伤科补要》）

〔组成〕当归尾，桃红，大黄。

〔功用〕攻下逐瘀。

〔主治〕胸腹部挫伤，疼痛难忍，并见大便秘结者。

〔用法〕上为粗末，分作八服。隔宿用水三大碗，慢火煎，留一碗半，去滓；用水二碗，煎滓取一小碗，两次以煎相和，安顿床头，次日五更分二三服，只是冷服，冬月、略温亦得，服了用饼饵压下。如服不尽，留次日渐渐吃亦可。服此药至天明，大便当下一碗许黑粪水，即是肾家感寒湿毒气下来也。至早饭前后，痛住肿消，但只是放迟迟吃物，候药力过。

补筋丸（《医宗金鉴》卷八十九）

〔组成〕五加皮、蛇床子、好沉香、丁香、川牛膝、白云苓、白莲蕊、肉苁蓉、菟丝子、当归（酒洗）、熟地黄、牡丹皮、宣木瓜各30g，怀山药24g人参、广木香各9g。

〔功用〕补肾壮筋，益气养血，活络止痛。

〔主治〕跌仆伤筋，血脉壅滞，青紫肿痛者。

〔用法〕共为细末，炼蜜为丸，如弹子大，每丸重9g，用好无灰酒送下。

补肾壮筋汤（《伤科补要》卷三）

〔组成〕熟地、山茱萸各15g，青皮6g，白芍、川断、杜仲、当归、茯苓、五加皮、牛膝各10g。

〔功用〕补益肝肾，强壮筋骨。

〔主治〕用于损伤后期，肝肾亏损。症见筋骨痿软，腰膝无力，步履艰难，头目眩晕，形体消瘦，舌淡脉弱者。

〔用法〕水煎服。

补肾活血汤（《伤科大成》）

〔组成〕熟地、破故纸、菟丝子各10g，杜仲、枸杞、归尾、山萸肉、苁蓉、没药、独活各3g，红花2g。

〔功用〕补肾壮筋，活血止痛。

〔主治〕损伤后期，肝肾虚弱。

〔用法〕水煎服。

羌活胜湿汤（《脾胃论》）

〔组成〕羌活、独活各6g，藁本、防风、甘草（炙）各3g，蔓荆子2g，川芎1.5g。

〔功用〕祛风，胜湿，止痛。

〔主治〕风湿在表之痹证。

〔用法〕水煎服。

八画

肾气丸（《金匮要略》）

〔组成〕干地黄240g，山药、山茱萸各120g，泽泻、茯苓、牡丹皮各90g，桂枝、附子（炮）各30g。

〔功用〕补肾助阳。

〔主治〕肾阳不足证。腰痛脚软，身半以下常有冷感，少腹拘急，小便不利，或小便反多，入夜尤甚，阳痿早泄等。

〔用法〕上为末，炼蜜为丸，如梧桐子大。每服十五丸（6g），加至二十五丸（10g），酒送下，日再服。现代用法：亦可作汤剂，用量按原方比例酌减。

参苓白术散（《太平惠民和剂局方》）

〔组成〕莲子肉1斤，薏苡仁1斤，缩砂仁1斤，桔梗1斤，白扁豆1斤半，白茯苓2斤，人参2斤，炙甘草2斤，白术2斤，山药2斤。

〔功用〕健脾益气，渗湿止泻。

〔主治〕脾虚夹湿证。气短乏力，形体削瘦，胸脘痞闷，饮食不化，肠鸣泄泻等。

〔用法〕口服。一次6~9g，一日2~3次。

参附汤（《正体类要》）

〔组成〕附子9g（炮），人参12g。

〔功用〕益气回阳固脱。

〔主治〕阳气暴脱证。四肢厥逆，冷汗淋漓，呼吸微弱，脉微欲绝。

〔用法〕水煎服。

和营止痛汤（《伤科补要》）

〔组成〕赤芍9g，当归尾9g，川芎6g，苏木6g，陈皮6g，桃仁6g，续断12g乌药9g，乳香6g，没药6g，木通9g，甘草9g。

〔功用〕活血止痛，祛瘀生新。

〔主治〕损伤积瘀肿痛。

〔用法〕水煎服。

金黄膏（《医宗金鉴》）

〔组成〕大黄5份，黄柏5份，姜黄5份，白芷5份，制南星1份，陈皮1份，苍术1份，厚朴1份，甘草1份，天花粉10份。

〔功用〕清热解毒，散瘀消肿。

〔主治〕感染热症，跌打肿痛。

〔用法〕共研细末。可用酒、油、花露、丝瓜叶或生葱等捣汁调敷。或用凡士林8份、药散2份的比例调制成膏外敷。

定痛膏（《证治准绳·疡医》卷六）

〔组成〕芙蓉叶60g，紫金皮、独活、南星（生）、白芷各15g

〔功用〕祛风，消肿，止痛。

〔主治〕跌打损伤及疮疡初期焮肿疼痛。

〔用法〕上药为末。加生采马蓝菜、墨斗菜（即旱莲草）各30g，杵捣极烂，和末一处，用生葱汁、老酒和炒，暖缚患处。

定痛活血汤（《伤科补要》）

〔组成〕桃仁，红花，乳香，没药，当归，秦艽，川断，蒲黄，五灵脂。

〔功用〕活血定痛。

〔主治〕用于各部损伤，瘀血疼痛。

〔用法〕药量适中，水、酒各半，煎服。

炙甘草汤（《伤寒论》）

〔组成〕甘草（炙）12g，生姜（切）9g，桂枝（去皮）9g，人参6g，生地黄50g，阿胶6g，麦门冬（去心）10g，麻仁10g，大枣（擘）10枚。

〔功用〕益气滋阴，通阳复脉。

〔主治〕1. 阴血阳气虚弱，心脉失养证；2. 虚劳肺痿。

〔用法〕水煎服。

九画

养心汤（《仁斋直指方论》）

〔组成〕黄芪（炙）、白茯苓、茯神、半夏、当归、川芎各半两（15g），远志（取肉，姜汁淹焙）、辣桂、柏子仁、酸枣仁（浸，去皮，隔纸炒香）、北五味子、人参各一分（8g），甘草（炙）四钱（12g）。

〔功用〕补益气血、养心安神。

〔主治〕气血不足，心神不宁证。症见神思恍惚，心悸易惊，失眠健忘，舌淡脉细。

〔用法〕水煎服。

枳实导滞丸（《内外伤辨》）

〔组成〕大黄30g，枳实、神曲（炒）各15g，茯苓、黄芩、黄连、白术各10g，泽泻6g，制法上为细末，汤浸蒸饼为丸，如梧桐子大。

〔功用〕消食导滞，清热祛湿。

〔主治〕湿热食积证。

〔用法〕每服50~70丸，空腹时用温水送下。

独参汤（《景岳全书》）

〔组成〕人参。

〔功用〕大补元气。

〔主治〕大量出血，有气随血脱之势者。

〔用法〕水煎服。

胸伤一方（《外伤科学》经验方）

〔组成〕柴胡9g，枳壳9g，北杏仁9g，元胡9g，赤芍12g，当归12g，郁金12g，丹参15g，瓜蒌皮15g，甘草6g。

〔功用〕行气活血，疏肝宣肺。

〔主治〕胸胁损伤初期积瘀肿痛。

〔用法〕水煎服。

胸伤二方（《外伤科学》经验方）

〔组成〕党参12g，当归12g，桔梗9g，白术9g，香附9g，白芍9g，郁金9g，茯苓15g，炙甘草6g。

〔功用〕补养气血，宽胸解郁。

〔主治〕胸胁损伤中、后期气虚胸痛不舒者。

〔用法〕水煎服。

活血酒（《中医正骨经验概述》）

〔组成〕活血散5钱，白酒1斤

〔功用〕通经活血。

〔主治〕陈旧性扭挫伤，寒湿性腰腿痛。

〔用法〕将活血散泡于白酒中，7–10天即成，日久益佳。外用以棉花蘸活血酒于患部擦摩，至局部充血最佳；内服每日1–2次，每次3–5钱。

独活寄生汤（《备急千金要方》）

〔组成〕独活9g，桑寄生、杜仲、牛膝、细辛、秦艽、茯苓、肉桂心、防风、川芎、人参、甘草、当归、芍药、干地黄各6g。

〔功用〕祛风湿，止痹痛，益肝肾，补气血。

〔主治〕主治痹证日久，肝肾两虚，气血不足证。

〔用法〕水煎服。

复元活血方（《医学发明》）

〔组成〕柴胡15g，瓜蒌根、当归各9g，红花、甘草、穿山甲（炮）各6g，大黄（酒浸）30g，桃仁（酒浸，去皮尖，研如泥）15g。

〔功用〕活血祛瘀，疏肝通络。

〔主治〕跌打损伤，瘀血阻滞证。胁肋瘀肿，痛不可忍。

〔用法〕除桃仁外，锉如麻豆大，每服一两，水一盏半，酒半盏，同煎至七分，去滓，大温服之，食前。以利为度，得利痛减，不尽服。现代用法：共为粗末，每服30g，加黄酒30ml，水煎服。

活血化瘀汤（经验方）

〔组成〕柴胡10g，白芍药、益母草、鸡血藤、当归、丹参各15g，赤芍药、泽兰、怀牛膝、刘寄奴、苏木各12g。

〔功用〕活血化瘀，通络消肿，续筋接骨。

〔主治〕骨折及软组织损伤初期。

〔用法〕水煎服。

活血止痛汤（《伤科大成》）

〔组成〕当归、苏木末、落得打各6g，川芎2g，红花1.5g，乳香、没药、三七、炒赤芍药、陈皮各3g，紫荆藤、地鳖虫各9g。

〔功用〕活血止痛。

〔主治〕损伤瘀血，红肿疼痛。

〔用法〕每日1剂，水煎服。

活血散（《中医正骨经验概述》）

〔组成〕乳香15g，没药15g，血竭15g，贝母9g，羌活15g，木香6g，制川乌3g，制草乌3g，白芷24g，麝香1.5g，紫荆皮24g，生香附15g，炒小茴9g，穿山甲珠15，g煅自然铜

15g，独活15g，续断15g，虎骨15g，川芎15g，木瓜15g，肉桂9g，当归24g。

〔功用〕活血舒筋，理气止痛。

〔主治〕跌打损伤，瘀肿疼痛，或久伤不愈。

〔用法〕共研细末，开水调成制状外敷患处。

顺气活血汤（《伤科大成》）

〔组成〕苏梗1钱，厚朴1钱，枳壳1钱，砂仁5分，归尾2钱，红花5分，木香4分，炒赤芍1钱，桃仁3钱，苏木末2钱，香附1钱。

〔功用〕行气活血，祛瘀止痛。

〔主治〕主治损伤气滞血瘀，胸腹胀满作痛。

〔用法〕水、酒各半，煎服。

十画

柴胡疏肝散（《医学统旨》）

〔组成〕陈皮（醋炒），柴胡6g川芎，香附，枳壳（麸炒），芍药各4.5g，甘草（炙）1.5g。

〔功用〕疏肝理气，活血止痛。

〔主治〕胸胁损伤，呼吸牵制疼痛。

〔用法〕水煎服。

桂枝汤（《伤寒论》）

〔组成〕桂枝9g，芍药9g，生姜9g，大枣3枚，甘草6g。

〔功用〕解肌发表，调和营卫。

〔主治〕外感风寒表虚证。

〔用法〕水煎服。

润肠丸（《脾胃论》）

〔组成〕大黄15g，归尾15g，羌活15g，桃仁30g，麻仁30g。

〔功用〕润肠通便。

〔主治〕伤后大便秘涩或干燥不通。

〔用法〕捣细，炼蜜和丸如梧桐子大，每服50丸，空腹开水送下。

海桐皮汤（《医宗金鉴》）

〔组成〕海桐皮、透骨草、乳香、没药各6g，当归5g，川椒9g，川芎、红花、威灵仙、甘草、防风各3g 、白芷2g。

〔功用〕舒筋活络，行气止痛。

〔主治〕跌打损伤，筋骨扭挫，疼痛不止。

〔用法〕为粗末，布包煎汤，熏洗患处。

健步虎潜丸（《伤科补要》）

〔组成〕龟胶2份，鹿角胶2份，虎胫骨2份，何首乌2份，川牛膝2份，杜仲2份，锁阳2份，当归2份，熟地2份，威灵仙2份，黄柏1份，人参1份，羌活1份，白芍1份，白术1份，大川附子1.5份，蜜糖适量。

〔功用〕补气血，壮筋骨。

〔主治〕跌打损伤、血气虚弱、筋骨痿软、步履无力。

〔用法〕共为细末，炼蜜为丸如绿豆大每服10g，空腹淡盐水送下，每日2~3次。

消瘀膏（《中医伤科学》）

〔组成〕大黄1份，栀子2份，木瓜4份，蒲公英4份，姜黄4份，黄柏6份，蜜糖适量。

〔功用〕祛瘀，消肿，止痛。

〔主治〕跌打闪挫及其他原因所致局部血肿，四肢关节脱位复位后软组织肿胀及骨折后瘀血。

〔用法〕水、蜜各半调敷。

桃仁承气汤（《伤寒论》）

〔组成〕桃仁12g，芒硝6g，大黄12g，桂枝6g，炙甘草6g。

〔功用〕攻下祛瘀。

〔主治〕跌打损伤，腹满胀痛，大便不通者。

〔用法〕水煎滤渣后，下芒硝微沸后，空腹温服。

桃红四物汤（《医垒元戎》）

〔组成〕当归（去芦，酒浸炒）9g，川芎6g，白芍药9g，熟地15g，桃仁9g，红花6g。

〔功用〕养血活血。

〔主治〕主治血虚兼血瘀证。

〔用法〕水煎服。

铁扇散（《太医院秘藏膏丹丸散方剂》）

〔组成〕花龙骨，古石灰，上血竭，白芸香，炉甘石，赤石脂，象皮片，乳香，没药，煅白螺蛳壳。

〔功用〕止血敛疮，活血定痛。

〔主治〕金疮出血或创面不收。

〔用法〕撒布在创口或创面上，多与金枪膏或红玉膏合用。

损伤风湿膏（《中医伤科学讲义》）

〔组成〕生川乌4两，生草乌4两，生南星4两，生半夏4两，细辛1两，当归4两，黄金子4两，紫荆皮4两，生地4两，红花2两，丹皮2两，落得打2两，白芥子2两，苏木4两，桃仁4两，桂枝4两，僵蚕4两，青皮4两，甘松4两，木瓜4两，山柰4两，地龙4两，乳香4两，没药2两，羌活2两，独活2两，川芎2两，白芷2两，苍术2两，木鳖子2两，山甲片2两，川断2两，山栀2两，地鳖虫2两，骨碎补2两，赤石脂2两。

〔功用〕祛风除湿。

〔主治〕一切损伤风湿。

〔用法〕摊用。

消肿止痛膏（《验方新编》）

〔组成〕姜黄15g，羌活、白芷、

栀子各 12g，乳香、没药各 10g。

〔功用〕活血、止痛、祛风。

〔主治〕劳伤筋痛，腱鞘炎等。

〔用法〕共为细末，酒、醋调外敷患处。

十一画

清营汤（《温病条辨》）

〔组成〕犀角（水牛角代替）30g，生地黄 15g，元参 9g，竹叶心 3g，麦冬 9g，丹参 6g，黄连 5g，银花 9g，连翘 6g。

〔功用〕清营解毒，透热养阴。

〔主治〕热入营分证．

〔用法〕水煎服。

羚角钩藤汤（《重订通俗伤寒论》）

〔组成〕羚角片 4.5g（先煎），霜桑叶 6g，川贝 12g（去心），鲜生地 15g，双钩藤 9g（后入），滁菊花 9g，茯神木 9g，生白芍 9g，生甘草 2.5g。

〔功用〕平肝熄风，清热止痉。

〔主治〕肝热生风证。

〔用法〕水煎服。

黄土汤（《金匮要略》）

〔组成〕甘草（12g），干地黄（60g），白术（40g），附子（炮）（40g），阿胶（48g），黄芩（48g）各三两，灶中黄土半斤（120g）。

〔功用〕温阳健脾，养血止血。

〔主治〕脾虚阳衰，大便下血，或吐血，衄血，妇人崩漏，血色黯淡，四肢不温，面色萎黄，舌淡苔白，脉沉细无力者。

〔用法〕上七味，以水八升，煮取三升，分温二服。

黄连解毒汤（《肘后备急方》）

〔组成〕黄连 9g，黄芩 6g，黄柏 6g，栀子 9g。

〔功用〕泻火解毒。

〔主治〕三焦火毒证。

〔用法〕上四味，切，以水六升，煮取两升，分二服。现代用法：水煎煮。

麻桂温经汤（《伤科补要》卷三）

〔组成〕麻黄、甘草、红花各 24g，桂枝、赤芍、桃仁、白芷各 36g，细辛 12g。

〔功用〕温经散寒，活血祛瘀。

〔主治〕损伤后期。

〔用法〕上加生姜、葱白，水煎服。

十二画

紫雪散（《医宗金鉴》）

〔组成〕犀角，羚羊角，石膏，寒水石，升麻各 30g，元参 60g，甘草

（生）24g，沉香　木香各 15g

〔功用〕清心脾积热，解毒。

〔主治〕用于热病，高热烦躁，神昏谵语，惊风抽搐，斑疹吐衄，尿赤便秘。

〔用法〕口服。一次 1.5~3g，一日 2 次；周岁小儿一次 0.3g，五岁以内小儿每增一岁，递增 0.3g，一日一次；五岁以上小儿酌情服用。

舒筋活血汤（《伤科补要》）

〔组成〕羌活 6g，防风 9g，荆芥 6g，独活 9g，当归 12g，续断 12g，青皮 5g，牛膝 9g，五加皮 9g，杜仲 9g，红花 6g，枳壳 6g。

〔功用〕舒筋活络。

〔主治〕软组织损伤及骨折脱位后期筋肉挛痛者。

〔用法〕水煎服。

跌打丸（原名军中跌打丸，《全国中医成药处方集》济南地区经验方）

〔组成〕当归 1 份，土鳖虫 1 份，川芎 1 份，血竭 1 份，没药 1 份，麻黄 2 份，自然铜 2 份，乳香 2 份。

〔功用〕活血破瘀，接骨续筋。

〔主治〕跌打损伤，筋断骨折，瘀血攻心等症。

〔用法〕共为细末。蜜丸，每丸 5g，每服 1~2 丸，每日 1~2 次。

舒筋丸（又称舒筋壮力丸，《刘寿山正骨经验》经验方）

〔组成〕麻黄 2 份，制马前子 2 份，制乳香 1 份，制没药 1 份，血竭 1 份，红花 1 份，自然铜（煅、醋淬）1 份，羌活 1 份，独活 1 份，防风 1 份，钻地风 1 份，杜仲 1 份，木瓜 1 份，桂枝 1 份，怀牛膝 1 份，贝母 1 份，生甘草 1 份，蜂蜜适量。

〔功用〕散寒祛风，舒筋活络。

〔主治〕用于各种筋伤患冷痹痛。

〔用法〕共为细末，炼蜜为丸，每丸重 5g，每服 1 丸，每日服 1~3 次。

温经通络膏（《中医伤科学讲义》）

〔组成〕乳香、没药、麻黄、马钱子各半斤

〔功用〕温经通络，祛风止痛。

〔主治〕骨与关节筋络损伤，兼有风寒湿邪者；或寒湿伤筋，或旧伤劳损等。

〔用法〕共为细末，饴糖或蜂蜜调成软膏或凡士林调煮成膏外敷患处。

舒筋汤（《外伤科学》）

〔组成〕当归 10g，白芍 10g，姜黄 6g，宽筋藤 15g，松节 6g，海桐皮 12g，羌活 10g 防风 10g，续断 10g，甘草 6g。

〔功用〕舒经活络。

〔主治〕骨折及关节脱位后期，或软组织病变所致的经络挛痛。

〔用法〕水煎，去滓温服。

舒筋活络药膏(《中医伤科学讲义》)

〔组成〕赤芍1分，红花1分，南星1分，生蒲黄1分半，旋覆花1分半，苏木1分半，生草乌2分，生川乌2分，羌活2分，独活2分，生半夏2分，生栀子2分，生大黄2分，生木瓜2分，路路通2分，饴糖或蜂蜜适量。

〔功用〕活血止痛；活血散寒，通络止痛。

〔主治〕跌打损伤肿痛。筋络、筋膜、筋骨伤后酸楚肿痛。

〔用法〕饴糖或蜂蜜调敷。凡士林调敷亦可。

跌打膏(《中医伤科学讲义》)

〔组成〕乳香、没药各150g，血竭90g，香油10kg，三七90g，冰片90g，樟脑90g，东丹5kg

〔功用〕活血祛瘀，消肿止痛。

〔主治〕主治跌打损伤，骨折伤筋，肿胀疼痛。

〔用法〕外贴患处。

普济消毒饮(《东垣试效方》)

〔组成〕黄芩（酒炒）、黄连（酒炒）各15g，陈皮(去白)、甘草(生用)、玄参、柴胡、桔梗各6g，连翘、板蓝根、马勃、牛蒡子、薄荷各3g，僵蚕、升麻各2g。

〔功用〕清热解毒，疏风散邪。

〔主治〕大头瘟。恶寒发热，头面红肿焮痛，目不能开，咽喉不利等。

〔用法〕上药为末，汤调，时时服之，或蜜拌为丸，噙化。现代用法：水煎。

犀角地黄汤(《外台秘要》)

〔组成〕犀角（水牛角代替）30g，生地24g，芍药12g，丹皮9g。

〔功用〕清热解毒，凉血散瘀。

〔主治〕热入血分证：1. 热扰心神；2. 热伤血络；3. 蓄血瘀热。

〔用法〕作汤剂，水煎服，水牛角镑片先煎，余药后下。以水九升，煮取三升，分三服。

十三画

新伤续断汤(《中医伤科学讲义》)

〔组成〕当归尾4钱，地鳖虫2钱，乳香1钱，没药1钱，自然铜（醋煅）4钱，丹参2钱，骨碎补4钱，泽兰叶2钱，延胡索1钱半，苏木3钱，续断3钱，桑枝4钱，桃仁2钱。

〔功用〕续断骨。

〔主治〕新伤骨折初、中期。

〔用法〕水煎服。

十四画

膈下逐瘀汤（《医林改错》）

〔组成〕灵脂（炒）二钱（6g），当归三钱三（9g），川芎二钱（6g），桃仁（研泥）三钱（9g），丹皮二钱（6g），赤芍二钱（6g），乌药二钱（6g），元胡一钱（3g），甘草三钱（9g）、香附一钱半（4.5g），红花三钱（9g），枳壳一钱半（4.5g）。

〔功用〕活血逐瘀。

〔主治〕主治积聚痞块，痛不移处，卧则腹坠，及肾泻、久泻由瘀血所致者。

〔用法〕水煎服。病轻者少服，病重者多服，病去药止不可多服。

十五画

黎洞丸（《医宗金鉴》）

〔组成〕三七2两，生大黄2两，阿魏2两，孩儿茶2两，天竺黄2两，血竭2两，乳香2两，没药2两，雄黄1两，山羊血5钱（无真者；以小子羊鲜心血代之），冰片2钱5分，麝香2钱5分，牛黄2钱5分（以上各研细末），藤黄2两（以秋荷叶露泡之，隔汤煮10余次，去浮沉，取中，将山羊血拌入，晒干）。

〔功用〕续筋接骨，疏风活络。

〔主治〕主金疮跌扑伤，发背痈疽，恶疮，瘰疬，刑伤，疯犬咬伤，蜂、蛇、蝎毒。

十六画

薏苡仁汤（《外科正宗》）

〔组成〕薏苡仁、瓜蒌仁各9g，牡丹皮、桃仁（去皮、尖）各6g，白芍3g。

〔功用〕清热散结，活血消肿。

〔主治〕肠痈腹中疼痛，或胀满不食，小便涩滞。

〔用法〕水煎服。

十九画

藿香正气散（《太平惠民和剂局方》）

〔组成〕大腹皮1两，白芷1两，紫苏1两，茯苓1两，半夏曲2两，白术2两，陈皮2两，厚朴2两（去粗皮，姜汁炙），苦梗2两，藿香3两，甘草2.5两（炙）。

〔功用〕解表化湿，理气和中。

〔主治〕外感风寒，内伤湿滞证。

〔用法〕上药共为细末。每服6g，用水150毫升，加生姜3片，大枣1枚，同煎至100毫升，热服。如欲出汗，覆盖衣被。

二十一画

麝香壮骨膏（《验方新编》）

〔组成〕药材浸膏（八角茴香、山柰、生川乌、生草乌、麻黄、白芷、苍术、当归、干姜）、人工麝香、薄荷脑、水杨酸甲酯、硫酸软骨素、冰片、盐酸苯海拉明、樟脑；辅料：橡胶、松香等。

〔功用〕镇痛，消炎。

〔主治〕风湿痛，关节痛，腰痛，神经痛，肌肉酸痛，扭伤，挫伤。

〔用法〕外用，贴患处。将患处皮肤表面洗净，擦干，撕去覆盖在膏布上的隔离层，将膏面贴于患处的皮肤上。天冷时，可辅以按摩与热敷。

二十三画

蠲痹汤（《医学心悟》）

〔组成〕羌活，独活，肉桂，秦艽，海风藤，桑枝，当归，川芎，乳香，木香，甘草。

〔功用〕祛风除湿。

〔主治〕风寒湿三气合而成痹者。

〔用法〕水煎服。

参考文献

[1]唐·蔺道人.仙授理伤续断秘方.北京：人民卫生出版社，1957
[2]明·异远真人.跌损妙方.上海：上海科学技术出版社，1984
[3]清·赵廷海.救伤秘旨.上海：上海科学技术出版社，1984
[4]丁继华.中医骨伤历代医粹.北京：人民卫生出版社，1991
[5]丁继华.中医骨伤科荟萃.北京：中医古籍出版社，1986
[6]丁继华.伤科集成（上、下册）.北京：人民卫生出版社，1999
[7]尚儒彪.伤科方术秘笈.北京：北京体育学院出版社，1992
[8]清·胡廷光.伤科汇纂.北京：人民卫生出版社，1985
[9]清·赵竹泉.伤科大成.上海：上海中医书局，1954
[10]叶新苗.中医骨伤经典名篇选读.北京：人民卫生出版社，2013
[11]郭维淮，娄多峰.骨伤学.河南：河南科学技术出版社，1988
[12]郭维淮，娄多峰.筋伤学.河南：河南科学技术出版社，1988
[13]郭维淮，娄多峰.内伤学.河南：河南科学技术出版社，1989
[14]黄桂成，王拥军.中医骨伤科学.北京：中国中医药出版社，2016
[15]曲绵域，于长隆.实用运动医学[M].第4版.北京：北京大学医学出版社，2003
[16]王安利.运动医学[M].北京：人民体育出版社，2008
[17]王拥军，潘华山.运动医学[M].第2版.北京：人民卫生出版社，2018
[18]明·吴昆.《医方考》北京：人民卫生出版社，2007
[19]杨豪.骨伤方药临床应用荟萃.北京：中医古籍出版社，2003
[20]郭维淮.洛阳平乐正骨.北京：人民卫生出版社，2008
[21]庄元明.练功十八法.上海：上海文化出版社，1981
[22]仲远明.针灸学（第2版）.南京：东南大学出版社，2017